VERHANDLUNGEN

DES I. INTERNATIONALEN KONGRESSES FÜR

SEXUALFORSCHUNG

BERLIN VOM 10. BIS 16. OKTOBER 1926

VERANSTALTET VON DER

INTERNATIONALEN GESELLSCHAFT FÜR SEXUALFORSCHUNG

REDIGIERT VON

DR. MAX MARCUSE

VIERTER BAND

DEMOGRAPHIE UND STATISTIK
SOZIAL- UND RASSEN-HYGIENE

MIT 3 KURVEN, 3 TABELLEN UND 9 FIGUREN IM TEXT

BERLIN UND KÖLN

A. MARCUS & E. WEBER'S VERLAG

1928

Inhalt

Gedruckt bei der
von Münchow'schen Universitäts-Druckerei
Otto Kindt in Gießen

Der Rückgang der venerischen Krankheiten in Schweden und seine Lehren.

Von *Johan Almkvist*, Stockholm.

Mit 3 Kurven und 3 Tabellen.

In den meisten Ländern hat man jetzt seit kurzer oder längerer Zeit mit einem energischen Kampf gegen die venerischen Krankheiten eingesetzt. Zu denen, die in diesem Streit in erster Reihe stehen, gehört Schweden. Es hat nämlich — am 20. Juni 1918 — als eines der ersten Länder ein neues Gesetz gegen die venerischen Krankheiten angenommen, bei dessen Ausarbeitung ein ausführlicher und streng wissenschaftlicher Kommitébericht — zum größten Teil ein Werk von Professor *Magnus Möller* und Professor *J. Johansson* — als Grundlage diente. Dieses Gesetz trat am 1. Januar 1919 in Kraft.

Das Hauptprinzip des Gesetzes ist, daß jedes Individuum mit einer venerischen Krankheit verpflichtet ist, sich von einem Arzt behandeln zu lassen und den erhaltenen Vorschriften zur Heilung der Krankheit wie zur Verhütung der Ansteckungsgefahr zu folgen, bis er als gesund erklärt werden kann; daß der Kranke dagegen das Recht hat kostenlos, d. h. auf Kosten des Staates, untersucht und behandelt zu werden, entweder bei bestimmten Ärzten oder in gewissen Polikliniken oder Krankenhäusern und während dieser Behandlung auch Medizin, Utensilien und Verbandsartikeln unentgeltlich auf Kosten des Staates zu bekommen.

Gleichzeitig mit dem Inkrafttreten dieser Bestimmungen über allgemeinen Behandlungszwang und Recht auf kostenlose Behandlung wurde die Reglementierung der Prostitution aufgehoben.

Ferner wirkt das neue Gesetz für 1. Aufklärung über die venerischen Krankheiten und ihre Ansteckungsgefahr und zwar in verschiedener Weise nach Angabe eines besonderen Kommitéberichts, 2. Aufsuchen der Ansteckungsquelle und 3. Verhinderung neuer Ansteckungen. Das letzterwähnte sucht man zu erreichen durch Bekanntmachung der Präventivmittel zur persönlichen Prophylaxe und durch das unter Strafsanktion gestellte Verbot der Ausübung des Beischlafes, bevor der Patient vom Arzte als gesund erklärt worden ist, sowie durch Eheverbot.

Die Ausbreitung der venerischen Krankheiten in Schweden hat früher sehr geschwankt. Die Fluktuationen sind aber schwer genau zu verfolgen, da die Statistik sich auf die Krankenhausfälle beschränken muß, und diese Fälle einen wechselnd großen Prozentanteil sämtlicher Fälle im Lande darstellen. Da diese Krankenhausstatistik jedoch immerhin eine gewisse Vorstellung über die Ausbreitung der venerischen Krankheiten gibt, so zeige ich in der Kurve 1 eine graphische Dar-

Kurve 1.

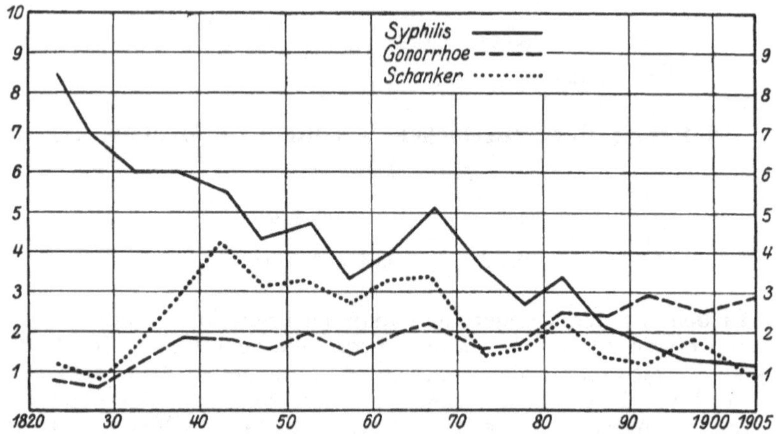

stellung (nach Professor *Johansson)* der Krankenhausfälle venerischer Krankheiten auf 10 000 Einwohner 1822—1905. Wir sehen hier, wie die neuen Fälle von Syphilis für je 10 000 Einwohner von 8,4 im Jahre 1822 bis 1,2 im Jahre 1905, also bis $^1/_7$ herabgesunken sind, jedoch nicht regelmäßig, sondern unter wechselnden Erhöhungen und Verminderungen. So ging die Quote etwas vor 1860 bis 3,3 zurück, um 10 Jahre später bis auf 5,1 zu steigen.

Der Schanker zeigt in den Jahren 1822 und 1905 ungefähr dieselbe Frequenz (1,1 resp. 0,9). Zwischen diesen beiden Jahren kommen aber sehr große Schwankungen vor, so z. B. 1842—1846 eine Steigerung bis 4,3.

Die Gonorhoe ist in diesem Zeitraum mehr als 3mal häufiger geworden, in dem sie von 0,8 bis 2,8 für je 10 000 Einwohner anstieg, wobei die Frequenzkurve mehrere Schwankungen zwischen 0,7 bis 2,9 aufweist.

Diese Schwankungen der Krankheiten können wenigstens 3 verschiedene Ursachsmomente haben. Erstens können die wirtschaftlichen Verhältnisse und der Einkommen so variieren, daß bald ein größerer, bald ein geringerer Teil der Kranken Aufnahme in eine Krankenhausabteilung sucht. Zweitens können Veränderungen im Virus vorkommen und dadurch einen verschieden großen Teil der Fälle zu Krankenhausfällen machen, was jedoch eine geringere Rolle spielen mag. Drittens existiert zwischen der Ausbreitung des Vergnügungslebens und der Anzahl der venerischen Ansteckungen eine Parallele, die wohl von allen in der Praxis stehenden Syphilidologen sicher festgestellt sein dürfte. Im Vergnügungsleben spielen vor allem die alkoholischen Getränke eine den Venusdienst fördernde Rolle, aber eigentümlicherweise sind hier die kleinen Alkoholdosen, indem sie die Selbstkritik und Selbstkontrolle schwächen, die Lebenslust und Libido stärken, gefährlicher als die großen Dosen, welche nur erschlaffen. Also nicht der Rausch, sondern das Vorstadium des Rausches ist hier zu vermeiden, was natürlich besonders schwierig ist. Diese Bedeutung, die der Alkohol im Zusammenhang mit dem Vergnügungsleben betreffs der venerischen Ansteckungen hat, wird ja übrigens überall anerkannt. Bezeichnend ist in dieser Hinsicht die große Zahl der Ansteckungen am Sonntag und Samstag im Vergleich zu den übrigen 5 Wochentagen. So kommen nach einer Statistik von *Hecht,* die *Haustein* in seinem großen Buche „Die Geschlechtskrankheiten einschließlich der Prostitution" S. 631 mitteilt, nur 47,5% Infektionen auf diese 5 Wochentage, während am Sonntag und Samstag allein 52,5% infiziert wurden. Die venerischen Ansteckungen werden aber nicht nur durch den Alkoholgenuß, sondern auch durch andere Momente in unserem jetzigen Vergnügungsleben befördert. Die durch dieses angeregte Schaulust, Luxusbegierde, Genußsucht und andere Momente machen den Menschen faul und geneigt, sich verschiedenen Arten eines Genußlebens hinzugeben. Sicher ist, daß durch die Art unseres Vergnügungslebens viele Mädchen für die Prostitution vorbereitet werden. Da nun das Vergnügungsleben mit den guten Konjunkturen anschwillt, so gehen gewöhnlich auch die venerischen Krankheiten gleichzeitig mit den steigenden Aktienpapieren in die Höhe.

Die Ausbreitung des Vergnügungslebens spielt aber nicht nur für die Krankenhausstatistik eine Rolle, sondern selbstverständlich auch für die ganze Ausbreitung dieser Krankheiten. Teilweise kann auch das zweite Moment, nämlich das der Virulenzschwankungen, so wirken. Außerdem gibt es noch andere Faktoren, welche durch ihre Fluktuationen teils eine Vermehrung, teils eine Verminderung der venerischen Krankheiten hervorrufen. Die Schwankungen im Verlauf, welche die Kurven der Kurve 1 zeigen, sind also ganz natürlich die Folge verschiedener Faktoren.

Eine zuverlässigere Statistik der venerischen Krankheiten haben wir seit 1. Juli 1912, von welchem Tag an allen Ärzten Meldungspflicht für alle Fälle von frischer Syphilis, Gonorhoe und Schanker vorgeschrieben wurde. Diese Statistik, die also vom 1. Januar 1913 verwendbar ist, zeige ich in Tabelle 1, die vom Statistiker des Medizinalamts in Stockholm, Herrn Aktuarius *R. Moosberg* ausgearbeitet wurde. Für die große Freundlichkeit, mit der er mir diese Tabelle zur Verfügung stellte, spreche ich ihm hier meinen besten Dank aus. Die Tabelle umfaßt die Zeit von 1913 bis 1924 und zerfällt in einen oberen Teil mit den direkten Zahlen der angemeldeten Fälle und einen unteren, wo die Fälle auf 1000 Einwohner der Durchschnittsbevölkerung jedes Jahr ausgerechnet sind. Die Tabelle behandelt, in verschiedene Kolonnen gesondert, die Statistik für 1) ganz Schweden, 2) Stockholm, 3) Gotenburg, 4) Malmö und 5) Schweden ohne seine erwähnten 3 größten Städte, was wir der Kürze wegen die schwedischen Landbezirke nennen wollen.

Die Zahl der Krankenfälle auf 1000 Einwohner der Durchschnittsbevölkerung scheint mir den richtigsten Ausdruck für die Ausbreitung der Krankheit in der Bevölkerung zu geben, viel richtiger als die direkten Zahlen der Anmeldungen, die auf die Änderungen der Volksmenge von Jahr zu Jahr keine Rücksicht nehmen und keinen Vergleich zwischen größeren und kleineren Städten ermöglichen. Deshalb will ich mich hauptsächlich mit diesen Berechnungen über die Zahl der Krankenfälle auf 1000 Einwohner beschäftigen.

Tabelle 1.

Fälle venerischer Krankheiten 1) in ganz Schweden, 2) in Stockholm, 3) in Gotenburg, 4) in Malmö und 5) in Schweden mit Ausnahme von Stockholm, Gotenburg und Malmö, hier „die schwedischen Landbezirke" genannt. geordnet nach den Orten, wo die Ansteckung erfolgte, für die Zeit 1913—1924.

Jahre	Syphilis acquisita					Gonorhæa					Uleus molte				
	Ganz Schweden	Stockholm	Gotenburg	Malmö	Die schwed. Landbezirke	Ganz Schweden	Stockholm	Gotenburg	Malmö	Die schwed. Landbezirke	Ganz Schweden	Stockholm	Gotenburg	Malmö	Die schwed. Landbezirke
1913	1941	908	290	74	669	10271	5377	1240	617	3037	1448	1018	69	45	316
1914	2171	1146	276	161	583	10676	5892	1025	855	2904	1452	922	90	107	333
1915	2451	1154	270	179	854	10968	6208	1133	858	2769	1260	702	127	162	269
1916	2549	1099	349	255	846	11982	6730	1451	884	2917	1062	560	93	128	281
1917	2720	1023	449	381	867	12554	6895	1623	1127	2909	1112	491	206	160	255
1918	4006	1483	616	455	1452	16626	8486	2087	1404	4649	3163	1797	342	389	635
1919	5976	1972	847	394	2763	20651	7357	2284	1284	9726	3327	1528	395	299	1105
1920	3284	1074	438	192	1580	14894	5281	1649	897	7067	1245	511	118	104	512
1921	2257	755	279	85	1138	12646	4898	1212	712	5824	879	373	157	46	303
1922	1480	538	148	49	745	11053	4174	1122	644	5113	509	262	35	13	199
1923	1087	337	80	43	627	10337	4245	1194	538	4360	295	104	20	9	162
1924	853	284	48	47	474	10197	4270	1029	609	4289	215	58	22	6	129

Auf 1000 Einwohner (pro mille) der Bevölkerungsziffer des Jahresdurchschnittes.

Jahre	Syphilis acquisita					Gonorhæa					Uleus molte				
1913	0,35	2,39	1,65	0,79	0,13	1,83	14,18	7,05	6,56	0,61	0,26	2,69	0,39	0,48	0,06
1914	0,38	2,98	1,54	1,66	0,12	1,89	15,34	5,70	8,83	0,58	0,26	2,40	0,50	1,10	0,07
1915	0,43	2,96	1,47	1,65	0,17	1,93	15,94	6,16	7,89	0,55	0,22	1,80	0,69	1,49	0,05
1916	0,44	2,72	1,85	2,30	0,17	2,09	16,67	7,68	7,99	0,58	0,19	1,39	0,49	1,16	0,06
1917	0,47	2,49	2,31	3,40	0,17	2,17	16,78	8,36	10,05	0,57	0,19	1,19	1,06	1,43	0,05
1918	0,69	3,61	3,12	4,08	0,29	2,86	20,66	10,58	12,59	0,91	0,54	4,37	1,73	3,49	0,12
1919	1,02	4,79	4,26	3,54	0,54	3,54	17,86	11,48	11,55	1,90	0,57	3,71	1,98	2,69	0,22
1920	0,56	2,57	2,17	1,70	0,31	2,53	12,65	8,18	7,96	1,37	0,21	1,22	0,59	0,92	0,10
1921	0,38	1,79	1,37	0,75	0,22	2,13	11,64	5,95	6,27	1,12	0,15	0,89	0,77	0,41	0,06
1922	0,25	1,27	0,65	0,43	0,14	1,85	9,86	4,93	5,64	0,98	0,09	0,62	0,15	0,11	0,04
1923	0,18	0,79	0,35	0,37	0,12	1,72	9,93	5,23	4,67	0,83	0,05	0,24	0,09	0,08	0,03
1924	0,14	0,65	0,21	0,41	0,09	1,69	9,83	4,49	5,26	0,82	0,04	0,13	0,10	0,05	0,02

Auf Basis der Tabelle *Moosbergs* mit den Berechnungen in Promillezahlen habe ich, um eine bessere Übersicht zu bekommen, eine graphische Darstellung mit Kurven ausgearbeitet. Die drei ver-

Kurve 2.

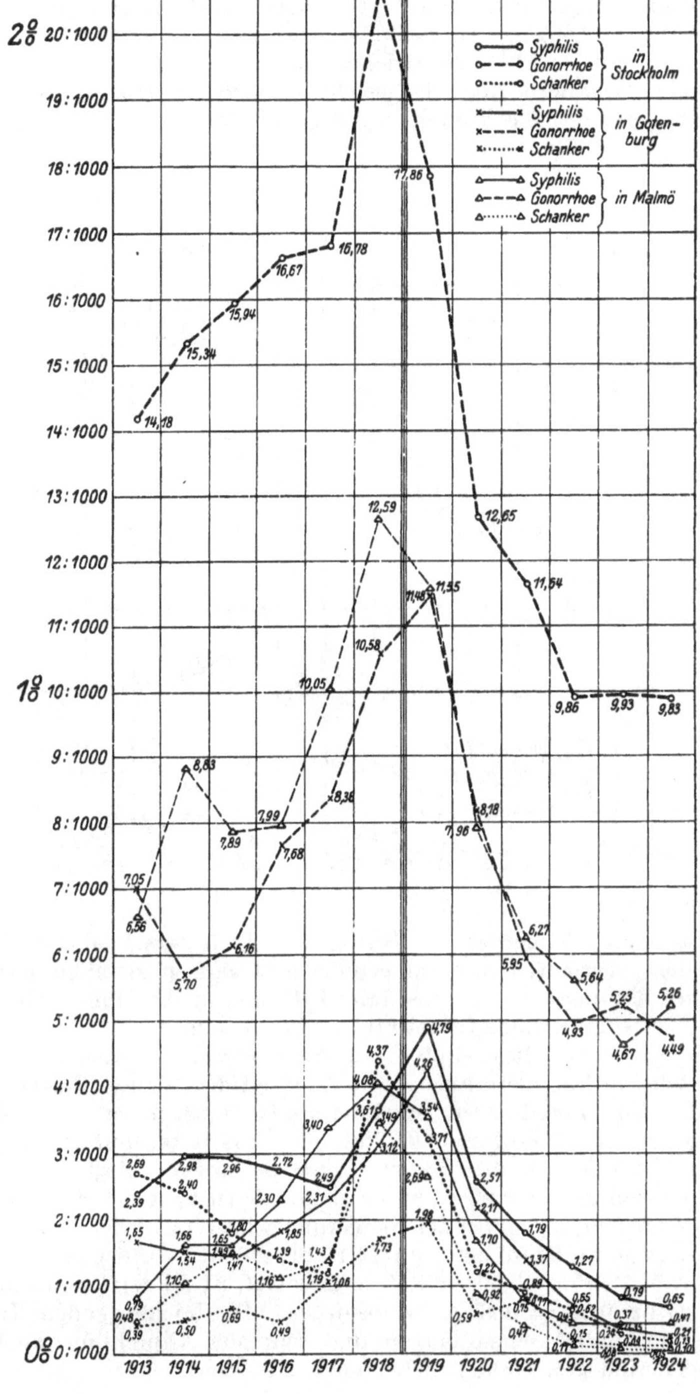
Syphilis
Gonorrhoe
Schanker
in Stockholm
Syphilis
Gonorrhoe
Schanker
in Gotenburg
Syphilis
Gonorrhoe
Schanker
in Malmö
2‰ 20:1000
19:1000
18:1000
17:1000
16:1000
15:1000
14:1000
13:1000
12:1000
11:1000
1‰ 10:1000
9:1000
8:1000
7:1000
6:1000
5:1000
4:1000
3:1000
2:1000
1:1000
0‰ 0:1000
1913
1914
1915
1916
1917
1918
1919
1920
1921
1922
1923
1924

schiedenen Krankheiten sind, wie in der Tabelle 1, von einander in der Weise geschieden, daß Syphilis durch eine kontinuierliche, Gonorhoe durch eine aus kleinen Strichen zusammengesetzte und Schanker durch eine punktierte Linie dargestellt ist. Die Kurven sind der Deutlichkeit wegen auf die Kurven 2 und 3 verteilt.

Kurve 3.

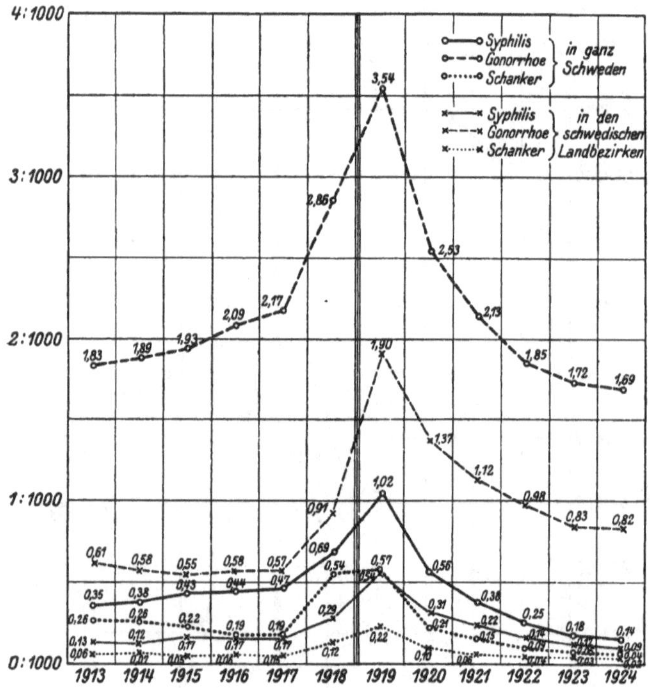

Alle diese 15 Kurven (3 Krankheiten in 5 verschiedenen Teilen Schwedens) verlaufen nun im großen und ganzen ziemlich parallel. So gehen sie ungefähr für das Jahr 1917 alle in die Höhe, indem sie mehr oder weniger hohe Gipfel bilden, die 1919 oder 1920 wieder einen Rückgang zeigen. Diese Gipfel sind jedoch etwas verschieden. Einige liegen sehr hoch, andere niedriger. So steigt der höchste Gipfel, nämlich der für Gonorhoe in Stockholm bis 20,66 p. m., der nächst höchste, der für Gonorhoe in Malmö, bis 12,59 p. m. und der kleinste, der für Schanker in den Landbezirken Schwedens, liegt so niedrig, daß seine Spitze nur 0,22 p. m. erreicht. Ferner ist der Abstand von der Basis bis zu der Spitze der Steigerung sehr verschieden. Während die ersterwähnte Krankheit von 14,18 bis 20,66 = 6,48 p. m. und die zweite von 7,99 bis 12,59 = 4,60 p. m. steigt, ist die letzterwähnte nur von 0,05 bis 0,22 = 0,17 p. m. gestiegen. Die hochliegenden Kurven haben gewöhnlich einen langen und schmalen Gipfel, die niedriger liegenden sind gewöhnlich mehr flach und breit.

Betrachten wir dann die Zeit vor dem erwähnten Höchststand d. h. 1913—1917, so finden wir, daß die Kurven für ganz Schweden und für die schwedischen Landbezirke merkwürdig horizontal und parallel verlaufen, und daß nur die Gonorhoe-Kurve von ganz Schweden um 0,34 p. m. (von 1,83 bis 2,17) steigt, (was wir später leicht verstehen werden). Die Kurven der großen Städte dagegen verlaufen während derselben Zeit unregelmäßiger. So z. B. zeigt die Gonorhoe in Malmö 1914 eine Steigerung von 6,56 bis 8,83 p. m., also von 2,27% um im folgenden Jahre bis 7,89 (also 0,94 p. m.) zurückzugehen, während die Gonorhoe in Gotenburg ein ganz spiegelbildähnliches Sinken darstellt: 1913 7,05 p. m., 1914 5,70 p. m. und 1915 6,16 p. m. und die Gonorhoe in Stockholm nur kontinuierlich steigt von 14,18 bis 16,67 p. m., also um 2,49 p. m. Diese Steigerung in Stockholm bildet gerade die Ursache der eben erwähnten Gonorhoe-Steigerung für ganz Schweden. Die übrigen Krankheiten der 3 großen Städte verlaufen gleichfalls etwas unregelmäßig, Syphilis in Stockholm bogenförmig zuerst mit einer kleinen Steigerung von 0,59 p. m., dann einem Sinken zum ursprünglichen Niveau, Syphilis in Gotenburg steigend von 1,65 bis 2,31 = 0,66 p. m. und in Malmö sogar von 0,79 bis 3,40 = 2,61 p. m. Über die Ursache dieser Unregelmäßigkeiten der großen Städte läßt sich, wenn man sie nicht in wirtschaftlichen Verhältnissen suchen will, nichts sagen.

Tabelle 2.

Rückgang der venerischen Krankheiten.

	Verminderung seit 1913			Verminderung von der höchsten Spitze der Kurve		
	Absoluter Rückgang der Promille-Zahlen	Rückgang der Promille Zahlen in %	Restierende Frequenz der ven. Krankh. in %	Absoluter Rückgang der Promille-Zahlen	Rückgang der Promille-Zahlen in %	Restierende Frequenz der ven. Krankh. in %
Syphilis Stockholm	mit 1,74	**72,8**	27,2	mit 4,14	**86,4**	13,6
„ Gotenburg	„ 1,44	**87,2**	12,8	„ 4,05	**95,0**	5,0
„ Malmö	„ 0,38	**48,1**	51,9	„ 3,67	**90,0**	10,0
„ Ganz Schweden	„ 0,21	**60,0**	40,0	„ 0,88	**86,3**	13,7
„ Schwed. Landb.	„ 0,04	**30,7**	69,3	„ 0,45	**83,3**	16,7
Gonorhoe: Stockholm	mit 4,35	**30,7**	69,3	mit 10,83	**52,4**	47,6
„ Gotenburg	„ 2,56	**36,3**	63,7	„ 6,99	**60,9**	39,1
„ Malmö	„ 1,37	**20,0**	80,0	„ 7,33	**58,2**	41,8
„ Ganz Schwed.	„ 0,14	**7,65**	92,35	„ 1,85	**52,3**	47,7
„ Schwedische Landbez.	Steigerung von 0,61 bis 0,82 = 0,21	Steigerung **25,6**	—	„ 1,08	**56,8**	43,2
Schanker: Stockholm	mit 2,56	**95,1**	4,9	mit 4,24	**97,0**	3,0
„ Gotenburg	„ 0,29	**74,4**	25,6	„ 1,88	**94,9**	5,1
„ Malmö	„ 0,35	**87,5**	12,5	„ 3,44	**98,5**	1,5
„ Ganz Schweden	„ 0,22	**84,6**	15,4	„ 0,53	**93,0**	7,0
„ Schwed. Landb.	„ 0,04	**66,67**	33,33	„ 0,20	**90,9**	9,1

Tabelle 3.

Rückgang der venerischen Krankheiten.

	Verminderung seit 1913			Verminderung von der höchsten Spitze der Kurve		
	Absoluter Rückgang der Promille-Zahlen	Rückgang der Promille-Zahlen in %	Restierende Frequenz der ven. Krankh. in %	Absoluter Rückgang der Promille-Zahlen	Rückgang der Promille-Zahlen in %	Restierende Frequenz der ven. Krankh, in %
Stockholm: Syphilis . .	mit 1,74	72,8	27,2	mit 4,14	86,4	13,6
„ Gonorhoe .	„ 4,35	30,7	69,3	„ 10,83	52,4	47,6
„ Schanker . .	„ 2,56	95,1	4,9	„ 4,24	97,0	3,0
Gotenburg: Syphilis . .	mit 1,44	87,2	12,8	mit 4,05	95,0	5,0
„ Gonorhoe .	„ 2,56	36,3	63,7	„ 6,99	60,9	39,1
„ Schanker .	„ 0,29	74,4	25,6	„ 1,88	94,9	5,1
Malmö: Syphilis . . .	mit 0,38	48,1	51,9	mit 3,67	90,0	10,0
„ Gonorhoe . .	„ 1,31	20,0	80,0	„ 7,33	58,2	41,8
„ Schanker . . .	„ 0,35	87,5	12,5	„ 3,44	98,5	1,5
Ganz Schweden: Syphilis .	mit 0,21	60,0	40,0	mit 0,88	86,3	13,7
„ „ Gonorhoe .	„ 0,14	7,65	92,35	„ 1,85	52,3	47,7
„ „ Schanker .	„ 0,22	84,6	15,4	„ 0,53	93,0	7,0
Die Schwedischen Landbezirke: Syphilis . .	mit 0,04	30,7	69,3	mit 0,45	83,3	16,7
Die Schwedischen Landbezirke: Gonorhoe .	Steigerung von 0,61 bis 0,82 = 0,21	Steigerung 25,6	—	„ 1,08	56,8	43,2
Die Schwedischen Landbezirke: Schanker . .	mit 0,04	66,67	33,33	„ 0,20	90,9	9,1

Dagegen scheint die Ursache des konstanten Hochstandes 1917 bis 1919 nicht schwer zu finden, sondern ist aus dem zunehmenden Vergnügungsleben leicht zu erklären. Während des Krieges und besonders während seines späteren Teils war infolge des vielen in Schweden hereinkommenden Geldes und der unruhigen Stimmung, welche der Kriegsgeist selbst in die nicht-kriegführenden Staaten gebracht hatte, das Vergnügungsleben enorm gestiegen und in seinen Spuren kam — in Übereinstimmung mit dem, was ich oben bemerkt habe — eine beträchtliche, ja sogar ungewöhnlich hohe Steigerung der venerischen Infektionen.

Es ist ein merkwürdiger Zufall, daß unser neues Gesetz zur Bekämpfung der venerischen Krankheiten gerade kurz nach dieser großen Steigerung, nämlich am 1. Januar 1919 in Kraft trat, und den Kampf gegen die anwachsenden venerischen Krankheiten aufnehmen konnte.

Nun entsteht die interessante Frage: Ist der bald danach erfolgende Rückgang dieser Krankheiten, die Folge unseres neuen Gesetzes oder nicht? Da will ich zuerst betonen, daß die Paragraphen eines Gesetzes an und für sich niemals eine Krankheit bekämpfen können. Dazu bedarf es guter hygienischer oder therapeutischer Methoden, am besten beider. Ein Gesetz kann das Volk nur veranlassen, vorhandene Methoden anzuwenden, aber wenn diese Methoden nicht wirksam sind, kann das Gesetz keinen Erfolg haben. Der Erfolg eines Gesetzes zur Bekämpfung einer Krankheit beruht infolgedessen auf dem Standpunkt der medizinischen Wissenschaft in Bezug auf diese Krankheit. Anderseits kann die medizinische Wissenschaft allein, ohne Gesetz viel Gutes leisten, wenn sich nämlich die Bevölkerung freiwillig von den wirksamen hygienischen und therapeutischen, medizinischen Methoden in großem Ausmaß bedient. Ein Beispiel dafür will ich später geben. Ein Behandlungszwang mag doch sehr nützlich und auch erziehend auf die Volksmassen wirken.

Nun haben wir eine sehr wirksame antisyphilitische Therapie, die sich während des vorigen Jahrzehntes mehr und mehr entwickelt hat, nämlich die Salvarsanbehandlung, und ferner hygienische Methoden gegen Syphilis sowohl wie gegen Gonorhoe, nämlich die sogenannte persönliche Prophylaxe. Dadurch hat die medizinische Wissenschaft dem neuen schwedischen Gesetz sehr gute Mittel in die Hand gegeben und zwar bessere gegen die Syphilis als gegen die Gonorhoe. Es wäre deshalb von unserem Gesetz eine bessere Wirkung auf die Syphilis als auf die Gonorhoe zu erwarten.

Daß aber das Absinken der hohen Steigerung 1918 und 1919 nicht die Folge der ärztlichen Behandlung ist, scheint sehr wahrscheinlich. Denn die hohe Steigerung der venerischen Krankheiten war ja eine Folge besonderer Umstände, hauptsächlich eines sehr ausgebreiteten Vergnügungslebens. Wenn nun diese Umstände verschwanden, so sollten ja die venerischen Krankheiten dadurch auch ohne das Gesetz zurückgehen. Natürlich kann die durch das Gesetz verbreitete wirksame Therapie zu dem schnellen Abfall beigetragen haben, aber dieser 1920 überall eingetretene Rückgang kann in der Hauptsache eigentlich nicht als eine Folge des Gesetzes betrachtet werden.

Für die Ansicht haben wir mehrere Anhaltspunkte. Betrachten wir zum Beispiel die Kurve der Gonorhoe in Stockholm. Ihr Gipfel fällt in das Jahr 1918 und schon 1919 sinkt die Gonorhoe um nicht weniger als 2,80 p. m. also auf 13,5%. Dagegen steigt die Syphilis während des Jahres 1919 um 1,18 p. m. auf 32,7% und fängt erst 1920 an zu sinken. Da wir nun bessere Waffen gegen Syphilis als gegen Gonorhoe haben, und der folgende Kampf uns gezeigt hat, daß sich die Gonorhoe viel schwieriger zurückdrängen läßt als die Syphilis, so scheint es mir unmöglich, daß das Absinken der Gonorhoe um 13,5% während des Jahres 1919 die Folge des im selben Jahre inkrafttretenden Gesetzes sein kann. Auch die Gonorhoe und Syphilis in Malmö wie der Schanker in Stockholm zeigen schon 1919 einen beträchtlichen Rückgang, der also nicht durch unser Gesetz verursacht sein kann. Überhaupt ist wohl anzunehmen, daß dieser überall ziemlich plötzlich eintretende und große Rückgang in den Jahren 1919 und 1920 auf Grund des Aufhörens jener besonderen Umstände eingetreten ist, welche die große Steigerung nach 1917 verursachten.

Da sich der Rückgang aber auch später, Jahr auf Jahr, fortsetzte, so müssen wir dafür einen anderen Grund haben und zwar kann es nur die Wirkung unseres Gesetzes sein, oder richtiger der durch das Gesetz weit verbreiteten antivenerischen Behandlung und Aufklärung über diese Krankheiten. Daß der Rückgang der venerischen Krankheiten ein direkter Behandlungserfolg ist, zeigen uns mehrere Umstände. Wie oben erwähnt, sollten wir infolge der besseren Syphilistherapie einen kräftigeren Rückgang der Syphilis als der Gonorhoe erwarten. Das ist auch wirklich eingetroffen, wie wir aus Tabelle 2 deutlich sehen können. Die Prozentzahlen des Rückganges sind bei Gonorhoe überall viel kleiner als bei Syphilis, sowohl wenn man von 1913, als von der Spitze der Kurve, rechnet und in den Landbezirken Schwedens, wo die Syphilis um 30,7% zurückgegangen ist, zeigt die Gonorhoe sogar eine Steigerung um 25,6%. Ferner sehen wir in Deutschland, Österreich und anderen Ländern, wo kein solches Gesetz besteht, die Sypilis durch die immer mehr ausgebreitete Salvarsanbehandlung allein beträchtlich zurückgehen, ein Beweis meiner obigen Behauptung von der guten Wirkung einer wirksamen Therapie ohne die Hilfe eines Gesetzes.

In Bezug auf die Gonorhoe sehen wir, besonders deutlich in Stockholm, daß diese Krankheit seit 1922 nicht weiter zurückgehen will. Es ist, als ob unsere therapeutischen Maßnahmen gegen Gonorhoe das geleistet hätten, was mit ihnen erreicht werden kann, und als ob wir kein weitergehendes Herabsinken erreichen könnten, wenn wir unsere Methoden der Gonorhoebehandlung nicht weiter verbessern. Zugeben will ich auch, daß die Gonorhoetherapie nicht so wirkungsvoll angeordnet ist, wie es möglich wäre, jedoch verschieden in verschiedenen Teilen Schwedens. Ziemlich gut, wenn auch nicht gut genug, sind die Vorkehrungen in Stockholm und in Gotenburg, schlechter aber in den kleineren Städten und in den Landbezirken Schwedens. Nur in den größeren Städten gibt es spezialistisch ausgebildete Ärzte, sonst sind es Ärzte, die allgemeine Praxis ausüben, welche die venerischen Krankheiten bekämpfen sollen. Die Folge hiervon läßt sich aus der Statistik ablesen. Während der Rückgang der Gonorhoe seit 1913 (siehe Tabelle 3) in Stockholm und Gotenburg, da wo die Behandlung am besten ist, 30,7% resp. 36,3% beträgt, sehen wir schon in Malmö nur 20% Rückgang und in ganz Schweden nur 7,65%. Nehmen wir bloß die kleinen schwedischen Städte zusammen mit den schwedischen Landbezirken, so finden wir hier gar keinen Rückgang der Gonorhoe, sondern im Gegenteil eine Steigerung und zwar um nicht weniger als 25,6%. So deutlich wie möglich sehen wir hierdurch, daß es zur Bekämpfung der Gonorhoe nicht genügt, nur einfache ärztliche Verordnungen zu geben, sondern daß ein gut angeordnetes Behandlungssystem unter spezialistisch ausgebildeten Ärzten hierfür nötig ist. Besonders möchte ich darauf hinweisen, daß die Patienten nach dem Ende der Behandlung genügend lange unter Kontrolle stehen müssen, um die wirkliche Heilung der Gonorhoe festzustellen, wozu eine Beobachtungszeit von wenigstens 3 Wochen nötig ist; die Patienten dürfen sich selbst nicht, was leider sehr oft geschieht, für gesund halten und den Geschlechtsverkehr aufnehmen, bevor wirkliche Heilung eingetreten ist.

Eine andere Ursache zu dieser Steigerung der Gonorhoe in den schwedischen Landbezirken als eine ungenügende Behandlung kann man nicht annehmen. Davon, daß sie eine Folge der Aufhebung der Prostituiertenreglementierung wäre, kann gar nicht die Rede sein.

In diesem Falle müßten wir nämlich eine Steigerung der Gonorhoe dort sehen, wo die Prostitution sich hauptsächlich ausgebreitet hatte, nämlich in den größeren Städten. Hier aber ist ja die Gonorhoe am meisten zurückgegangen, dagegen gerade da gestiegen, wo eine Prostitution kaum existierte. In den größeren Städten sind auch Syphilis und Schanker stark zurückgegangen. Wir können deshalb keine Spur von einer schlechten Wirkung der Aufhebung der Reglementierung in Bezug auf die venerischen Krankheiten sehen.

Eine Aufhebung der Reglementierung scheint mir nur in dem Falle gefährlich wirken zu können, wenn keine anderen Gesundheitsanordnungen an ihre Stelle treten. Bei uns ist aber an Stelle der Reglementierung das neue Gesetz getreten, welches sicher viel mehr als die Reglementierung geleistet und bis jetzt ein überhaupt sehr ermutigendes Resultat gegeben hat.

Aus diesen statistischen Studien ist, wie mir scheint, hauptsächlich folgendes zu lernen:

1) Die Reglementierung der Prostitution kann für die Bekämpfung der Geschlechtskrankheiten keine wesentliche Rolle spielen.

2) Dagegen ist unsere jetzige ärztliche Behandlung der venerischen Krankheiten eine sehr gute Waffe gegen diese Krankheiten.

3) Diese ärztliche Behandlung muß aber in der wirkungsvollsten Weise angeordnet sein und von einem spezialistisch ausgebildeten Arzt ausgeführt werden, wenn man ein gutes Resultat erreichen will.

4) Um die venerischen Krankheiten zu bekämpfen, muß man nun so viele Kranke wie möglich dieser guten, ärztlichen Behandlung zuführen.

5) In welcher Weise man am besten die kranken Volksmassen zu dieser ärztlichen Behandlung heranzieht, mag natürlich in verschiedenen Ländern verschieden sein. Ob es mit oder ohne Gesetz gelingt, ist gleichgültig. Das schwedische Gesetz ist nur ein Mittel, ein Weg. Für andere Länder können natürlich andere Wege besser passen. Und wenn die Volksmassen freiwillig zur ärztlichen Behandlung und nicht zu den Kurpfuschern gehen, so braucht man kein Gesetz. Das Ziel bleibt, die kranken Volksmassen in gute ärztliche Behandlung zu bringen.

6) Außer dieser guten ärztlichen Behandlung für die kranken Volksmassen ist auch eine Volksaufklärung über die venerischen Krankheiten wichtig, besonders über ihre Ansteckungswege, damit die Leute verstehen, in welcher Weise sie anstecken oder angesteckt werden können, und über die Methoden eine Ansteckung zu verhindern, d. h. über die präventiven Mittel der persönlichen Prophylaxe, damit die Leute sich vor der Infektion schützen können.

7) Einen befördernden Einfluß auf die Ausbreitung der venerischen Krankheiten übt unser Vergnügungsleben in den Städten aus. Nicht nur der Alkohol, sondern auch andere Momente spielen hier eine unglückliche Rolle. Eine Reformation des Vergnügungslebens, so schwierig sie ist, wäre deshalb sicher sehr nützlich.

8) Infolge dieses Einflusses des Vergnügungslebens auf die venerischen Krankheiten rufen seine Schwankungen auch Steigerungen und Verminderungen der venerischen Krankheiten hervor.

9) Es gibt auch andere Faktoren, die auf die Fluktuation der venerischen Krankheiten einwirken. Die Kurve der venerischen Krankheiten verläuft deshalb sehr oft unregelmäßig. Infolge dieser Faktoren können auch unter der besten Behandlung kleinere oder größere Steigerungen der venerischen Krankheiten vorkommen. Um die Wirkung einer Behandlung oder eines anderen Momentes auf die venerischen Krankheiten zu studieren, genügen deshalb nicht statistische Ziffern für einige Jahre, sondern man muß eine sich auf längere Zeit gründende Kurve haben.

Zusammenfassend scheinen mir als Lehre aus diesen Studien folgende Hauptprinzipien zur Bekämpfung der venerischen Krankheiten hervorzugehen:

1) Möglichst große Ausbreitung unserer ärztlichen Behandlung unter den besten fachärztlichen Anordnungen.

2) Aufklärung besonders über die Ansteckung und ihre Verhütung.

3) Eine Reformation unseres Vergnügungslebens.

Diskussion:

Tryb, Brünn: Ich will zu den Ausführungen der beiden[1]) Referenten nur folgendes bemerken. Es handelt sich zwar um Dinge, die für jeden Arzt und besonders für den Spezialarzt, den Dermatologen, selbstverständlich sind, aber unter uns sind auch Damen und Herren, die nicht Ärzte sind und sich mit diesen Fragen beschäftigen, die mit im Kampfe gegen die Geschlechtskrankheiten stehen, und ihnen muß ich folgendes sagen: Wir haben im Salvarsan, wie die beiden Referenten bewiesen haben, ein Mittel, mit dem wir die Geschlechtskrankheiten, speziell die Syphilis, wirksam bekämpfen können. Ich muß das betonen, weil es überall, auch bei uns und, wie wir gehört haben, auch bei Ihnen in Deutschland Bestrebungen gibt, besonders von Seiten der Feinde der Ärztewissenschaft, die darauf abzielen, die Salvarsanbehandlung in Mißkredit zu bringen. Ein jeder, der da behauptet, die Salvarsanbehandlung schädige die Kranken, ist ein Feind im Kampfe gegen die Syphilis. Dabei ist als bewiesen anzunehmen, daß wir es nur dem Salvarsan verdanken, wenn die Syphilis so rasch wie heute in ein Stadium gebracht wird, in dem die Krankheit nicht mehr infektionsfähig ist. Das ist von unendlicher Bedeutung, weil so die Krankheit nicht mehr verschleppt und weitergegeben werden kann. Ich konnte in meiner ziemlich großen Klinik in Brünn feststellen, daß den über 300 frischen Fällen an Syphilis im Jahre 1921 nur mehr 56 solcher Fälle im Jahre 1925 gegenüberstanden. Wenn ich weiter betone, daß die Gonorhoe auf demselben Niveau wie früher geblieben ist, so ist daraus zu schließen, daß nur die spezifische Behandlung der Syphilis mit Salvarsan an der schnellen Eindämmung dieser furchtbaren Volksseuche teil hat, und ich wiederhole: ein jeder, der sich gegen diese Behandlung sträubt und öffentlich gegen sie Stellung nimmt, ist ein Feind der Bekämpfung der gefährlichen Geschlechtskrankheiten.

Wir haben in der Tschecho-Slowakei auch, wie der Kollege *Almkvist* es für Schweden geschildert hat, die Reglementierung vollständig abgeschafft und den Behandlungszwang eingeführt. Heute können wir allerdings nach so wenigen Jahren über den Erfolg dieses Gesetzes noch nichts Endgültiges sagen. Einige haben ja durch dieses Gesetz großen materiellen Nutzen gehabt; andere aber werden das neue Gesetz nie mit freudiger Miene begrüßen; das können wir auch nicht verlangen. Wir sind Menschen und können es ihnen nachfühlen, daß sie dadurch geschädigt worden sind und jetzt, wenn nicht aktive, so doch passive Resistenz dagegen üben. Aber schon die Tatsache, daß das Gesetz die Öffentlichkeit nicht schädigt, obzwar es eine ganze radikale Umgestaltung im Gefolge hatte, beweist schon, daß es gut ist, wenn wir auch, zumal in einer so zerrütteten Zeit wie nach dem Kriege nicht gleich von

---

[1]) Bezieht sich zugleich auf das Referat von Jadassohn.

ihm Wunder erwarten können. Daß es aber auf die Dauer gesehen ein moralisch und ethisch hochstehendes Gesetz ist, kann man nicht leugnen, und daß es auch vom ärztlichen Standpunkt aus praktisch wirken wird, ist ganz bestimmt.

F. W. Oelze, Leipzig: *Paul Ehrlich* hat uns im Salvarsan ein Syphilisheilmittel von höchster Wirkung, daneben aber ein Ausrottungsmittel der Syphilis als Volksseuche von wunderbaren Eigenschaften gegeben. Wenn ich einem syphilitischen Menschen, der ansteckungsfähig ist und Erscheinungen der Syphilis hat, eine einzige Injektion in der üblichen Dosis von 0,6 Gramm gebe, so sind nach 1—2 Tagen in 95% der Fälle — und ich habe weit über 100 solcher Fälle untersucht — die Syphiliserreger von der Oberfläche des Körpers verschwunden. Aus dieser Tatsache ergibt sich das beste Argument für den Nutzen der Salvarsananwendung.

Das ungeheure Ansteigen der Syphiliskurve in den Nachkriegsjahren hatte besondere Eigentümlichkeiten, die jetzt verschwunden sind und die mir auch die Hoffnung zu geben scheinen, daß die Syphilis weiter und weiter zurückgedrängt wird. In unserem klinischen Material an der Hautklinik in Leipzig hatte das Nachkriegsmaterial der Syphilis drei besondere Kennzeichen: Einmal waren auffallend viel ganz junge Menschen mit frischer Syphilis zur Aufnahme gekommen, 10—12 Jahre alte Kinder; zweitens waren sehr viele Greise darunter, und zwar solche bis zum 82. Lebensjahr. Bei uns befand sich ein Patient, der, wenn ich mich recht erinnere, 56 Jahre alt war, der sich den Primäraffekt erworben hatte, obwohl er seit seinem 6. Lebensjahr keinen Penis mehr besaß. Die dritte Eigentümlichkeit des Nachkriegssyphilismaterials bei uns war das gehäufte Auftreten von Schankern im Gebiet des Afters bei Männern, was wir früher in Leipzig überhaupt nicht gesehen hatten. Der Sitz der Primäraffekte ist ja in den verschiedenen Großstädten verschieden. Konstantinopel ist bekannt für die Häufigkeit dieser Art des Erwerbs der Lues. Seit über einem Jahr sehen wir jetzt keinen syphilitischen Primäraffekt und auch keinen weichen Schanker am After mehr. Sehr häufig war auch der Primäraffekt im Bereich des Mundes. Es ist ja bekannt, daß Paris ein gehäuftes Auftreten dieser Art Fälle zeigt, und auch wir in Klein-Paris hatten eine starke Steigerung in diesem Sinne. Diese drei besonderen Erscheinungen, die einen besonders tiefen Blick in die Zerrüttung dieser Jahre tun ließen, sind bei uns vollkommen verschwunden, und ich glaube, daß auch deshalb, weil die Qualität der Syphilis, wenn ich so sagen darf, sich im guten Sinne gewandelt hat, der Schluß erlaubt ist, daß auch die definitive Ausrottung möglich ist. Bei der Untersuchung der spirochätentötenden Wirkung des Salvarsan muß man zu dem Resultat kommen, daß es ein Kunststück ist, mit dem Salvarsan in der Hand die Syphilis nicht auszurotten.

Erbgang und Beruf.

Von *Hellmuth Bogen,* Berlin.

Mit 9 Figuren.

Gewisse Beobachtungen, die sich dem Verfasser innerhalb der psychologischen Praxis in der Berufsberatung Erwachsener, aber auch hin und wieder Jugendlicher aufdrängten, veranlaßten ihn, dem schon verschiedentlich angeschnittenen Problem der beruflichen Vererbung oder auch bescheidener gesagt, den Beziehungen, die zwischen Erbgang und Beruf bestehen könnten, erneut nachzugehen. Das Problem ist in seiner engeren Formulierung Beruf und Erbgang seltener angeschnitten worden. Es ist aber eingeschlossen in alle die Versuche, die sich mit der Vererbung der Begabung beschäftigen von *Galton* an bis in die jüngsten Untersuchungen von *Ziehen* und *Haecker.* Das methodische Mittel, mit dem man sich der Regelhaftigkeiten zu bemächtigen versuchte, war im allgemeinen der statistische Vergleich verschiedener genealogischer Gruppen. Die Voraussetzung, unter der gearbeitet wurde, ist die, daß es so etwas gibt wie eng umgrenzte Leistungskomplexe im Menschen, die in der Generationsfolge immer wieder einmal nur wenig modifiziert auftreten. In dieser Richtung sind unzweifelhaft beachtenswerte Erfolge zu verzeichnen. Ein neuer methodischer Gesichtspunkt schien gegeben, als sich vom Begriff der psychophysischen Konstitution aus verschiedentlich Erklärungsursachen für Erscheinungen gewinnen ließen, die bis dahin einfach als unerklärte Tatbestände hingenommen werden mußten. Die in der Forschung fruchtbaren Erkenntnisse und wohlbegründeten Annahmen der Konstitutionsbiologie drangen auch stärker in die Praxis der Begutachtung ein, wie sie innerhalb der verschiedensten Lebensbereiche geübt wird. Besonders anregend haben in dieser Beziehung sicher *Kretschmer, Hoffmann* und die Diskussionen um die somatische Typenlehre gewirkt. Ihre Lehrmeinungen und Eigenbeobachtungen des Verfassers in ausgedehnter Begutachtungspraxis im Rahmen der Berufsberatung führten dazu, derartige Denkweisen auch in die tägliche Einzelarbeit hineinzutragen. Schon *Kretschmer* glaubt mit einem gewissen Recht feststellen zu müssen, daß die psychophysische Konstitution des Menschen nicht nur sein durch Naturell und Temperament bestimmtes Verhalten zur Umwelt in gewisser Weise richtet, sondern daß sie auch gewisse Korrelationen zu dem aufweist, was wir als seelische Leistungseigenschaften bezeichnen müssen. Schon früher hat man diesem Problem gelegentlich so nebenbei Aufmerksamkeit geschenkt. Es seien hier die Untersuchungen von *Davenport* über Seeoffiziere und die von *Pannenborg* über die Psychologie verschiedener Künstlergruppen erwähnt. Es zeigte sich hier mehr oder weniger deutlich, daß an gewisse Grundeigenschaften des Temperaments und des Charakters bestimmte Leistungseigenschaften als Ausdrucksmöglichkeit der Persönlichkeit häufiger gebunden auftreten als bei anderen seelischen Grunderlebnisweisen der Persönlichkeit. Diese Erkenntnis drängt sich aus der freien Beobachtung heraus auch dem Beobachter des Berufslebens auf, wie es uns täglich umgibt. Mehr oder weniger deutlich vereinigen verschiedene Berufe stärkere Häufungen von Temperamenten in sich, die sich mit den Berufserfolg sichernden Leistungseigenschaften gepaart haben [1]).

Auf die Beziehung Temperament-Leistungseigenschaften und Berufserfolg stieß der Verfasser zuerst bei der Beratung von älteren Berufswechslern. Die Nachkriegszeit mit ihrer unüberblickbaren Wirtschaftskonjunktur warf eine große Zahl von Existenzen aus ihrer alten Berufslaufbahn heraus. Ein Teil von ihnen verließ um so lieber die gewohnte Tätigkeit, als er sich in keiner Weise materiell und ideell mit seinem Beruf innerlich aussöhnen konnte. Als sich vielfach neue Existenzmöglichkeiten anboten, wählten solche Menschen aus dem Angebot diese oder jene Tätigkeit aus. Bevor sie diesen Schritt taten, bemühte sich ein Teil von ihnen zum Berufsberater und zum Psychologen, die für ihre Ideen gerade eine rege Propagandatätigkeit entfalteten. Scheidet man diese Berufswechsler in solche, die einzig und allein der günstigeren Erwerbskonstellation folgen wollen und in solche, die ihrer Neigung folgten, so drängte sich nach einiger Zeit dem kritisch geschulten Blick die Tatsache auf, daß gewisse Typen lieber den als jenen Beruf bevorzugten. So kam es selten vor, daß bewegliche Menschen von ausgesprochener Eigeninitiative in handwerkliche Betätigungen hineinwechselten, bei denen Präzision in treuer Nacharbeit das Haupterfordernis ist. Selten auch sah man pedantische, besinnliche Naturen, die in ihrem ganzen Körperbau und in ihrer Ausdrucksbewegung einen geschlossenen, fast eckigen Eindruck machten, sich den doch zeitweise überstark begünstigten Börsenberufen zuwenden. Da es immerhin für die älteren Menschen ein Wagnis bedeutet, einen Berufswechsel in wirtschaftlich nicht überschaubarer Zeitlage zu vollziehen, so wurde diesen Fällen recht gründlich nachgegangen. Durchdringung der Vorgeschichte des Wechselnden war hier eine der Hauptaufgaben. Zu dieser Vorgeschichte zählte auch die Familiengeschichte in engerem Sinne dann, wenn recht ausgeprägte Typen, die psychobiologisch wie Grenzfälle anmuteten, die Beratung und Eignungsfeststellung im Dienste ihres neuen Zieles in Anspruch nahmen. Nach Einblick in die Familiengeschichte, wobei der Rückblick auf die Kindheitserziehung unbeabsichtigte Einblicke in die Temperamentsstruktur der Eltern und Verwandten gewährte, drängte sich vielfach das Gefühl auf, daß der Berufswechsel des Klienten gewissermaßen einen Atavismus darstellt

Zur Illustration sei ein Beispiel gegeben: Ein einer Kaufmannsfamilie (in dritter Generation mit eigenem Unternehmen) entstammender 35jähriger Ingenieur gibt an, daß ihn sein Vater habe studieren lassen, um den Handel in der Maschinenbranche mit in den Bereich seiner Unternehmungen einzubeziehen. Die Kriegslage veränderte auch die Richtung der väterlichen Geschäftstätigkeit völlig, so daß für den Sohn kein Unterkommen im väterlichen Geschäft gegeben war. Er wurde Ingenieur in einer Werkzeugmaschinenfabrik. Als jene Hochkonjunktur des Handels in der Inflationszeit ihre Scheinblüte erreichte, hielt es auch den Klienten nicht mehr in der rein technischen und konstruk-

---

[1]) Vgl. dazu *Bogen*, Berufspsychologie. Handwörterbuch der Arbeitswissenschaft, Bd. 5, Halle 1928.

tiven Arbeit des Betriebsingenieurs. Er richtete sein Augenmerk auf die Elektroinstallation mit der Absicht, sich mit dem damals so schnell flüssigen Gelde selbständig zu machen. Sein Motiv war Unzufriedenheit mit der Tätigkeit, in der man so gar keine großen Pläne verwirklichen könne, in der man ferner kein freier Mann sei, in der die Initiative Eigentum des Fabrikherrn sei. Über die Vorstellungen befragt, die er sich von seinem künftigen Geschäftsgang machte, zeigt sich, daß ihm für seine eigene Person der Typ des Unternehmeringenieurs vorschwebt. Der Werkstatt und der technischen Arbeit gedachte er nur solange zu gehören, als es die anfängliche Aufrichtung des Unternehmens erfordert. Aus seiner Erzählung ergibt sich, daß unter seinen Verwandten, speziell in der direkten Vaterfolge eine Reihe großzügiger kalter Naturen von geistiger Beweglichkeit und Arbeitskraft stecken, denen die Umsetzung ihrer Leistung in wirklich entsprechende materielle Werte die Hauptsache ist. Warmes Familienleben findet sich bei ihnen kaum. In rastloser Arbeit sind Mann und Frau in das Unternehmen eingespannt. Einmal sagt unser Klient: „Und das ist es, glaube ich; ich kann nicht an einem Fleck sitzen und täglich beinahe dasselbe tun. Ich muß von Plan zu Plan arbeiten können und (mit einer bezeichnenden Handbewegung) vorwärtskommen." (Er meinte Geldverdienen.) Er verstand absolut nicht einen jüngeren Bruder, der sich der Musik zugewandt hatte, dem Essen, Trinken, Automobilfahrten, rastlos von Geschäften Gejagtwerden so unsympathisch sei. „Er hätte es so leicht, er könnte doch in unserem Hause in kurzer Zeit was werden". Unter vielen anderen Momenten waren auch diese bestimmend, dem Klienten zu raten, den Wechsel ruhig zu vollziehen. Es ist bezeichnend, daß der Vater ihm kurze Zeit nach der Neugründung mit erheblichen Kapitalien unter die Arme griff, so daß heute aus einer kleinen Werkstatt für Elektroinstallation ein Exportunternehmen in Radioartikeln gewachsen ist, in dem der Klient kaufmännischer Leiter ist. Für die technische Seite des Betriebes hat er sich bezeichnenderweise einen befähigten Elektroingenieur an die Seite gestellt, obwohl er es seinen eigenen Leistungen nach in diesem Fach bestimmt nicht nötig gehabt hätte.

Derartige Erlebnisse mit ihrer so gearteten Verkettung der Umstände zeigten sich im Laufe der Jahre in einer ganzen Reihe von Fällen. Vielfach konnte man zu Berufswechseln nicht raten, weil der Wechsel ein Maß von Arbeitskraft und Kapital erfordert hätten, das relativ zu der Kraft und Mittellage des Klienten einen Aufwand darstellte, den er nicht bewerkstelligen konnte. Diese Leute wiesen besonders häufig darauf hin, daß sie in ihrer Freizeit an ihren Beruf überhaupt nicht dächten, sondern daß sie sich in einem Grade mit anders gearteten Tätigkeiten befaßten, der dazu berechtigte, diese Nebenbeschäftigung als Hauptberuf anzusprechen. Besonders zahlreich waren die Fälle in geistigen Berufen. Hier hatte sich eine ganze Reihe ausgesprochen handwerklichen Lieblingsbeschäftigungen zugewandt. Es fiel dabei immer wieder auf, daß diese Leute nichtgeistigen Schichten entstammten. Sie entstammten Handwerkerfamilien, z. T. auch Künstlerfamilien, die durch ausgesprochene Berufstüchtigkeit zu Wohlstand gelangt waren und nunmehr ihre Söhne „besseren" Berufen zuführten. Tiefste seelische Qual enthüllte sich hier dem Auge des Eindringenden oft, wenn sich der Ratsuchende immer wieder vor der Unmöglichkeit sah, den Wechsel in der Richtung der Lieblingsbeschäftigung zu vollziehen. Man könnte meinen, daß hier die Umwelt des Aufwachsenden so starke traditionelle Eindrücke hinterlassen hat, daß er sich von ihnen nicht mehr befreien kann und aus Milieugründen den Rückfall in den familiennahen Beruf vollziehen wollte. In sehr vielen Fällen war das der Fall. Eine Reihe anderer Fälle zeigt aber auch ein anderes Moment als wirksam, mindestens als mitwirkend. Studierte man Charakter und Temperament der im gleichen Beruf durchgezüchteten Vorfahren, so zeigte sich eine oft überraschende Ähnlichkeit des Klienten mit seiner Ahnengeneration. Besonders aufschlußreich waren in dieser Beziehung jene Fälle, in denen in der Geschwisterreihe ganz anders geartete Temperamente standen, die Ähnlichkeiten mit eingeheirateten Familien zeigten und sich in andersartiger Berufstätigkeit auslebten. Es wurde in diesen Fällen zur Bestätigung des vermuteten Zusammenhangs Porträtmaterial der Familie herangezogen, wie es in Photographien vorhanden war. So wenig Exaktes man aus einer Photographie übernehmen kann, soviel sprang für den Beobachter doch heraus, daß er sich der Vermutung der Möglichkeit eines Zusammenhanges zwischen der Konstitution der berufserfolgreichen Familienmitglieder und der Konstitution des Berufswechslers nicht entziehen konnte.

Damit war der Weg vorgezeichnet, der zu einer Klärung der Sachlage führen sollte. Es konnte nicht so gemacht werden, daß schlicht festgestellt wurde: Wieviel Prozent der jungen Generation folgen dem väterlichen Beruf? Es mußte vielmehr gefragt werden: Welche Glieder der jungen Generation verbleiben im familiennahen Berufskreis mit bzw. ohne Berufserfolg? Welche Familienglieder zeigen im familienfremden Beruf Berufserfolg und welche nicht? — Es sei kurz gesagt, was für uns der Begriff „Berufserfolg" bedeutet. Ein Berufsausübender wird als erfolgreich angesprochen, wenn er nach seiner Meinung und nach der herrschenden Meinung der Umwelt sich seine materielle Existenz sichert und in seinem Betätigungsfeld angeborene Neigungen so ausleben kann, daß andere noch bei ihm bestehende Neigungen so in den Hintergrund treten, daß er nicht nach andersartiger Befriedigung sucht. Es kam hier nicht darauf an, statistisches Massenmaterial zu gewinnen. Das Ziel mußte sein, nach bestimmten Gesichtspunkten ausgewählte Familiengeschichten in Einzelheiten zu durchdringen. Bevor jedoch an diese Arbeit gegangen wurde, galt es den Nachweis zu erbringen, daß die oben angeführten Erscheinungen bei Berufswechslern bzw. im Beruf Unbefriedigten nicht zufällige waren, ob sie nicht von den Beobachtern in die Fälle hineingesehen worden sind. Zu dem Zweck wurde die Zuflucht wieder zu statistischen Untersuchungen genommen. Wenn wir vorhin meinten, der Zufall könne hier eine Rolle spielen, so heißt das letzten Endes, die Gewohnheiten, nicht aber irgendwelche Erbanlagen spielen eine Rolle. Gewohnheiten, wie die, daß der Handwerkersohn viel früher und intensiver mit dem Werkzeug vertraut wird, geschickter und praktischer sich anstellt, weil ihm die Umwelt frühzeitiger oder überhaupt ein dahingehendes Angebot macht, können eine Rolle spielen. Es wurde so zu dem Vergleich von jugendlichen Söhnen und Töchtern geschritten, deren Eltern in mindestens zwei Generationen in der gleichen oder sehr ähnlichen Berufskategorie tätig waren. Als Vergleichsmaterial bot sich hier das an, was uns aus den fortgesetzten Berufseignungsprüfungen an Jugendlichen zur Verfügung stand. In der überwiegenden Zahl der geprüften Fälle wird mit psychologischen Prüfungsmethoden sowohl der Bereich der intellektuellen wie auch der manuellen Leistungsfähigkeit abgetastet. Bekanntlich erfolgt eine messende Bewertung, die sich auf der Leistungsverteilung homogener Gruppen aufbaut. Um nicht durch zu feine Abstufungen der Leistungen eine Exaktheit vorzutäuschen, die de facto nicht vorliegt, um aber auch durch Zusammenfassung der feineren Abstufungen zu gröberen Qualitätsnoten das Material zu massieren, wurde nur festgestellt, wie sich die intellektuellen und manuellen Leistungen bei Gruppen bestimmten Merkmals streuen, wenn man sie in 5 Qualitätsstufen zusammenfaßt. Es wurden folgende Gruppen gebildet:

I. Gruppe: Abkömmlinge von Kaufmanns- und Beamtenfamilien, die wieder in vorwiegend geistig arbeitenden Beruf gehen wollten.

II. Gruppe: Abkömmlinge der gleichen familiären beruflichen Eigenart, die sich vorwiegend manuell arbeitenden Berufen zuwenden wollten.

III. Gruppe: Abkömmlinge aus Handwerkerfamilien, die sich wieder handwerklichem Beruf zuwenden wollten.

IV. Gruppe: Abkömmlinge von Handwerkerfamilien, die sich vorwiegend geistig arbeitendem Beruf zuwenden wollten.

V. Gruppe: Abkömmlinge von Familien, deren Berufskonstellation nicht in einer der beiden Richtungen oder in einer andern Richtung ausgeprägt ist.

Abbildung 1: Die ausgezogene Kurve betrifft immer die intellektuellen Leistungen, die gestrichelte die manuellen. 1 ist die beste Note, 5 ist die schlechteste Note.

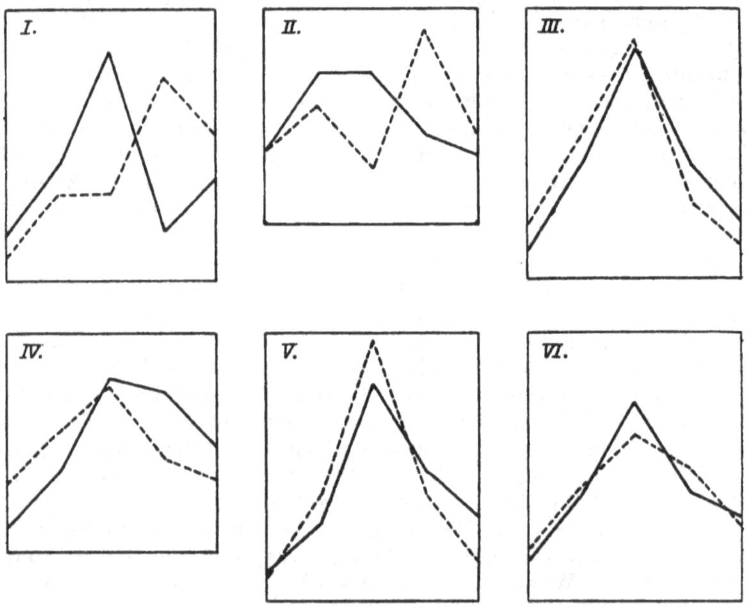

Abbildung 1

Die Verteilung zeigt in einzelnen Fällen deutliche Abweichungen in der Streuung, die wir als symptomatisch bezeichnen können. So liegt z. B. in dem Kurvenbild I das Dichtigkeitsmittel für die I-Kurve [1]), bei der Note 3, für die M-Kurve, bei der Note 4. Einer geringen Zahl guter manueller Leistungen steht eine hohe Zahl sehr schlechter mit der Note 5 gegenüber. Das Gegenbild dazu bietet die Kurve IV. Die Abkömmlinge der Handwerkerfamilien, die sich geistig arbeitenden Berufen zuwenden wollen, zeigen eine annähernd symmetrische Verteilung der M-Kurve und eine stark asymmetrische Verteilung in der I-Kurve, wobei die schlechten Noten erheblich die guten überwiegen. Das Kurvenbild II ist in seiner Grundtendenz dem von I identisch.

[1]) I-Kurve = Intelligenzleistungen; M-Kurve = manuelle Leistungen.

Unter den aus geistig arbeitenden Schichten kommenden Jugendlichen, die sich einem manuell arbeitenden Beruf zuwenden wollen, sind relativ weniger mit guter handlicher Veranlagung. Das relative Übergewicht der manuell Schlechten ist hier beinahe noch stärker als im Kurvenbild I. Auch die I-Kurve ist hier bei breiter Lagerung ausgesprochen asymmetrisch in der Richtung auf die guten Leistungen hin. Wenig ausgesprochen im Sinne unserer Vermutung in der einen oder anderen Richtung ist die Gruppe III. I- und M-Kurve folgen hier annähernd der idealen Verteilung. Es besteht ein geringes Übergewicht in den manuellen Leistungen. Aus dieser Kurve einen Schluß zu ziehen, ist nur berechtigt im Zusammenhang mit allen andern. Aufschlußreicher ist Kurve V. Es handelt sich hier um die Abkömmlinge der beruflich nicht ausgeprägten Ahnen-Generation. Die M-Kurve streut stark angenähert an die ideale Verteilung. Die I-Kurve zeigt ein Überwiegen intellektuell Schwacher. Damit nimmt die Kurve den Verlauf, den unsere empirischen Kurven über intellektuelle Leistungsfähigkeit im allgemeinen zeigen. Sie ist also auch als Normalkurve anzusprechen. Wir hätten also in dieser Gruppe eine völlig asymptotische Verteilung der beiden Leistungsformen. Diese ergibt sich auch — und das ist für die zu ziehende Schlußfolgerung sehr wesentlich —, wenn wir ohne Rücksicht auf ihre Gruppenzugehörigkeit alle 717 auf die Gruppen verteilten Individuen in der Kurve VI zusammenfassen. Die I-Kurve verläuft gleichsinnig der im Kurvenbild V. Ihr folgt die M-Kurve bei geringerer Häufung der Individuen um den Mittelwert. Auf Grund von V und VI dürften wir berechtigt sein, den Verlauf von I—IV als symptomatisch zu bezeichnen.

Als Folgerung ergibt sich, daß Abkömmlinge von Handwerkerfamilien den Abkömmlingen von geistig arbeitenden Schichten im Durchschnitt unterlegen sind in der intellektuellen Leistungsfähigkeit, sie dagegen überragen hinsichtlich der manuellen Leistungsfähigkeit. Damit ist im Sinne der Sicherung unserer Untersuchung nur soviel gesagt, daß von den Schichten Einflüsse ausgehen, welche die nachfolgende Generation formen.

Giese stellte einmal in einer Untersuchung über die Kompensationswerte der Persönlichkeit fest, daß der Lehrberuf derjenige sei, der die vielfältigsten nebenberuflichen Neigungsbeschäftigungen aufweist. Damit scheint mir die ausgesprochene Inhomogenität der Berufsvertreter dieses Berufs klar gekennzeichnet zu sein. Ich glaube nicht fehlzugehen in der Behauptung, daß, wenn man einmal eine Statistik über Häufigkeit des Berufswechsels aus inneren Gründen aufstellen würde, der Lehrberuf an der Spitze marschieren würde. Der Berufswechsel ist hier nicht so offenkundig, er scheint äußerlich eigentlich nur ein Spartenwechsel zu sein. Er ist es aber bei näherem Zusehen nicht. Der Übergang z. B. vom Volksschullehrer zum Handelsschullehrer, Zeichen-, Turn-, Werk-, Musik-, Gewerbelehrer usw. ist nicht einfach ein Übergang von einer L e h r tätigkeit in die andere. Er bedeutet für den einzelnen ideell einen Versuch der Flucht aus einem inadäquaten Betätigungsbereich in einen adäquaten. Wer sich einmal vergegenwärtigt, welche dominierende Rolle das Wort und der Gedanke im gewöhnlichen Schulunterricht spielen gegenüber dem Unterricht in Handfertigkeitsklassen, wo Nachahmen und Handlung die eigentlichen Lehrmittel sind, dem wird deutlich, daß es nur bestimmt gearteten Persönlichkeiten glückt, in einer der beiden Sparten zu vollem Berufserfolg zu gelangen. Es schien mir wesentlich für unsere Untersuchung, einmal dem im allgemeinen unbewußten Wechselmotiv nachzugehen. Es wurden Gruppen von Volksschullehrern, die sich der Laufbahn des Gewerbelehrers zugewandt hatten, verglichen mit einer Gruppe von Volksschullehrern, die in ihrem Beruf verblieben sind im Bewußtsein des Berufserfolgs, in Bezug auf die berufliche Streuung in der Ahnenreihe. Die Vergleichsgruppen wurden getrennt betrachtet nach dem Hauptmotiv des Berufswechsels der ersteren. Die angeführten Motive lassen sich in 3 Gruppen aufteilen. Gesucht wird im neuen Beruf höhere soziale Stellung, höhere Bezahlung und Befriedigung der Neigung für mehr praktisch gerichtetes Gebiet der Lehrtätigkeit. Für den Vergleich wurden nur diejenigen herangezogen, die nur eines dieser 3 Motive benannten oder es als vorwiegend entscheidendes Motiv bezeichneten.

Es wurde ferner die berufliche Ahnenkonstellation verglichen von solchen Lehrern, die an Volks- und höheren Schulen Handfertigkeitsunterricht erteilen, mit solchen Lehrern, die den Unterricht ganz auf Schulung geistiger Kräfte einstellen. Das Ergebnis der Untersuchung zeigt Abbildung 2. Die unter I und II zusammengefaßten 3 Zeilen

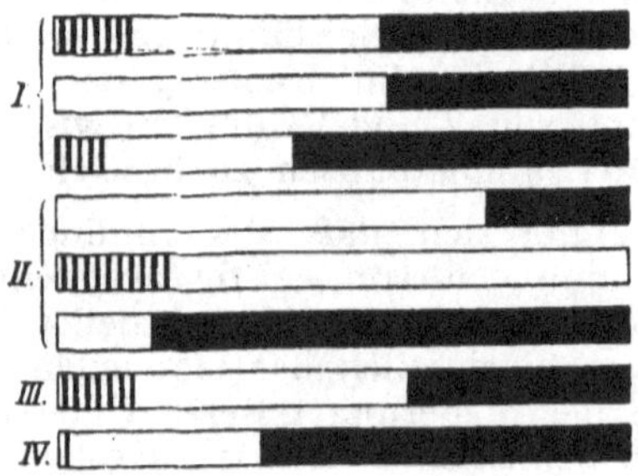

Abbildung 2

zeigen die Gewerbelehrer aufgespalten nach den 3 genannten Motivkategorien. Folgen wir der Tabelle. Eine relativ schwache Vorfahrenbeteiligung zeigen die freien Berufe. Die schwarz bezeichneten Teile der Tabelle betreffen den prozentuellen Vorfahrenteil, soweit er handwerklichen Berufen angehört. Da zeigt sich in I sowohl wie in II ein starkes Überwiegen handwerklicher Eltern bei d e n Gewerbelehrern, die da angeben, in den neuen Beruf aus Neigung zu einer mehr auf das Praktische gerichteten Tätigkeit gegangen zu sein. In I beträgt der Vorsprung etwa 15%, in II sogar 58%. Die gleiche Erscheinung finden wir auch wieder bei den unter IV dargestellten Handfertigkeitslehrern. Es ist das letztere deswegen so bedeutsam, weil hier nicht wie beim Gewerbelehrer, eine höhere Bezahlung oder sonst irgendwelche Vergünstigung mit der Übernahme dieser Tätigkeit verknüpft ist. Man könnte noch sagen, daß bei den Gewerbelehrergruppen I und II die Verhältnisse durch die andern, die egoistischen Triebfedern befriedigenden Umstände eine Täuschungsmöglichkeit in sich schließen. Der Vergleich mit den materiell nicht bevorteilten

Handfertigkeitslehrern, der gleichsinnig ausfällt, macht diesen Einwand jedoch hinfällig. Da wir die Berufsneigung als eine Angelegenheit der tieferen triebhaften und gefühlsmäßigen Schichten der Persönlichkeit ansprechen müssen[1]), so dürften wir ihren Ursprung in den die psychische Konstitution der Persönlichkeit aufbauenden seelischen Zügen sehen müssen. Das heißt aber, die Konstitution in Zusammenhang bringen mit der Berufseinmündung.

Die Nachprüfung der Vermutung eines solchen Zusammenhanges wurde an Familienstammbäumen vorgenommen. Es konnten nur solche in Frage kommen, aus denen man irgendwelche Angaben entnehmen konnte, von denen aus Schlüsse auf die Konstitution der einzelnen Glieder gestattet waren. Man mußte also dorthin gehen, wo die Familiengeschichte schriftlich oder mündlich lebendig war und wo auch Bildmaterial die Zuordnung zu einem Konstitutionstypus in etwas erleichtern konnte. Es sei vorneweg genommen, daß sich nur ein Teil der anfänglich gesichteten Stammbäume im Sinne unserer Fragestellung verwenden ließ. Auf Grund dieser Erfahrung wurden die Stammbäume nach bestimmten Gesichtspunkten ausgewählt. Es kamen nur Stammbäume in Frage, bei denen die Familie im Laufe ihrer Geschichte nicht zu starken fremdrassigen Blutmischungen ausgesetzt war. Es mußte ferner in irgendeiner Linie eine gewisse Konstanz in der Bevorzugung bestimmter Bereiche des Berufslebens deutlich erkennbar sein. Wir sprechen hier von beruflicher Durchzüchtung. Diese berufliche Durchzüchtung durfte aber nicht nur abhängig sein von dem rein äußerlichen Vorgang der Vererbung väterlicher Unternehmungen. Weiter wurde darauf geachtet, daß die Familie von Geisteskrankheiten oder auch von bedeutenderen degenerativen Zeichen frei war. Kamen geistige oder seelische Erkrankungen durch Einheirat vor, so wurde nur der gesundgebliebene Stamm weiter betrachtet. Diese Vorsicht mußte angewandt werden, weil sonst grobe Täuschungen über die Ursachen des beruflichen Scheiterns eines Familiengliedes auftreten konnten. Die Familiengeschichte wurde im allgemeinen in Gesellschaft mit den lebenden Trägern der Familie gemeinsam durchgearbeitet, desgleichen wurde das Bildmaterial mit Hilfe der Lebenden kritisch unter die Lupe genommen, soweit das im Bereich der Möglichkeit lag.

Wenn wir in folgendem die *Kretschmer*sche Terminologie zur Bezeichnung der verschiedenen Typen in Anwendung bringen, so heißt das nicht, daß wir uns damit diesem Ideengebäude völlig verschreiben. Bei aller Würdigung der wegweisenden Tat *Kretschmers* und seiner Schule sind wir uns der Unzulänglichkeiten dieses ersten großen Wurfes voll bewußt. Für die Charakterisierung der einzelnen Stammbaumglieder erweist sich jedoch die von *Kretschmer* gegebene Temperamentsumschreibung recht brauchbar und so wurde sie verwendet. Wenn wir im folgenden jemand als zyklothym oder auch als schizothym bezeichnen, so soll das im allgemeinen immer heißen, der Bezeichnete trägt diese Züge vorwiegend. Das gleiche gilt von der Zuordnung eines einzelnen zu einem Körperbautypus.

---

[1]) Vgl. dazu *H. Bogen*, Psychologische Grundlegung der praktischen Berufsberatung. Langensalza 1927. Kapitel „Über das Wesen der Berufsneigung".

In den Stammtafeln sind die Träger handwerklicher Berufe durch schwarze Symbole gekennzeichnet, desgleichen Frauen, die aus Handwerkerfamilien stammen. Die Träger geistiger Berufe kennzeichnen sich entweder durch leere oder durch schraffierte Kreise. Zu den geistigen Berufen werden hier auch der Kaufmannsberuf und die Tätigkeit mittlerer und unterer Verwaltungsbeamten gezählt [1]).

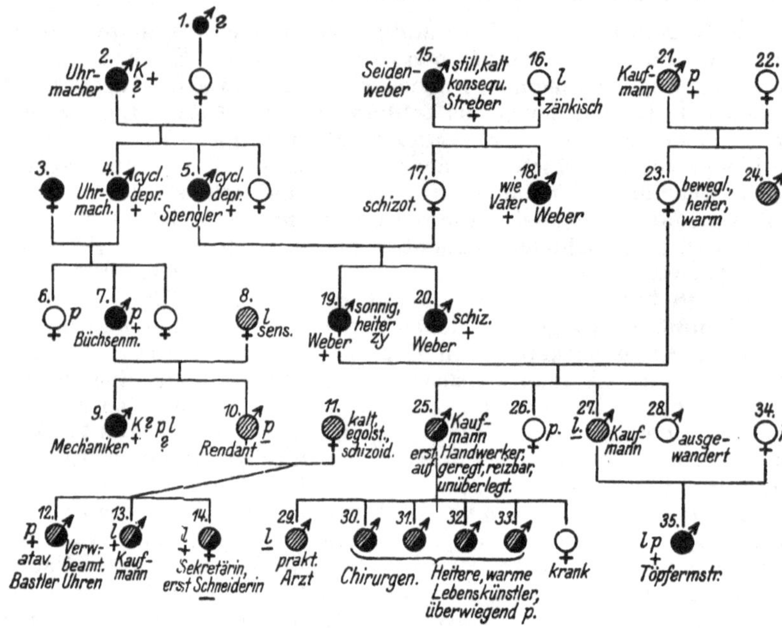

Abbildung 3

Folgen wir zunächst ausführlich der Familiengeschichte Thi. auf Abb. 3. Der Uhrmacher (2) stammt aus einer Handwerkerfamilie. Man weiß von ihm nur, daß er ein tüchtiger Vertreter seines Faches war. Über seine persönliche Eigenart ist nichts mehr bekannt. Sein Sohn (4) übernimmt den väterlichen Betrieb. Er wird als bedächtiger, schwermütiger Mensch bezeichnet, den seine Familie und seine Freunde sehr gern mochten. Sein Bruder (5), ein Spengler und Waffenschmied, trägt die Eigenart des älteren in verstärktem Maße. Von ihm liegt ein alter Kupferstich vor, der es gestattet, ihn in Zusammenhang mit seiner Temperamentseigenart als Zykloiden zu bezeichnen. Wir folgen zunächst (4). Er hat eine Frau aus Handwerkerfamilie geheiratet. Der älteste Sohn dieser Familie (6) soll ein schöner, wohl gelittener Mensch gewesen sein. Er zeigt auf dem Bilde weiche Züge und schönes lockiges Haar. Er spielte eine Rolle im Leben der Frauen einer kleinen Residenz, die ihn mit ihren Anträgen verfolgten. Es er-

[1]) Die Abkürzungen und Zeichen bei den genealogischen Symbolen bedeuten: l = leptosom, p = pyknisch, a = athletisch, K? = Konstitution fraglich, dyspl. = dysplastisch, zy = zyklothym, depr. = depressiv, schizot. = schizothym. + bedeutet berufserfolgreich, — ohne Berufserfolg, at. = atavistisch.

gaben sich Verwickelungen, unter denen er oft völlig unschuldig schwer gelitten hat. Wir können auch von ihm annehmen, daß er ein Zykloider ist. Sein Bruder (7) tritt nicht mehr in das väterliche Unternehmen ein. Wir finden ihn als Inhaber einer Büchsenmacherei. Er erfreute sich in den Kreisen der adligen Jäger sowohl persönlicher, wie auch fachlicher Wertschätzung. Künstlerisch fein gearbeitete Büchsen von ihm finden sich noch im Besitz der Familie. Beim Betrachten dieser Büchsen überkommt einem das Gefühl von einem warmen, tief fühlenden Menschen. Es ist besonders der Farbklang in der Ziselierung, der diese Resonanz auslöst. Bis hierher haben wir mit einem berufserfolgreichen, wohl als zykloid zu bezeichnenden Geschlecht zu tun. Sie sind selbständige Unternehmer von starker Liebe zum Handwerk, mit Familiensinn, warmem Gefühlsleben und starker Soziabilität. (7) heiratet eine aus einem Kaufmannsgeschlecht stammende schöne, zarte Frau von ausgesprochen leptosomen Zügen. Von ihr wird feines künstlerisches Empfinden, starke Sensitivität berichtet. Die Familiengeschichte spricht von ihrem „graziösen Hauch der Seele, der um sie Feierlichkeit und Schicklichkeit der Männer verbreitet". Der älteste Sohn (9) trägt, nach zwei Photographien zu urteilen, körperlich Merkmale beider Eltern. Dem Oberkörper nach ist er stärker pyknisch als leptosom. Er ist wohlgelittener Großvater vom Typ des „guten alten Onkels", wie ihn *Heinrich Seidel* gezeichnet hat. Sinnig und liebevoll ist er jetzt im hohen Alter der Bastelkamerad seines ältesten Sohnes. Durch familiäre Beziehungen der Mutter kommt der zweite Sohn in ein Regierungsamt. Obwohl es ihm an Konnexion nicht fehlt, hat er es nur bis zu einem Kassenrendanten gebracht (10). Seine ganze warm empfindende Natur, die das künstlerische Empfinden von Vater und Mutter in sich vereinigt, leidet schwer unter dem Gleichmaß seines strengen geregelten Dienstes. Er weiß, daß es Aufrückungen für ihn nicht geben konnte, tat alles schlecht und recht und litt ein Leben lang unter der Idee falscher Berufswahl. Er ist überwiegend pyknisch in seinem Erleben schwermütig warm. Die Spannung in seinem Leben steigert sich noch durch eine als schizoid zu bezeichnende Frau (11). Sie ist kalt, egoistisch, rechthaberisch, ehrgeizig und wenig gesellig. Aus dieser Ehe stammen ein Zykloider und zwei Schizothyme (12—14). Alle 3 stehen im geistig arbeitenden Beruf. Die Mutter war hier Triebfeder gegen den Wunsch des Ältesten, der leidenschaftlich gern — wohl im Sinne seiner handwerklichen Vorfahren — ein Handwerk erlernen mochte. Er ist höherer Verwaltungsbeamter, zu Hause aber Uhrmacher, Radiobastler der qualifizierten Form; er treibt Metall, graviert und emailliert, kurz, in ihm sind eigentlich alle beruflichen Tugenden seiner ihm konstitutionell nahen Vorfahren lebendig. In seinem Amt hält er sich dadurch, daß er sich möglichst auf solche Abteilungen richtet, in denen er überwiegend die Betreuung von Menschen, möglichst in persönlichem Umgang mit ihnen, betreiben kann. Aus allen reinen Verwaltungsämtern hat er sich, sobald es anging, immer wieder versetzen lassen. Man kann hier mit einer gewissen Berechtigung von beruflichem Atavismus sprechen. Die beiden jüngeren Leptosomen sind erfolgreich in geistigen Berufen. Die jüngste Tochter (14) hat einen verunglückten Berufsversuch mit der Modistin gemacht. Sie behauptet, keinerlei Sinn für geduldige Handarbeit zu haben. Als Sekretärin des Leiters eines großen Handelsunternehmens ist sie peinlich ordentlich bis zur Pedanterie. Sie ist, wie ihre Mutter, egoistisch, ungesellig und vor allen Dingen sehr empfindlich gegen urwüchsige Umgangsformen.

Kehren wir in die Anfänge des 18. Jahrhunderts zurück. (5) heiratet mit der Frau (17) in eine Seidenweberfamilie von ausgeprägt schizothymem, kaltem Temperament. Die zwei Söhne dieser Eltern, deren einer nach dem Vater, der andere konstitutionell nach der Mutter schlägt, werden Handwerker von ausgesprochenem Berufserfolg. Der jüngere ist Sonderling, stark egoistisch, schrullenhaft. Die gemeinsame Arbeit beider in dem vom Großvater solide fundierten Unternehmen entwickelt dieses stark. Sie exportieren ins außerpreußische Deutschland und kommen dadurch mit wohlhabenden Kaufmannsfamilien näher in Berührung. Der sonnig heitere ältere, vorwiegend pyknischer Konstitution, heiratet eine gleich geartete Frau (23) aus angesehenem, in der örtlichen Geselligkeit führenden Kaufmannsgeschlecht. Der älteste, aufgeregte, reizbare, unüberlegte Sohn (25), der nach dem Bilde zu urteilen, eine völlig unklare Konstitution zeigt, tritt in das Unternehmen seines Großvaters mütterlicherseits ein und soll die Verbindung zwischen der väterlichen Produktion und dem kaufmännisch geschickten Onkel aufrecht erhalten. Ein Leben lang hat er zwischen dem Weber und dem Kaufmann geschwankt und es dabei kaum zu nennenswerten Leistungen in einer Richtung gebracht. Nur dem Umstand, daß er in Verwandtenunternehmen saß, ist es zu danken, daß er nicht aus der Bahn geworfen wurde. Er folgt in seiner Gemütsart offenbar der Großmutter väterlicherseits (17) und ist aller Wahrscheinlichkeit nach schizoider Psychopath. Auch das dritte Kind (27), ein Sohn, ist (17) nachgeartet. Ehrgeizig und egoistisch glaubt er d e r Kaufmann zu sein, der sein Bruder nicht ist. Er will, ohne je in gemütlichen oder geschäftlichen Streit mit der Kaufmannslinie gekommen zu sein, diesem alten Unternehmen das Wasser abgraben. Er zeigt sich seinen ehrgeizigen, und man müßte sagen unsinnigen Plänen nicht gewachsen und verzettelt sich. Beide Fälle scheinen mir ein Schulbeispiel dafür zu sein, wie schwer es Nachkommen eines beruflich durchgezüchteten Geschlechtes fällt, in einen gegensätzlich gearteten Beruf überzugehen, wenn zu der beruflichen Durchzüchtung noch die Koppelung der Familienkonstitution hinzutritt. Es ist recht interessant, wie die Ehe mit einer geistvollen, voll warmen Zykloiden, die ein Lebenskünstler und geliebter Geselligkeitsmensch ist, dem der Mutter nachgearteten Sohn die Rückkehr in die alte Familienberufstendenz der Zykloiden ermöglicht. Er ist Kunsttöpfermeister geworden. Körperlich mehr leptosom, zeigt er das Temperament der Mutter. Öfen von warmem Grundklang gehen aus seiner kunstfertigen Hand hervor. Die Kompositionen sind farbenfreudig in warmen Tönen gehalten. Er liebt das Barock. Dieser Rückfall in die handwerkliche Tendenz zeigt sich dann besonders schön in den Kindern von (25). Es interessiert hier die Chirurgenreihe (30 bis 33). Sie sind gesuchte Ärzte und heitere warme Lebenskünstler, unter denen es sich wohl sein läßt. Fröhlich, beweglich, liebevoll, der jüngste etwas versonnen und Kunstliebhaber, so halten sie zusammen.

Bei gediegener wissenschaftlicher Grundlage sind sie in erster Linie Empiriker und zeigen eine ausgesprochene Hinneigung zu der manuellen Arbeit ihres Berufs. Auf den Zusammenhang ihrer Vorliebe mit ihrer Familiengeschichte aufmerksam gemacht, gaben sie ein recht kennzeichnendes Merkmal: Sie überlassen die Stellung der Krankheitsdiagnose, soweit sie nicht rein durch das Betasten und den Augenschein gestellt werden kann, gern einem „tüchtigeren“ Kollegen, der aber nicht so gut schneiden und sägen könne wie sie. Ihren Patienten sind sie körperliche und seelische Helfer. Letzteres häufig nur durch die Tatsache ihres Gegenwärtigseins. Sie pflegen untereinander und in großem Freundeskreis stark schöne Geselligkeit und sind dem Segelsport und dem Angeln ergeben. Sie behaupten, es meisterhaft zu verstehen, einen Sonntag auf dem Wasser zu vertrödeln. Die jüngste Schwester (34) trägt die psychopathischen Züge des Vaters in verstärktem Maße. Sie ist Einspännerin, hat vieles probiert, sich aber niemals restlos irgendeiner Tätigkeit hingeben können. Sie und ihr ältester Bruder unterhalten kaum Geselligkeitsbeziehungen zu den Chirurgen.

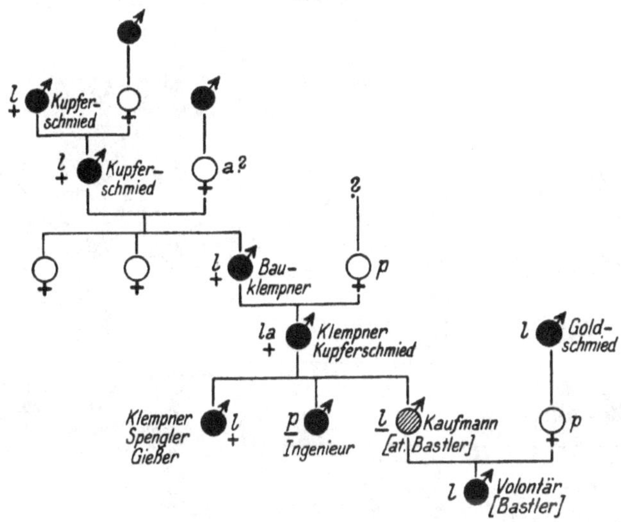

Abbildung 4

Ein recht klares Bild bietet der Stammbaum Tü Abb.4. Die Familiengeschichte und das Bildmaterial, das hier vollzählig erhalten ist, zeigt eine ausgesprochen leptomose Familie, deren Grundcharakter Ernst, Zähigkeit, Konsequenz, einen gewissen eigenbrödlerischen Stolz und Frömmigkeit zeigt. Dieser Charakter paart sich mit hoher theoretischer und praktischer Intelligenz. Aus einer bescheidenen Kupferschmiede ist heute ein solides Unternehmen für baugewerbliche Metallarbeit erwachsen, das sowohl die rein technische wie die künstlerische Ausstattung von Bauten übernimmt. Bezeichnend für den Ausdruckscharakter der Familien sind die großen, ruhigen, feingeschwungenen Linien ihrer Guß- und Schmiedewerke aus eineinhalb Jahrhunderten. Die Durchführung einer prunkvollen, im Stil der Spätrenaissance gehaltenen Bedachung bereitet dem jetzigen Träger des Unternehmens großes Unbehagen. — In der 3. Generation heiratet der Hofspenglermeister eine dem Körperbau nach ziemlich ausgeprägte pyknische Frau. Sie wird als freundlich, heiter, liebenswürdig, etwas leichtsinnig — gemessen an der Familienmoral — bezeichnet. Ein dieser Großmutter nachgearteter Enkel wird Ingenieur, der es in seinem Leben in keiner Weise zu einem Berufserfolg bringt. Umgekehrt wendet sich einer jener stolzen, eigenbrödlerischen Leptosomen dem Kaufmannsberuf zu. Er hat es in seinem Leben nur bis zu einer bescheidenen Angestelltenrolle gebracht. Seine Liebe gehört seinem kleinkunstgewerblichen Schaffen in Plastilin und Ton. Verbunden mit einer mehr zykloid gearteten Frau, deren Vater ein hagerer, wortkarger Leptosomer ist, ist dieser Ehe ein Sohn entsprossen, der sich auf Kosten seines kinderlosen ältesten Onkels dem Ingenieurstudium widmen will. Er zeigt sich technisch theoretisch begabt und ausgesprochen manuell praktisch und berechtigt zu der Hoffnung, dereinst das alte Unternehmen erfolgreich weiterführen zu können. Man darf bei dieser Familie wohl ganz getrost die Regel aufstellen: Die Familienglieder sollen sich nur dann handwerklich-technischem Beruf zuwenden, wenn sie Träger der Familienkonstitution sind.

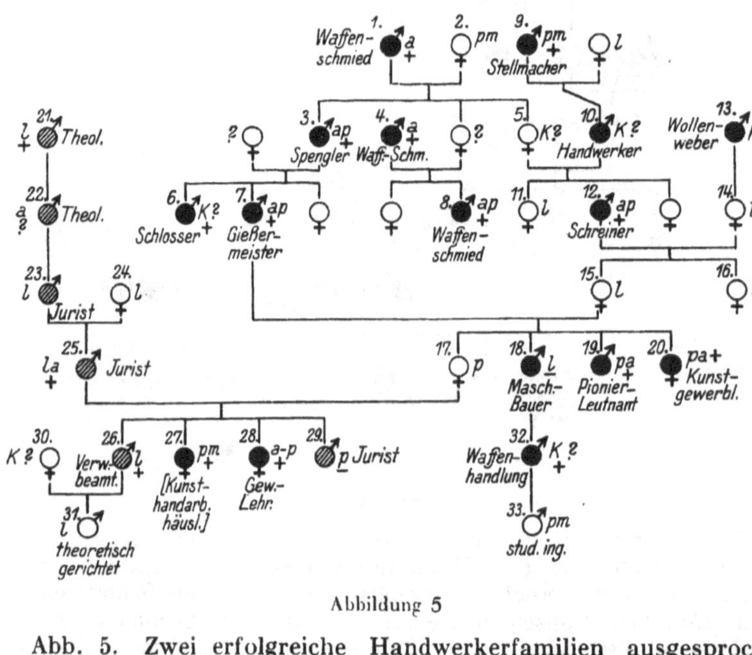

Abbildung 5

Abb. 5. Zwei erfolgreiche Handwerkerfamilien ausgesprochen gegensätzlicher Konstitution heiraten ineinander. Da beide Konstitutionen aus beruflich gleich gearteten Durchzüchtungen stammen, hat die Konstitutionslegierung bis in die 3. Generation keinerlei bemerkenswerte Erscheinungen aufzuweisen. Die 3. Generation zeigt tüchtige Handwerker mit eigenen Unternehmungen. Eine neue Konstellation ergibt sich, als (12) in eine wohl überwiegend schizothyme Handwerkerfamilie und ein Verwandter von ihm von dem Stammvater (1) her die leptosome Tochter (15) aus dieser Verbindung freit. Die berufliche Schädigung des leptosomen Maschinenbauers (18) hat äußere Ursachen. Sein Sohn, dessen körperliche Konstitution recht unklare Merkmale zeigt, hat erfolgreich die Büchsenmacherei erlernt und ist heute Besitzer einer renommierten Waffenhandlung. Sein Sohn wird Ingenieur. Er zeigt, soweit ein Vergleich einer lebenden Person mit einem Stahlstichporträt eines Vorfahren zuverlässig ist, starke Konstitutionsähnlichkeiten zu (8). Die Großtante (17) dieses Jüngsten, die ziemlich ausgesprochen Träger der Familienkonstitution ist sowohl nach Körperbau wie auch nach Temperament, hat einen Juristen geheiratet. Er entstammt einem schizothymen Geschlecht von Geistesarbeitern. Die der Mutter nachartenden Kinder haben handwerkliche Tendenz. Der der väterlichen Linie nachgeartete (26) ist Geistesarbeiter mit hervorragendem Berufserfolg, wie ein rascher Aufstieg in höhere Regierungslaufbahn beweist. Der jüngste Sohn dieser Ehe (29), ein warmer, liebevoller, weicher Mensch von zeichnerischer Begabung wurde, dem Wunsche des Vaters folgend, Jurist. Es tritt also der Fall ein, daß er mit einer der väterlichen Familie fremden Temperamentsartung behaftet im Sinne der Vaterreihe Geistesarbeiter werden soll. Er hat sich schon in einer ganzen Reihe der dem Juristen zugänglichen Berufe versucht. Er fühlt sich nicht befriedigt und seine Arbeit- oder Auftraggeber ebenfalls nicht. Er trägt sich mit 38 Jahren mit dem Gedanken einer völligen Umstellung auf Zeichnen und Bildhauerei. Es scheint also so, als ob er den pyknischen handwerklichen Vorfahren wieder folgen will.

Abb. 6. Seit der Einheirat einer überwiegend athletischen Geistesarbeiterin, Lehrerin, die wohl mehr theoretisch-wissenschaftlich als praktisch-pädagogisch begabt war, verliert sich die Homogenität und Kontiguität in der beruflichen Entwicklung eines rasch zur Blüte entwickelten Handwerkergeschlechts in der 3. Generation. Die handwerklichen Vorfahren sind gutmütige, besinnliche Menschen von stiller Heiterkeit, Menschen mit Selbständigkeitsbewußtsein, von überwiegend zykloider somatischer und seelischer Artung. In der Person des athletisch-pyknisch gemischten Kaufmanns der 4. Generation und des jüngeren schizothymen Schlossermeisters erkennen wir das Zerrbild der beiden Vorfahrenreihen. Der Kaufmann ist ein Mann mit „Kastengeist" in des Wortes wahrster Bedeutung. Er rubrizierte alle möglichen Gegenstände sinnlos in Kästchen ein. In Geldsachen war er äußerlich pedantisch, sonst aber völlig ahnunglos, sodaß er sein Väterliches bald erledigt hatte. Trotz vieler Fehlschläge glaubte er immer wieder an den geborenen Kaufmann in sich. Geschäfte, die ihm der Vater einrichtete, richtete er nacheinander zu Grunde. Übervorteilt vom Kompagnon, geht sein Weg über den Vertreter und Buchhalter zum bescheidenen kaufmännischen Beamten in großem Unternehmen. — Sein Bruder, der Schlossermeister, strebt unter dem Einfluß einer Frau aus sozial nicht gleichwertigen Verhältnissen nach höfischen Ehren, die seine handwerklichen Vorfahren in ihrem Berufsstolz abgelehnt hatten. Er ist ein gutmütiger, immer heiterer Mensch von naivem Kindergemüt, ohne Tiefe, mit Wurstigkeitseinschlag. Er ist weiter gekennzeichnet als Vielredner in „gewählten“ Redewendungen. Reformideen bei der Übernahme der Leitung einer öffentlichen Institution leben sich in Lächerlichkeiten und Kleinigkeiten aus; (erste Tat: „Reformation“ der Aborte). Er kaufte stets einen zu großen Weihnachtsbaum, mietete auch einmal eine Werkstatt, die für seine Verhältnisse zwanzig mal zu groß war. Man kann ihn vielleicht zusammenfassend als läppischen Ideologen bezeichnen.

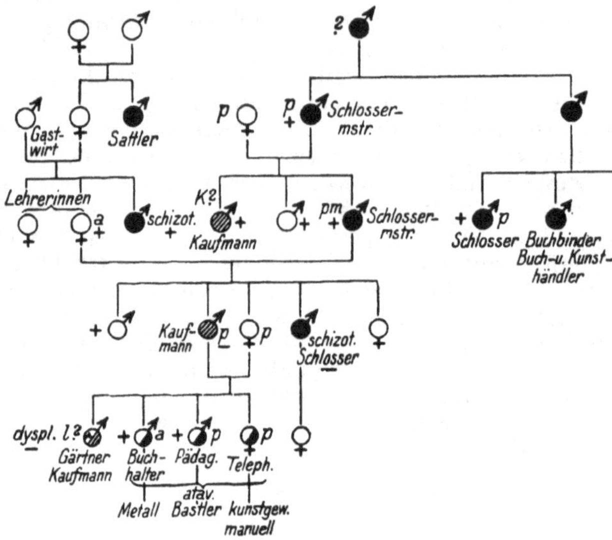

Abbildung 6

Der Kaufmann wollte aus seinem Ältesten gegen dessen Wunsch, Schlosser zu werden, etwas Besseres machen. Er drängt ihn in eine geistige Laufbahn. Der Schiffbruch beginnt schon auf der Schule. Der Junge wird erst Gärtner und dann Kaufmann. Beruflich zeigt er sich völlig minderwertig. Auch charakterologisch etwas anbrüchig, endet er im Suizid. Die anderen drei Kinder sind auch geistigen Berufen zugeführt worden. Sie sind als berufserfolgreich zu bezeichnen, zeigen aber alle drei der vorherrschenden Konstitution entsprechend Atavismen. Der erste ist zu Hause Metallarbeiter, der zweite Bastler in allen Formen und die dritte zeigt kunstgewerblich manuelle Begabung.

Abb. 7. Der Stammbaum Pu (rekonstruiert nach den die Tradition der Familie pflegenden Gliedern (6) und (7)) gibt das Berufsbild einer überwiegend athlethisch-schizothymen Familie mit Wandertrieb. Es sei vorneweg bemerkt, daß dieser Wandertrieb keine oder nur in ganz geringem Grade pathologische Momente zeigt. Es sind ausgesprochen ordentliche Vaganten, die mit den Gesetzen nicht in Konflikt kommen und mit Ausnahme von (9) in geordneten fahrenden

Haushalten leben. Der wandernde Müllergeselle (1) heiratet mit seiner Frau die Mühle mit. Es muß ein grober, kerniger und kalter Mensch gewesen sein. Er verkauft seine Mühle und lebt sein Leben wieder als wandernder Müllergeselle weiter. Der älteste Sohn ist als Söldner in verschiedener Herren Dienste gegangen. Der Jüngste wird Schiffszimmermann und kommt als solcher an alle Fischereihafenplätze der Nordsee. Er hat seinen Sohn in Pflege gegeben. Der wandert als intelligenter Kesselflicker durch die Welt. In Erkenntnis der schwierigen Lage des fahrenden Gewerbes wollte er seine Söhne seßhaft machen. Er gab sie Verwandten in Obhut und sorgte für das Erlernen ordentlicher Handwerke. Keinen von ihnen hielt es fest. Der Bildschnitzer und der Schlosser fahren in Wohnwagen durch die Welt. Der Letztere hat immer Geld, hat schön gespart für sein Alter. Kinder beschenkt er reichlich mit nützlichen Sachen. Er ist mäßig im Genuß, in vielen Dingen sagar geizig. Er ist ein ausgesprochener Vertreter des athlethischen Typs. Der dritte Sohn (9) fand sich immer wieder beim Vater an und lernte ohne große Anleitung die Künste, deren man bei der Wanderung benötigt. Seine Liebe zu der ältesten Tochter eines Kleinbauern macht ihn für einige Jahre seßhaft, da sie ihm einen kleinen Hof einbringt. Aber er vernachlässigt die Landwirtschaft, hält dagegen Haus und Garten kleinlich peinlich in Ordnung, um schließlich nach Verkauf des heruntergewirtschafteten Hofes in die Welt zu verschwinden. Die Mutter ließ er mit den Kindern zurück. Sie ist als zykloid zu bezeichnen. Die älteste Tochter dieser Ehe von etwas unklarer Körperkonstitution, aber ausgeprägt vaterähnlichem schizothymen Temperament ist manuell recht geschickt. Sie näht, macht Pantoffeln und Flechtarbeiten und zieht mit ihren im Winter gefertigten Waren im Sommer von Markt zu Markt. Gelegentlich tritt sie auch in Schaubuden als Tänzerin und ähnliches auf.

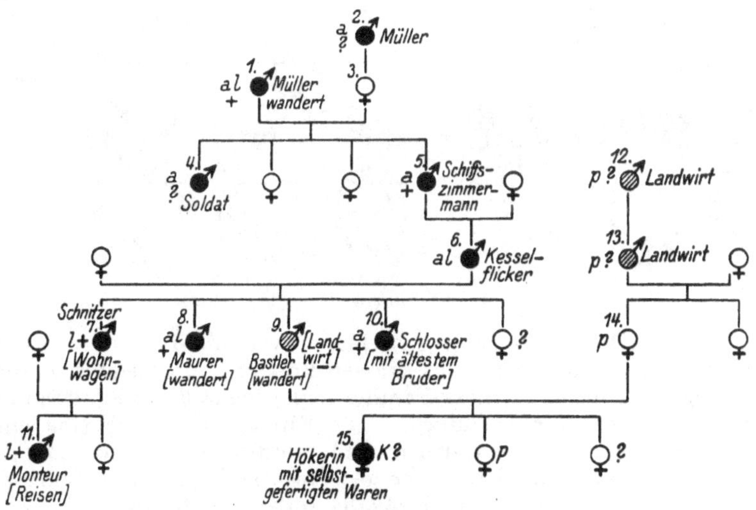

Abbildung 7

Der Stammbaum fällt aus dem Rahmen der bisher betrachteten etwas heraus. Es zeigt sich in der Familie eine Koppelung von Wandertrieb mit manuell gerichteten Arbeitstendenzen. Erst der jüngste erwähnte Sproß zeigt jene bei Vagantenfamilien häufige Erscheinung, daß sie sich schaustellerischer Tätigkeit zuwenden. Wir glauben in diesem Fall aber annehmen zu können, daß es diese sparsame, ordentliche, immer auf Geldverdienen bedachte Hökerin nur in Zeiten schlechten Absatzes ihrer Ware tut. Der Stammbaum wurde deswegen hier eingefügt, weil er eine so klare und deutlich auftretende isolierte Familieneigenschaft immer wirksam erweist hinsichtlich der Wahl des Berufes oder aber hinsichtlich der Gestalt, in der man seinen Beruf ausübt. Ein treffendes Beispiel dafür ist noch der Monteur am Ende der Geschlechterreihe. Er ist ganz ordnungsmäßig ausgebildet, wandte sich aber unmittelbar nach der Beendigung der Lehrzeit einer Firma zu, bei der er Gelegenheit hat, seinen Beruf unter ständigem Platzwechsel auszuüben. Soweit bis jetzt genealogische Untersuchungen reichen, finden wir diesen Trieb zum Vagantendasein überwiegend in Familien schizothymer Artung. Wie stark diese Koppelung zwischen der konstitutionellen Eigenart und dem Beruf sein kann, illustriert am besten der seßhaft gewordene Landwirt, der, seine günstigen materiellen Verhältnisse herunterwirtschaftend, aus Unfähigkeit oder Mangel an Sinn für ein stabiles Dasein wieder den unsicheren Lebenslauf des Vaganten wählt. Von Zeit zu Zeit läßt er sich bei der Familie sehen, wenn sie ihm auch innerlich völlig gleichgültig ist. Bezeichnend ist dabei für ihn, daß er nur kommt, wenn er etwas zu geben hat.

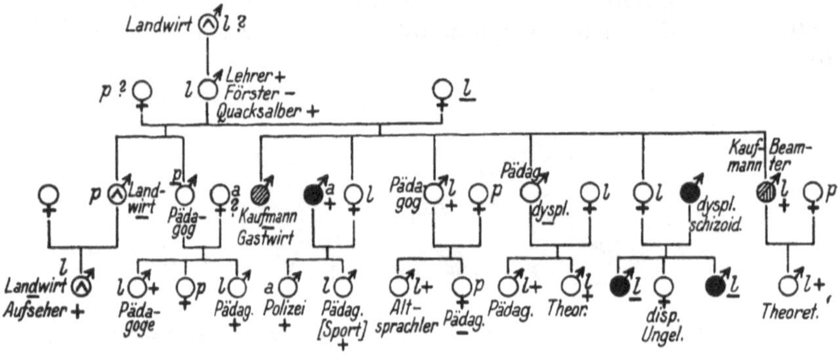

Abbildung 8

Abb. 8. Der Stammbaum Arc. bietet zwar nichts Neues. Er beleuchtet aber den an dem etwas krassen Fall Pu. aufgezeigten Zusammenhang noch stärker. Diese Familie zeigt eine außerordentliche Homogenität in der Körperbauform. Die Kinder aus erster Ehe eines Leptosomen mit einer Pyknikerin sind pyknische Naturen. Sie zeigen als Landwirte und Lehrer keinen Berufserfolg. Der Sohn des Landwirtes schlägt nach dem Großvater und ist leptosom. Als Landwirt auf väterlichem Hof versagt er. Als Aufseher in einer großen

Maschinenfabrik im Werkzeuglager bewährt er sich. Bei den Kindern des pyknischen Lehrers zeigen sich zwei Leptosome, erfolgreiche Lehrer. Die Tendenz zum Vorwiegen der leptosomen Konstitution ist gesteigert in der zweiten Ehe des Stammvaters mit einer Leptosomen. Von sechs Kindern sind vier Leptosome. Sie zeigen sich alle im geistigen Beruf erfolgreich. Zwei Dysplastische sind in geistigen Berufen negativ. Die leptosomen Kinder der eben besprochenen Generation sind als Pädagogen und Wissenschaftler erfolgreich. Der Versuch in der vorletzten Familie, Handwerke zu erlernen und auszuüben, scheitert bei zwei Leptosomen. Sie sind heute Ungelernte, wobei sie als Arbeitsstellen überwiegend solche wählen, bei denen sie ordnende, organisierende, kontrollierende Tätigkeit ausüben. Sie meiden ungelernte körperliche Arbeit auch leichter Art, obgleich sie körperlich kräftig sind und nicht als faul gelten dürfen. In der Familie des dritten Sohnes findet sich die zykloide Tocher einer Mutter aus Handwerkergeschlecht. Sie folgt der väterlichen Tendenz und wendet sich pädagogischem Beruf zu, erlebt aber dabei vollen Mißerfolg. Auch die jüngsten Kinder dieses Geschlechts zeigen, soweit sie leptosom sind, wieder ausgesprochen geistige Arbeitsrichtung, trotz mehrfacher Einheirat von konstitutionell anders gearteten Ehepartnern aus Familien mit anderer Berufskonstellation.

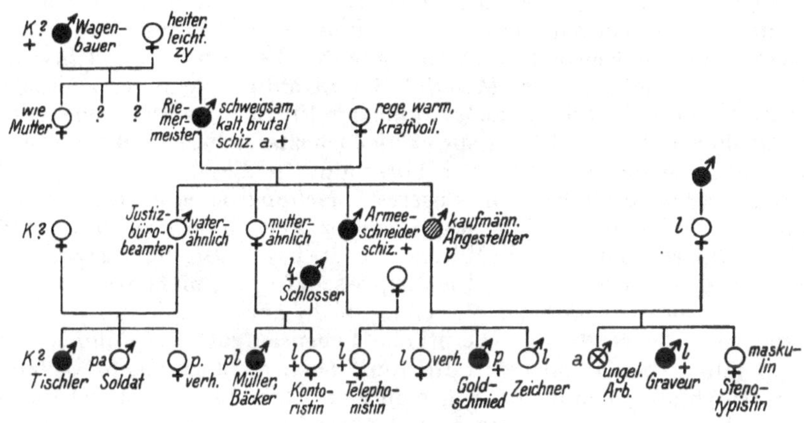

Abbildung 9

Den Schluß der Stammbaumreihe bildet eine Familie, die weder konstitutionelle noch berufliche Durchzüchtung zeigt. Abb. 9. Nirgends sehen wir hier auch nur die Spur von einer Einheitlichkeit in der Berufswahl. Geistesarbeiter, Handwerker, Ungelernte als Träger verschiedenster Konstitution wechseln miteinander ab. Die Hauptmasse der gesichteten Stammbäume zeigte dieses Bild. Besonders lebhaft wird der Wechsel der Berufswahlrichtungen dann, wenn man die Blutmischung einer Familie als chaotisch bezeichnen muß, wie das besonders häufig in den heutigen Großstädten der Fall ist. Sie repräsentieren gleichsam den Durchschnittsfall der Berufswahlen und Berufseinmündungen und des Berufsschicksals. Hoher Berufserfolg, nicht ausgesprochener und Mißerfolg wechseln ohne erkennbare richtende Tendenz ab. Gerade wenn man diese nach Blut- und Berufsdurchzüchtung chaotischen Stämme denen gegenüberstellt, in denen sich reinere Verhältnisse zeigen, wird es noch deutlicher, daß die Möglichkeit eines Zusammenhanges zwischen psychophysischer Konstitution und Berufsschicksal unter gewissen Bedingungen im Familienerbgang nicht von der Hand zu weisen sind. Besonders ausgesprochen zeigt sich diese Beziehung im männlichen Geschlecht wirksam. Für das weibliche Geschlecht fällt der Nachweis schwer. Einmal ist es schon viel schwerer, die konstitutionelle Artung der Frau aus unzulänglichen Daten zu erschließen. Zum andern aber fehlt für die Frau noch das, was wir bei den Männern als berufliche Durchzüchtung bezeichnen müssen. In der überwiegenden Zahl der Fälle ist bei dem noch jungen Berufsleben der Frau die Wahl abhängig von wirtschaftlichen und konventionellen Erwägungen. Neigung und Eignung spielen hier viel häufiger die letzte Rolle als beim Mann und so können wir nicht erwarten, in unseren Stammbäumen klare Hinweise für die Wirksamkeit des vermuteten Zusammenhangs zu finden. Es wurde versucht, die Lieblingsbeschäftigungen der Frauen zu eruieren und diese in Beziehung zur Fragestellung zu bringen. Wir stoßen da vielfach auf Erscheinungen, die den Atavismen ähnlich sind, wie wir sie bei den wenigen berufstätigen Frauen auch finden, die in unseren Stammbäumen auftreten. Eine erneute Aufnahme an ca. 80 Familien, die in dieser Hinsicht Klarheit schaffen sollte, bot keine positiven Hinweise. Wenigstens hieße es dem Material Gewalt antun, wenn man aus den wenigen positiven Fällen doch Argumente für die hier vertretene These herausholen wollte. Etwas springt jedoch klarer heraus und beleuchtet auch die Schwierigkeit der Forschung in dieser Beziehung, vielleicht aber auch die Eigenart unseres Forschungsobjektes in Bezug auf unsere Fragestellungen. Je kinderreicher eine Familie ist, umso häufiger erklären sowohl die Mütter wie auch urteilsfähige erwachsene Kinder, daß ausgesprochene Lieblingsbeschäftigung nicht vorliegt, sondern Hauspflege und Kindererziehung nicht nur als notwendiges Übel, sondern zugleich als volle berufliche Lebensaufgabe empfunden werden. Die Arbeit ist in dieser Richtung noch nicht zu einem vorläufigen Abschluß gekommen. Soll man eine Vermutung aussprechen, die nach dem jetzt vorliegenden Material begründet scheint, so ließe sich folgern, daß der Mutterinstinkt in dem untersuchten Material einer ausgesprochenen Vererbung von beruflichen Tendenzen der Familie ein Hemmnis bereitet hat.

Schon die Notwendigkeit der strengen Auswahl der Stammbäume zeigte, daß wir hier vor einer Erscheinung stehen, die nicht durchgängig ist. Es ist nun die Frage zu stellen, ob dieser für die besonders ausgewählten Fälle vermutete Zusammenhang Konstitution — Berufseinmündung — Berufsschicksal auch tatsächlich besteht. Der empirische Nachweis ist an einer Auswahl von Stammbäumen aus dem Gesamtmaterial zu führen versucht worden. Es bliebe die Frage, zu untersuchen, ob der Sachverhalt auch theoretsich denkmöglich wäre. Wir müssen noch einmal auf die von *Kretschmer* schon gekennzeichnete Tatsache hinweisen, daß gewissen Formen der Temperamentsart gewisse Berufe bezw. Formen der Berufsausübung näher liegen als anderen Temperamentsarten. Die ähnliche Feststellung liegt den Untersuchungen von *Davenport* und *Pannenborg* und auch einer von *Briedé* durchgeführten Untersuchung über Temperaments- und Charaktereigenschaften von Medizinern zugrunde. Wie dieser korrelative Zusammenhang strukturell zu denken ist, das kann im Augenblick noch nicht auseinandergesetzt werden. Es ist aber anzunehmen, daß uns gerade die psychiatrische Persönlichkeitskunde und die neuerdings stärker vorwärts getriebene Forschung über die Psychologie der Umwelt und über den Menschen als Objekt auf ihn wirkender psychischer Konstitutions- und Umwelteinflüsse bald Handhaben bieten werden, den Strukturzusammenhang biologisch aufzuhellen. Es scheint uns allen wohl einsichtig, daß der ausgeprägte kaufmännische Reisevertreter mit seiner wohl unterscheidbaren Temperamentsartung mit diesem Temperament kaum ein erfolgreicher Diamantschleifer werden dürfte. Kann man aber diesen Zusammenhang zwischen Temperament und Berufserfolg herstellen, rein empirisch, aus der Beobachtung des Berufslebens heraus, dann besteht m. E. kein Grund zu einer Ablehnung unserer Vermutung. Das Schwierigere an dem Problem ist die dem Sachverhalt völlig entsprechende Formulierung des Tatbestandes. In der Erkenntnis dieser Schwierigkeit sind auch die folgenden als Regelhaftigkeiten bezeichneten Zusammenfassungen der Ergebnisse nur als vorläufige anzusehen.

Über den Zusammenhang der psycho-physischen Konstitution des Erbgangs und des Berufs ließen sich folgende Regelhaftigkeiten ableiten:

1. Ist eine Familie konstitutionell und beruflich verhältnismäßig rein durchgezüchtet, so ist der optimale Berufserfolg häufiger dann gegeben, wenn die Familenglieder, die auch Träger der psycho-physischen Konstitution der Familie sind, in der familären Berufstendenz verbleiben.

2. Familienfremde Berufswahl führt bei konstitutioneller Familienähnlichkeit sehr häufig zu Atavismen in der Form von stark betonten Lieblingsbeschäftigungen, zu Berufswechsel oder zu beruflichem Mißerfolg. Letzterer kann eine der Ursachen am Scheitern im Leben überhaupt sein.

3. Familienfremde Konstitutionen leisten im durchgezüchteten familiennahen Beruf meist nur Mittelmäßiges oder sie zeigen die gleichen Schicksalsverläufe, wie die unter 2. genannten Familienglieder.

4. Beruflich und konstitutionell wenig homogen entwickelte Geschlechter zeigen in ihren Nachkommen selten einheitliche Berufswahltendenzen.

5. Die Regelhaftigkeiten ließen sich für das männliche Geschlecht deutlich aufzeigen. Für das weibliche Geschlecht fällt der Nachweis

schwer, da die berufliche Betätigung der Frau zu jungen Datums ist und viel stärker ein Erwerbs- und Konventionsproblem ist als beim Manne. Es zeigen sich die für die männlichen Vertreter typischen Atavismen und Erscheinungen auch hier, soweit die berufstätige Frau frei von familiären Verpflichtungen sich selbst leben kann [1]).

---

[1]) Inzwischen ist eine für das Problem bedeutsame Untersuchung von *C. Coerper*, „Personelle Beurteilung nach der praktischen Lebenseignung" in *Brugsch-Lewy*, Die Biologie der Person, Berlin 1926, erschienen. Sie geht den Zusammenhängen zwischen Berufswahl und Konstitution nach. *Coerper* hat sich für den jugendlichen Berufsuchenden interessiert und die Verteilung der Körperbauformen auf Berufswunschgruppen exakt beobachtet. Sein Zahlenmaterial weist deutlich auf einen bestehenden Zusammenhang hin und die Auffassung, daß die Berufswahl zu einem nicht unwesentlichen Teil Instinktwahl ist, die der Konstitution entspringt, gewinnt einen hohen Wahrscheinlichkeitsgrad. Zum Beweis seiner statistischen Ergebnisse zieht er auch das Berufsschicksal lebender Familien mit beruflicher und konstitutioneller Durchzüchtung heran. Auf S. 39 f. bringt er Familiengeschichten, in denen sich die grundsätzlich gleichen Erscheinungen zeigen wie in unseren Familienbildern.

Der Stand der Prostitutionsfrage.

Von Pastor Lizenziat *Friedrich Bohn*, Plötzensee-Berlin.
Generalsekretär des Deutsch-Evangelischen Vereins zur Förderung der Sittlichkeit und Rettungsarbeit.

A.

Manche Themata des Kongresses beschäftigen sich mit ganz neuen Problemen oder bringen ganz neue Formulierungen der sexuellen Fragen. Andere beziehen sich auf uralte Menschheitsfragen, die nie völlig lösbar sein werden, die aber in jeder Geschichtsperiode einer Lösung ein Stück näher geführt werden können. Dazu gehört die Prostitutionsfrage, über deren Stand ich Ihnen berichten soll.

Sobald Völker den primitiven Geschlechtsverkehr verlassen, scheint sich überall eine Kaste von weiblichen Wesen herausgebildet zu haben, die mehr oder weniger gewerbsmäßig für die Männerwelt zugänglich war. Naturgemäß nahmen die Männer auch die Organisation und Verwaltung dieser Kaste in die Hand. Fast unwidersprochen erhielt sich dies System bis ins Mittelalter. Luther und der Pietismus erhoben starken Einspruch und hatten einige Zeit lang einigen Erfolg. Mit Napoleon und seinen Heereszügen drang der Reglementarismus, die polizeiliche und gesundheitliche Beaufsichtigung der Prostitution, von Neuem in den Ländern vor, bis die neue Zeit einen Umschwung von großer Bedeutung brachte, der eine ganz neue Epoche in der sittlichen Haltung der Völker einleitet. — Nach zwei Gesichtspunkten will ich mein Thema behandeln:

1. Der Stand der Volksbewegung in der Prostitutionsfrage.
2. Der Stand der wissenschaftlichen Betrachtung.

Als man im Jahre 1869 den Reglementarismus von Frankreich über den Kanal nach England hinüber in einige Hafen- und Garnisonstädte zu tragen versuchte und diesen Schritt durch ein Gesetz legitimierte, stieß das reglementaristische System auf den Widerstand einiger schottischer Ärzte und vor allem eines kleinen Kreises von Männern und Frauen. Diese kleine Schar von Menschen erkannte die große Gefahr, die in dieser Reglementierung der Prostitution lag, weil die Reglementierung zugleich eine Legitimierung, Konzessionierung und Sanktionierung, also eine öffentliche Verführung von Volk und Jugend ist. Die Frau, um die sich dieser Kreis scharte und die zur Führerin in der nun von England aus einsetzenden Bewegung ersehen war, Josephine Butler, ist noch lange nicht genug in ihrer weltgeschichtlichen Größe erkannt. (Vergl. Josephine Butler, ein Lebensbild von W. T. Stead). Wunderbar ist es, wie sie intuitiv die ganze Frage und ihre Verzweigungen, sowie die Möglichkeiten und Wege, die Frage aufzurollen und zu klären, schaute. Ihre Schriften und Flugblätter enthalten schon dieselben Gesichtspunkte, die sich in unsern Köpfen und bei den von der Bewegung ergriffenen Völkern erst in jahrzehntelanger Entwicklung durchgesetzt haben. Frau Butler trug den Kampf gegen den Reglementarismus auch auf den Kontinent hinüber, wo er von zielbewußten und kampfesfreudigen Gruppen der von ihr gegründeten Internationalen Föderation aufgenommen wurde. Ebenso trat bald in die Bewegung ein der von mir vertretene Verband, der Deutsch-Evangelische Verein zur Förderung der Sittlichkeit und Rettungsarbeit, der seit 1887, sein Westdeutscher Zweigverein seit 1884, am Werk ist und den Kampf gegen den Reglementarismus erweitert hat zu einem alle Zweige der sexuellen Frage umfassenden Arbeitsprogramm. — 1884/87 — also zu einer Zeit, in der die Behandlung (vgl. die Berichte der 25 Tagungen des Verbandes) der sexuellen Frage und ihre öffentliche Erörterung ein völliges Novum war. Der Verband stellte von Anfang an einen hauptamtlichen Berufsarbeiter für die wissenschaftliche und propagandistische Arbeit. Gegenüber zähen und schweren Widerständen setzte sich der Antireglementarismus in zahlreichen Ländern durch. (Wir sprechen nicht gern von Abolitionismus, da dies Wort mißverständlich ist. Wer könnte je die Prostitutionserscheinung abschaffen?) Die nordischen Länder, Norwegen, Schweden, Dänemark, Holland, der Kanton Zürich, schufen sich neue Gesetze und Ordnungen auf diesem Gebiet. (Vergl. Dänisches Gesetz. — Kampf gegen d. weiße Sklavenwirtschaft. — Staat und Prostitution.) Auch das östliche und südöstliche Europa ist vom Antireglementarismus erfaßt, obwohl man bei den unsicheren Nachrichten von dort nicht weiß, wie weit nur die Idee durchgedrungen ist, und wie weit die tatsächliche neue Ordnung der Dinge dieser Idee entspricht. Schon seit 1905 gelang es in Deutschland, den Reglementarismus in der Form von Bordellen in vereinzelten Städten durch ein Aufrufen der Volksmeinung gegen diese gemeingefährliche Einrichtung zu Fall zu bringen: M. Gladbach, Gera, Emden, Oldenburg, Görlitz (vergl. „Wie man sich Bordelle vom Leibe hält." — Alle angeführten Schriften im Verlag Deutscher Sittlichkeits- und Rettungsverein, Plötzensee). Eine nachhaltige Auswirkung der antireglementaristischen Auffassung setzte erst nach dem Umsturz ein. Bayern ist das erste Land, das mit diesem System brach. Es schloß am 1. 7. 23 die Bordelle. Größere und kleinere Städte taten ebenfalls diesen Schritt: Essen-Oberhausen, Hamburg, Frankfurt, Leipzig, Bremen, Herford, Hagen und andere. (Vergl. „Wie Oberhausen sich die Schandhäuser vom Halse schaffte" und „Ein Beitrag zur Frage der Bordellierung der Prostitution" von Prof. Dr. Delbanco, Hamburg). Während Essen mit großer Umsicht vorging, machte Hamburg den großen Fehler, daß es seine Bordellstraßen plötzlich schloß, und daß es allen von auswärts kommenden, und die Reglementierung in Hamburg nachsuchenden Mädchen die Tore auftat. Es bleibt stets zu beachten, Reglementierung und Bordelle sind im Grunde dasselbe System, Bordell, Kasernierung, Lokalisierung ist nur eine Verschärfung der Reglementierung durch Wohnzwang. In großzügiger Weise hat Leipzig versucht, das Schicksal der bedauernswerten, solange Kasernierten, bei Aufhebung der Häuser menschlich erträglich zu gestalten und ihnen die Möglichkeit, in einen Beruf zurückzukehren, zu öffnen.

Bremen (Vergl. „Das Bremer System") hat von den Vorgängern gelernt und hat den Abbau seiner berühmten und vielgerühmten Helenenstraße bis zum 1. 4. 27 beschlossen. Weitere Städte werden diesem Beispiele folgen. Und in allen Städten, in denen man einmal gespürt hat, welche Beschwerung des öffentlichen und sittlichen Lebens in der Stadt bei Schließung der Häuser den Bewohnern abgenommen ist, setzt sich immer mehr die Meinung durch, daß eine Rückkehr zum Alten unmöglich ist, wie es auch unsere Freunde aus den antireglementaristischen Ländern bei den Internationalen Zusammenkünften bezeugen. — Endlich überwundenes Mittelalter! — Selbstverständlich müssen umfassende Maßnahmen gegen ein Wiederaufkommen und gemeingefährliches Einnisten der gewerbsmäßigen Prostitution getroffen werden.

B.

Wie steht es nun mit der wissenschaftlichen Betrachtung der Prostitutionsfrage? Noch mehr als im 1. Teil kann hier nur ein kurzer Abriß vom Stand der Frage gegeben werden. Unablässig sind jahrzehntelang, besonders auch von unserer Arbeitsstelle aus, folgende Gesichtspunkte gegen die Notwendigkeit und Nützlichkeit der Reglementierung, gegen die weit verbreitete Theorie vom kleineren Übel geltend gemacht worden: 1. Das System faßt nicht. 2. Es saniert nicht. 3. Es ermöglicht einen unsauberen und die gesunde Struktur der menschlichen Gesellschaft zerstörenden Geschäftsbetrieb. 4. Die reglementierte Prostitution ist namentlich in Bordellen eine Schule der Perversität. 5. Die Bordelle und Bordellstraßen sind Anlockungsstätten zum Massenbesuch für Männer und junge Männer. — Wir haben die Freude, daß alle diese Gesichtspunkte zur Zeit und zur Unzeit bei jeder Gelegenheit ins Volk hinausgerufen, jetzt als Echo aus der Volksmeinung und den Parlamenten zurücktönen. Lassen Sie mich für jeden Gesichtspunkt ein kurzes Beispiel anführen: 1. Wenn Königshütte mit seinem großen Industriebezirk amtlich 5 bis 3 Prostituierte meldet, Magdeburg 170—343, — so zeigen schon diese beiden Zahlen, namentlich auch die zweite, die völlige Ohnmacht des reglementarischen Systems. 2. Faßt aber das System nicht, faßt es nur $^1/_{10}$, wie steht es dann mit der Gesundheit der $^9/_{10}$? — Aber auch an die Gesundheit des $^1/_{10}$ glaubt wohl heute kein Arzt mehr. „Jedes im wechselnden Verkehr stehende weibliche Wesen ist chronisch gonorrhoekrank" ist ein unumstößlicher wissenschaftlicher Satz. (Vergl. Das System versagt. Die Schrift beruht auf dem Bericht über das Gesundheitswesen des Preußischen Staates im Jahre 1909, bearbeitet in der Medizinalabteilung des Ministeriums des Innern). 3. Ein Einblick in das Geschäftsgebahren, Kauf, Verkauf, Ertrag der Bordelle gibt die kleine Schrift „Aus der Welt des Bordells". 4. Zur Frage der Perversität in den Bordellen braucht man nur einen Blick zu tun in die Kriminalmuseen der größeren Städte. Und 5. Über den Besuch der Unzuchtsmärkte berichten unsere Nachtmissionare aus der kleinen Bordellstraße mit 18 Mädchen in einer süddeutschen Stadt von mehreren hunderttausend Einwohnern, daß in 1—2 Std. Warnungsblätter an die durch die Straße strömenden Männer verteilt wurden: 200, 300, 281, 370, 600, 485, 580, 285, 295! Unsagbare Verschmutzung der Gedanken- und Fantasiewelt der Männer landauf, landab ist eine besorgniserregende Nebenwirkung dieser Unzuchtsgelegenheiten.

Allen diesen Gesichtspunkten strömt förmlich, nachdem sie sich durchzusetzen beginnen, von allen Seiten neues Beweismaterial zu. Die Gesichtspunkte sind unwiderleglich. Einen großen Dienst hat uns der Amerikaner Flexner getan, der im Auftrage des Amerikanischen Büros of Social Hygiene einige Jahre die europäischen Großstädte bereiste und überall die Prostitution und ihre Überwachung an Ort und Stelle aufs Eingehendste studierte. (Die Prostitution in Europa. Verlag Fiebig, Berlin 1922). Mit amerikanischer Nüchternheit ging er dem Nimbus zu Leibe, den die sittenpolizeiliche Überwachung der Prostitution noch in vieler Augen hat. Der verdiente Generalsekretär der Deutschen Gesellschaft zur Bekämpfung der Geschlechtskrankheiten, Professor *Blaschko,* schreibt im Vorwort des Buches: „man kann wohl sagen, daß mit diesem Buche dem Reglementarismus das Grab gegraben ist". Wir erwarten in Deutschland den Unterbau für die Neuordnung der Dinge in einem Gesetz, das schon einmal im Reichstag angenommen war, das der Reichsrat nicht in Kraft treten ließ und das wiederum dem Reichstag vorliegt [1]). Mit der gesundheitlichen Seite dieses Gesetzes haben wir uns hier nicht zu befassen. Die verwaltungstechnische Seite des Gesetzes steht unter folgenden Hauptgedanken: Kein Bordell, kein Paragraph, der die Reglementierung der Prostitution ermöglicht. Die Prostitution ist strafbar, wenn sie in der Öffentlichkeit störend auftritt. — Allerdings wird die bloße Wohnungskuppelei, wenn sie nicht mit Ausbeutung verbunden ist und nicht an unter 18jährigen ausgeübt wird, straffrei gelassen, um in die immer vorhandene Prostitution eine gewisse Ruhe kommen zu lassen, die namentlich der sanitären Neuregelung zugute kommen soll. Im innersten Mittelpunkt des Gesetzes steht, von Vielen nicht erkannt und in der Tragweite nicht begriffen, die entscheidungsvolle Frage: Soll die Prostitution an und für sich strafbar bleiben, wie dies nach den bisherigen Gesetzen dem Buchstaben nach der Fall ist und nach Ansicht Vieler gerade durch diese Straftheorie die vollendete Willkür, Ungerechtigkeit und Unbarmherzigkeit der Reglementierung heraufgeführt hat. Hier scheiden sich die Lager. Selbstverständlich muß nach Neuordnung der Dinge noch eine viel umfassendere und vielseitigere theoretische und praktische Behandlung der Prostitutionsfrage in Angriff genommen werden. Hierfür werden folgende Vorschläge gemacht: 1. Verhinderung des Zuzuges aus dem Ausland an Mädchen, die nach aktenmäßiger Beweisführung über 40 Prozent der deutschen Bordellmädchen stellen. (Vergl. „Was dann". — „Die Handhabung der sittenpolizeilichen Aufsicht ohne Reglementierung und Kasernierung.") 2. Umfassende Versorgung der Schwachsinnigen, zu denen man $^{1}/_{3}$ der Prostituierten rechnen kann. 3. Schaffung von Heimen, in verschiedener Abstufung, um die Gefährdeten vor dem völligen Versinken zu behüten, die Unverbesserlichen und Psychopathen dauernd zu verwahren und die menschliche Gesellschaft vor ihnen zu schützen. (Vgl. Neue Wege und

---

1) Angenommen im Reichstag am 26. 1. 1927. Bestätigt vom Reichsrat 9. 2. 1927. s. Das Gesetz zur Bekämpfung der Geschlechtskrankheiten.

Ziele der Rettungsarbeit unter Mädchen und Frauen.) 4. Internationaler Kampf gegen den Mädchenhandel. 5. Starke Betonung der vorbeugenden Arbeit. — Sexuelle Beratung und Warnung der Jugend in den Entwicklungsjahren muß selbstverständlich zum Programm der Volkserziehung gehören.

Wir haben keinen Grund, daran zu zweifeln, wenn aus Amerika berichtet wird: „Vor allem aber nützen die mit den Kirchen verbundenen, in umfangreichen Verbänden organisierten Frauen, ähnlich wie in der frühen Kolonialzeit, ihre starke soziale und politische Macht zur Zähmung, nicht nur mehr des Grenzers, sondern des Lebens überhaupt. Es ist zu einem großen Teile diesem Einfluß und der durch ihn bewirkten strengen Auffassung des Sexuallebens zuzuschreiben, daß zum Beispiel eine Riesenstadt wie Chicago in den letzten Jahren die Prostitution mit einer rücksichtslosen Energie ausgeräumt hat, die tatsächlich zu staunenswerten Erfolgen führte." (Feiler, Amerika—Europa S. 297.)

Unser ceterum censeo ist: erst wenn der Reglementarismus in seinem vollen Umfange gefallen ist, dem Mittelalter angehört, auch in seinen gewiß noch lange spürbaren Nachwirkungen überwunden worden ist, ist der Weg frei für eine gesunde sittliche Erziehung von Volk und Jugend.

Natalità e Classi Lavoratrici.

Il *Pietro Capasso*, Napoli.

Il movimento demografico che fra noi, dopo le brevi oscillazioni belliche e post-belliche, ha ripreso il suo vecchio ritmo, con una precisione di cifre che può apparire persino impressionante, merita di esser guardato con la più seria attenzione, senza pregiudizii, per tutte le incognite che porta nel suo grembo. E poiché il problema della popolazione s'inquadra in tutta la complessa funzione della vita Nazionale, ogni volenteroso e buon cittadino che ne abbia le attitudini, ha il dovere di recare il suo contributo per le più convenienti soluzioni.

Cominciamo per constatare che in Italia, Nazione per altro discretamente spregiudicata, v'é una grande timidità e come un terror sacro ad affrontare a fondo il problema troppo serio dello aumento incessante delle nascite. Parlarne con chiarezza e senza velami pudichi appare quasi una sconcia ed irriverente cosa. Ogniqualvolta il tentativo di una discussione in contradittorio si rinnova, spuntano riserve, apprensioni, circospezioni, allarmi, impreviste pudicizie, come se si volesse consumare qualcosa di pornografico, in offesa sanguinosa alla cosidetta morale comune.

In questi ultimi tempi, poi, il fenomeno si é aggravato, con l'impedire in modo più o meno visibile il contradittorio.

Su un tale stato d'animo, alquanto inverosimile per un popolo sufficientemente nutrito di esperienza e di cultura, scivolano allegramente i ciarlieri orecchianti per i quali il progressivo irrompere delle nostre tradizionali virtù ipergenetiche costituisce il più cospicuo ideale ed il più soddisfacente obiettivo da raggiungere.

Non é a dire quante oscurità ottenebrano un così panglossiano semplicismo.

Ben diversa e meglio radicata é, invece, la visione di coloro che s'interessano più gravemente alle vicende evolutive delle nostre generazioni nel gioco complesso e molteplice delle attività e della vita internazionale.

Per molti — fra pensatori, biologi e sociologi — il supero annuale persistente della natalità non rappresenta punto una felicità nazionale, ma piuttosto una ragione di giustificata perplessità. Il problema della limitazione delle nascite é grave ed incombente, non per l'interesse puramente dottrinario e culturale, o più semplicemente polemico, che esso può suscitare nei più o meno sereni campi delle discussioni scientifiche, ma per le ripercussioni inevitabili e diverse che l'inerzia da un lato o l'eccesso di azioni dall'altro, possono portare sulle sorti e sulla vitalità delle generazioni.

Sarebbe, infatti ingenuo se non sciocco pretendere che tutto possa risolversi (ed in questo caso si tratta della capacità dei mezzi di vita) con polemiche cortesi o con poche pagine di scritto più o meno meditato, e più o meno confortato dalle pezze di appoggio della scienza e dei dati statistici.

Però, al punto in cui siamo, diventa quasi colpevole sfuggire ulteriormente alla disamina ineluttabile, ammantarsi delle vecchie ipocrisie, cercare con pudica ansietà circonlocuzioni mascheratrici ed andare alla ricerca di solecismi e barbarismi poco comprensibili, quando il corso inesorabile dei fatti ci pone di fronte a quesiti che le attuali condizioni economico-sociali si sono date la pena di piantare sul tavolo della discussione, senza mezzi termini.

Per esempio, la parola ambigua „birth controll", controllo delle nascite, tradotta letteralmente per uso nostro con la forse segreta intenzione di non apparire . . . . immorali almeno nel titolo del dibattito che ha preso — é uopo riconoscerlo — così vasta estensione nel mondo così detto civile, ha per noi un vago sapore d'ipocrisia.

Ciò non é serio. E' mestieri essere chiari ed espliciti. Tutti debbono essere messi in grado di capire e capire con facilità in argomenti che astraggono dalle subiettività contingenti per preparare un migliore e tranquillo avvenire. Solo quando tutti saranno stati messi in grado di capire, le polemiche diventeranno fertili e le soluzioni appariranno né unilaterali, né avventate.

Il fenomeno dello incessante aumento della popolazione, per quanto assuma un aspetto rimarchevole soltanto presso taluni popoli, riguarda tuttavia il Mondo intero: prova ne sia l'interesse che portano alla considerazione di esso gli studiosi e le menti elette dei più disparati Paesi.

Per ricordare i fatti e gli ammonimenti più prossimi, l'insigne scienzato *Alberto Penck* dell'Università di Berlino ha portato al recente Congresso degli Americanisti del settembre scorso una serie di cifre le quali, benché sommariamente già note ,non hanno mancato di destare la più profonda impressione. Di tali cifre valga una per tutte: nel periodo di soli 100 anni la popolazione del globo si é aritmeticamente raddoppiata. Da 900 milioni del 1800, siamo ad I miliardo ed 800 milioni nel 1900. Né s'intravedono ragioni perché il ritmo generativo debba discendere: chè anzi ve ne sono perché esso debba tendere a maggiori ascese. Indubbiamente le sempre migliorantisi condizioni igienico-sanitarie individuali e dell 'ambiente, la naturale tendenza degli uomini a vivere meglio, la incessante lotta contro i grandi morbi sociali e contro le malattie del lavoro, le grandi bonifiche umane e della terra, sono tutti coefficienti destinati a far discendere gli indici della mortalità e ad elevare la durata media della vita.

Raddoppiandosi di secolo in secolo le cifre riferite dal *Penck,* si cozzerà fatalmente contro l'esaurimento graduale delle risorse alimentari che sono in indissolubile rapporto con la immobile estensione delle terre.

— Che cosa accadrà? — si domandano economisti e scienzati. Gli ottimisti rispondono con argomentazioni atte — per lo meno superficialmente — a rassicurare. Essi affermano che contemporaneamente si intensificherà la produzione agricola, che si fabbricheranno viveri chimici per sintesi *(Penck);* che, intanto l'attuale densità media delle popolazioni offre tuttavia larghi margini per una ulteriore saturazione; che vi sono continenti i quali, per essere in possesso milioni di chilometri quadrati da popolare, offrono facile agio ad assorbire l'incessante supero della popolazione.

I pessimisti, a loro volta, prospettano alcune obiezioni che meritano di essere considerate. Essi dicono che quando le attuali terre sfruttabili saranno sfruttate — e molte già lo sono — non si potranno creare nuove terre così come si creano nuovi uomini; che sulla fabbricazione di viveri chimici sintetici e sui problemi della loro adeguata assimilazione da parte dell 'organismo v'é da muovere non poche riserve; che la densità delle popolazioni si determina in rapporto naturale alla produttività agricolo — industriale ed alle condizioni igieniche e climatiche delle zone da abitare e sfruttare; che la saturazione ha, evidentemente, un limite. E dicono infine che, non tutte le terre ora scarsamente abitate, offrono opportunità di ambiente e di vita, comodità di lavoro, tranquillità di salute, a popoli di altre stirpi che intendono trasferirvisi: e ciò non soltanto per la presenza di morbi endemici mortali da cui le stirpi indigene man mano si sono andate immunizzando, ma, più genericamente, per condizioni di speciali produzioni alimentari, di umidità o di siccità costante, di clima, di insufficiente rendimento, che rendono vane tutte le speranze di un popolamento compensativo.

Risorgono, così, sotto il velame di diverse parole, le teorie basilari del tanto calunniato Malthus. E risorgono, sorrette dalle cifre riferite dal *Penck* e dalle indiscutibili difficoltà alimentari esistenti: difficoltà economiche e di offerta, che se in gran parte dipendono da una serie di fatti connessi alle conseguenze della guerra ed ai nuovi bisogni maturatisi in talune classi, dipendono altresì da iniziali difficoltà ed insufficienze di produzione non proporzionate al raddoppiato numero di bocche in un periodo che deve considerarsi come minimo in confronto della ultremillenaria evoluzione del cosmo.

Ad ogni modo, la elevazione del costo della vita e degli alimenti tuttavia superante in proporzione il compenso del lavoro, dovunque, fra popoli ricchi e poveri, fra vincitori, vinti e neutrali, fra vittime della guerra e sfruttatori della guerra, costituisce di per se stessa un baluardo limitativo che se pel momento é velato da una esistenza artificiosamente spensierata (estreme risonanze del turbine bellico mondiale) già lascia intravedere maggiori difficoltà, ed ammonisçe sulle oscurità del domani qualora non intervenga un maggiore spirito di osservazione e di veggenza.

V'é, dunque, un problema della procreazione e delle nascite che anche l'Italia deve decisamente affrontare.

Esso deve essere discusso senza pressioni, senza infiltrazioni di elementi eterogenei, senza pregiudiziali, senza riserve: e, sopratutto, senza pappagalleggiare le altre razze e le altre Nazioni. Non si ritiene necessario andare a richiedere lumi all'Illinois, o agli Indu, per provvedere alle esigenze di casa nostra. Basta tenere conto delle condizioni etiche, economiche, morali, politiche, religiose, etniche e culturali del nostro popolo, per trarne le conclusioni in conseguenza.

Ogni Nazione é un organismo a se con la biologia sua propria: ed in fatto di organismi — lo sanno i clinici — non vé n'é uno che somigli all'altro; donde la molteplicità delle terapie.

Però il punto essenziale é questo: agire, o per lo meno preparare. Le urgenze della vita sociale premono inesorabilmente su tutte le manifestazioni della collettività; per cui i fattori sociologici che trovano la loro radice nella biologia, si integrano nei fattori economici con un vero e proprio rapporto di causalità.

Ed il problema dell'accrescimento della popolazione per una Nazione geologicamente e geograficamente costituita come la nostra é un problema economico-sociale di altissima portata, da guardarsi fuori di ogni pericolosa superficialità come purtroppo oggi si costuma. Il prescinderne sarebbe colpevole cecità.

Orbene, perché il quadro della nostra realtà demografica sia ben preciso, e perché possano aversi a portata di mano tutti gli elementi per giudicarlo, anche a costo di ripetere le cose a molti già note, occorre di volo ricordare che attualmente insieme con 100mila nati morti all'anno, ne abbiamo 100mila che muoiono nel 1° anno e 300mila bambini che decedono nei primi tre anni di vita: ne muoiono 62mila per tubercolosi, 40mila per altre malattie infettive, 50mila per malattie pulmonali (fra cui scappano naturalmente altri tubercolotici) 30mila per malattie nervose, 6mila per infortuni; e, che malgrado questo, la natalità trionfante, eccessivamente trionfante, supera le morti di mezzo milione all'anno.

La cifra indubbiamente é destinata ad ascendere pel sempre ulteriore miglioramento degli indici di mortalità dovuto al crescere e perfezionarsi dei mezzi igienici e profilattici.

Di questo passo — passo di galoppo — con una media densità di popolazione già saturata, con tutte le terre remunerative già coltivate e sfruttate (non state a sentire agli illusionisti ignoranti che dicono diversamente): — con l'emigrazione — quella buona e redditizia — chiusa; con le eteree beatitudini speranzose della colonizzazione libica, eritrea e t c a e t e r a ridotte a cifre ragionevoli e perciò oltremodo insufficienti; col sottosuolo perfidamente sterile (tranne quel pò di petrolio che finora non riusciamo a trivellare), fra non molti anni, pigiati, affamati, asfissiati, dovremo inventare un fattaccio più o meno balcanico per provocare una nuova guerra nella speranza di farci spazio. E di spazio noi abbiamo bisogno.

Non é vano, all'uopo, tener presente che i 121 abitanti per chilometro quadrato rappresentanti la densità della popolazione Italiana, superata soltanto dal Belgio (227) dalla Inghilterra (215) e dall'Olanda (157) in realtà salgono a circa 180 — superando, così l'Olanda, quando tale densità si pone in rapporto con la superficie coltivata ed abitata. La cifra diventa, dunque, impressionante, qualora si consideri che tranne il Giappone, la Cina e l'Olanda, sessun'altra Nazione raggiunge i 100 abitanti per chilometro quadrato, ché anzi alcune si mantengono lungamente al disotto di tale cifra, come ad esempio la Russia con 20, la Svezia con 11, la Norvegia con 6,9 l'Argentina con 1,3 abitanti per chilometro quadrato. Siamo, dunque, in condizioni di vera e propria saturazione. Né vi sono grandi speranze in una notevole discesa della densità media effettiva, che, come dicevamo, si calcola fra 178 e 180 abitanti per chilometro quadrato. Le ragioni ne sono ovvie. Tale discesa dovrebbe essere la conseguenza di profonde trasformazioni nelle zone ora disabitate. Ma, tenendo conto della costituzione geologica nostra e della cospicua estensione orografica in rapporto alla configurazione della penisola, appare evidente che tutta la buona volontà dell'uomo non riescirà mai a trasformare i monti in piani e le roccie in humus; così come la nostra scarsa capacità a spendere ed anticipare renderà ancora di una realizzazione di là da venire tutto il grande piano delle bonifiche urgenti là dove il paludismo, dopo la strage, ha messo in fuga la residua popolazione avvelenata e fiaccata.

Vale la pena, a questo punto, di fermarci un poco sul fenomeno della emigrazione che é strettamente connesso, in special modo fra noi, ai due fenomeni concomitanti della densità e della supernatalità, della quale, dopo le oscillazioni Russe dell'ultimo decennio noi teniamo il primato [1]).

Nel periodo dell'anteguerra noi mandavamo ogni anno in America oltre mezzo milione di connazionali. In qualche anno si é raggiunta la ragguardevole cifra di oltre 700mila emigranti, nella più gran parte contadini.

Michels prospetta dati degni di meditazione nei riguardi del graduale ascendere della nostra emigrazione.

Nel 1876 emigrarono nel continente Europeo 88923 Italiani e nei paesi transoceanici 19848: complessivamente 108771.

Nel 1886 ne emigrarono nel continente 84952 e nei paesi transoceanici 82877 complessivamente 167829.

Nel 1896 ne emigrarono nel continente 113235 e nei paesi transoceanici 194247 complessivamente 307482.

Nel 1906 ne emigrarono nel continente 276042 e nei paesi transoceanici 511935 complessivamente 787977.

Nel 1913 ne emigrarono nel continente 313032 e nei paesi transoceanici 559566: complessivamente 872598 emigrati!

Il dopo guerra ha mutato profondamente in nostro danno la situazione.

Lo sbocco negli Stati Uniti dove il nostro emigrante dopo la stasi del Sud-America-trovava più facili condizioni di vita e di remunerazione, oltre che l'attrazione che esercita la presenza ivi di una numerosa colonia Italiana — circa 2 milioni secondo *Michels* — può dirsi ora ermeticamente chiuso. Le ultime speranze che l'attuale Governo aveva fatto in sulle prime balenare, sono definitivamente tramontate. Non si trattava evidentemente che di illusioni sentimentali, giustificate in noi dalla fratellanza nella grande Guerra, ma di scarsa valutazione da parte della speciale psiche Americana.

---

[1]) Secondo le statistiche del Colaianni (Manuale di Demografia) la Russia produceva per ogni matrimonio una media die 5 figli, l'Italia, la Prussia 4,53, l'Ungheria 4,28, l'Austria 4,26, l'Inghilterra 4,23, la Danimarca 3,99, la Svizzera 3,90, la Francia 2,87. Ma la Russia nell'ultimo decennio non ha mantenuto la sua quota ed anche in Germania tale quota, é discesa. L'Italia sale, dunque al primo rango. Non é però fuori luogo ricordare che la Francia, malgrado la deprecata depopolazione, nell'ultima guerra ha messo in linea i suoi 8 milioni di uomini ed ha vinto.

Quali le ragioni di un atteggiamento così dannoso ai nostri interessi? Sentimentalismo nazionalistico? Crisi locale di disoccupazione? Congestione di prodotti che il tasso del dollaro rende cari ed invendibili? Risentimenti politici dell'ora?

Simili dubbiezze, che potrebbero essere suggerite da osservazioni molto superficiali, svaniscono innanzi ad origini più serie e più profonde del movimento restrizionista Americano.

Di queste già mi occupai diffusamente in una recente pubblicazione alla quale rimando il lettore volenteroso[1]) Tuttavia ritengo utile riassumere quanto in quella pubblicazione dicevo a documentazione delle origini schiettamente eugeniche del movimento restrizionista . Americano.

Fin dall'inizio di questo Secolo scrittori e pensatori Americani si sono preoccupati delle ripercussioni sulla loro razza (Anglo Sassone) della immigrazione di popoli di razze differenti (Latini, Slavi, Gialli ecc.). Pubblicazioni interessantissime di *Morton, Prescot, Hall, Grant* hanno in tal modo gettato l'allarme sulle vere ragioni della constatata discesa della razza Americana, attribuendole precisamente a taluni fattori di carattere eugenetico, tra cui:

a) La constatazione che l'immigrazione di strati di popolazione a livello più basso di civiltà, restringe la natalità della popolazione indigena ed esalta la natalità degli immigrati che, forti del numero, tendono a sovrapporsi alla popolazione locale;

b) l'avvenuto abbassamento culturale dovuto allo „alluvione migratorio delle razze inferiori;"

c) il disfacimento del tipo etnico nazionale attraverso invasioni ed incroci che deformano il carattere delle popolazioni stabili e minacciano di sopprimere addirittura l'"homo americanus". E' evidente che ogni milione di emigranti in più di razze diverse, accresce i danni già determinatisi . . .

Giustamente, dunque, il Labriola, commentando il giudizio di scrittori Americani autorevolissimi, osserva che s'illudono a partito quegli uomini politici e pubblicisti i quali immaginano che le misure restrittive adottate in America possano mutare, per ritornare alla libertà della migrazione .

A conferma di quanto abbiamo detto, giungono ufficiali notizie americane rilevanti la "ottima prova,, fatta dalla nuova legge sulla immigrazione; notizie di chiarissima intonazione, che vale la pena di prospettare[2]):

In cifra tonda, sono state rifiutate-nel primo anno-circa novecentomila domande d'entrata negli Stati Uniti. Precede l'Italia con 300.000 domande e 3845 ammissioni; i Russi presentarono 160mila domande e le loro ammissioni furono 2248; l'Ungheria ebbe 473 ammessi di fronte a 60.000 domande; l'Austria ne ebbe 785 su 16.000 domande.

La Nazione più favorita é stata la Germania, poiché 51.227 immigranti su 100.000 domande sono stati ammessi; vengono subito dopo

---

[1]) *P. Capasso*, „Pressione demografica emigrazione ed eugenica". Piccola Biblioteca di propaganda eugenica. Vol. 4. Edizione del „Pensiero Sanitario", Napoli 1926.

[2]) Bollettino del Commissariato della Emigrazione 1925.

l'Inghilterra ed il Nord dell'Irlanda con 34.007 autorizzazioni e con 80.000 domande. La Polonia presentò 75.000 domande e non ottenne il visto che per 582.

Dei paesi ai quali si riferisce la clausola d'esclusione, la Cina ha esaurito i 100 visti che le erano stati accordati, il Giappone non ha formulato che tre domande e l'India ha ottenuto 50 visti su 100 domande.

A proposito del funzionamento della legge d'immigrazione, il dep. *Johnson,* presidente della Commissione d'immigrazione alla Camera dei rappresentanti, dichiarava il 24 luglio u. s.: "Il primo anno d'applicazione della presente legge costituisce un grande successo. Io farò tutti i miei sforzi per combattere coloro che mirano a sminuirla. Nulla é men vero delle dicerie secondo le quali i "respinti" si affollerebbero presso le nostre frontiere per esercitare il contrabbando dei liquori. E' falso pure che la clausola d'esclusione che concerne il Giappone abbia avuto gravi ripercussioni sul nostro commercio con l'estremo Oriente. Per non citare che un esempio, durante i primi cinque mesi dell'anno 1925 noi abbiamo esportato al Giappone un mezzo miliardo di piedi cubi di legname, con un aumento sull'anno precedente, e le commissioni, a quanto pare, non decrescono.

"La Commissione d'immigrazione della Camere si riunirà in novembre allo scopo di codificare la nuova legge e di farne una delle leggi organiche del paese,"

Le notizie riportate hanno un valore che sarebbe superfluo porre in maggiore evidenza. Sopratutto lasciano confermare quello che noi abbiamo precedentemente rilevato e che cioé il movimento Americano ha puro carattere eugenetico, essendo sopratutto guidato dalla volontà di conservare le caratteristiche della razza.

Il Prof. *Filippo Virgili,* in un articolo su "Echi e Commenti" dal titolo "L'indesiderabilità della razza Italiana", riferendosi ad una polemica svoltasi negli Stati Uniti d'America in seguito ad alcune conferenze del Senatore *Cippico* all'Istituto di Politica di Wiliamstown nel Massachussets, dice che essendo stato interrogato il prof. *Edoardo East* dell'Università di Harvad, noto studioso di questioni etnografiche, sulle necessità dell'Italia di collocare la esuberanza della sua popolazione, il professore Americano, dopo di aver fatto alcune considerazioni non molto ostili al Malthusianismo, aggiunse:

"Il mondo chiede che l'Italia metta a posto la sua casa, che, invece di disseminare figli pel mondo, esponendoli al rischio di non trovare la loro parte di felicità e di non potersi rendere utili, restringa le famiglie limitatamente a' suoi mezzi."

In tal modo si spiega il larghissimo eccezionale posto fatto alle domande della Germania, Inghilterra, Irlanda, appartenenti al Ceppo Anglo-Sassone, da cui deriva la stirpe Americana [1]).

---

[1]) La rivista Newjorkese „The Forum" pubblicava or non é molto un articolo dal titolo „L'America agli Americani" che val la pena di riassumere:

In questo articolo sono condensati tutti, o quasi tutti gli argomenti dei restrizionisti ad oltranza ed é nettamente sostenuta l'opinione che l'America debba essere riservata alla razza Anglo-Sassone, dando lo ostracismo alle altre razze, tranne quelle nordiche più affini per temperamento all'anglo-sassone-dice l'articolista- che pure cita gli scandinavi, con i tedeschi, gli olandesi, i polacchi e i francesi, fra gli immigranti più restii all'assi-

Moderate illusioni sono poi da concepire nei riguardi della rimanente emigrazione transoceanica.

L'Australia, di cui tanto a sproposito si parla e che é troppo lontana, nel 1° semestre del 1926 ha accolto 1332 emigrati, ma ne sono rimpatriati 610. Cifre modestissime ugualmente offre l'emigrazione nell'Uruguay, centro America, Canadà, Africa, altri Paesi. L'Argentina nello stesso 1° semestre del 1926 ha accolto 20 131 emigrati, ma ne sono rimpatriati 13 014. Il Brasile ha ricevuto 4459 emigrati, ma ne sono rimpatriati 2540.

Cifre, come vedete piuttosto compassionevoli in confronto delle nostre necessità migratorie.

L'Argentina, intanto, con una crisi notevole, già comincia a dare qualche segno di malessere per la nostra emigrazione, checché ufficialmente se ne annunci. L'Argentina non ci ha mai molto amato.

Il Brasile che avrebbe potuto assorbire una notevole quantità di nostri agricoltori, prima ancora che ci giungessero di là le tristi notizie che tanto commossero la nostra opinione pubblica e su cui ci soffermeremo fra poco, pur tra le melate parole all'indirizzo della nostra emigrazione, già aveva sufficientemente dimostrato il suo peculiare stato d'animo.

Un notevole personaggio ufficiale di quella Nazione venuto in Italia ai primi del 1924, in una intervista che ebbe larga diffusione nella stampa Italiana, esaminando il problema della immigrazione Italiana nel Brasile, faceva alcune esplicite dichiarazioni fra cui si ritiene utile riportare le seguenti:

"L'urgenza di braccia fa reclamare la venuta di coloni: ma i proprietari di terre conoscono accanto ai vantaggi di una abbondante immigrazione, i pericoli di un agglomeramento senza scelta né misura."

Parole sintomatiche.

Le nostre recenti disavventure migratorie per quanto attutite da speranze in un miglior futuro prossimo, tuttavia preoccuparono in tal modo or é qualche anno la pubblica opinione che il Capo del Governo, nella speranza di rasserenarla, credette necessario intervenire personalmente alla Camera ed al Senato. Sul contenuto delle sue dichiarazioni é necessario per poco soffermarsi, nell'intento di non fomentare pericolosi ottimismi o altrettanto pericolose indifferenze là dove, invece, urge studio e ponderazione sui rimedi che lo Stato deve proporsi di fronte alla nuova situazione.

Alla Camera dei Deputati, rispondendo ad una interpellanza dell'On. Del Croix sulle trattative col Brasile per l'emigrazione, dopo di aver compiuto una rassegna storica sullo svolgimento di tali trat-

---

milazione. L'autore dell'art, giunge ad osservare che gli Stati Uniti, per essere prosperi, dovrebbero avere non più di 80 milioni di abitanti e raccomanda l'adozione di forme esistenti (inclusione di tutti i parenti degli immigrati nella quota, estensione della quota ai paesi finora esenti, come il Canadà ed il Messico: cernita dei migliori fra gli stranieri assimilabili in quota; registrazione degli stranieri; concessione della cittadinanza soltanto ai migliori, ecc.) dell'immigrazione se i fautori di una più liberale politica di immigrazione continueranno nella loro campagna. Sebbene le opinioni espresse nello articolo rappresentino necessariamente tendenze estreme, in fatto di politica d'immigrazione, da parte di alcuni ceti nord-americani, esse rispecchiano idee che quotidianamente, si può dire, vengono diffuse e sostenute con attiva propaganda tra le popolazioni e nei vari ambienti degli Stati Uniti. Occorre dunque valutarle.

tative che poi vennero definitivamente sospese perché il Brasile subordinava talune concessioni migratorie alla richiesta *sic et simpliciter* del trattamento doganale della Nazione più favorita, il Capo del Governo disse:

"Se questo accordo poi non sarà raggiunto, la politica d'Italia seguirà i seguenti capisaldi: lasciare emigrare tutti coloro che pretendono andare nel Brasile, lasciare emigrare tutti coloro che presentano un atto di richiamo vistato e proveniente da diretti parenti, respingere tutti i tentativi diretti a fomentare artificiosi espatri di individui o di gruppi". Concluse affermando che il Governo è assillato dal desiderio di garentire la libertà incontrastabile di emigrare, ma anche da quello non meno vivo di garentire il benessere dei lavoratori emigrati.

Le parole del Capo Governo, in ispecie quelle conclusive, erano di una evidente gravità e lasciavano pensare più di quanto non dicessero.

Esse indubbiamente si collegavano a quanto di doloroso e di umiliante la stampa ci aveva rivelato, con nostro raccapriccio, sul trattamento di schiavitù fatto in quelle regioni ai nostri emigranti. Non é il caso di riaprire la piaga aperta nei cuori Italici dalle veridiche corrispondenze del "Corriere della Sera" sulle ripugnanti condizioni colà fatte ai nostri emigranti dai novelli negrieri Brasiliani; ma le parole sintomatiche e conclusive del Capo del Governo, confermanti implicitamente le dolorose rivelazioni ed il fermo proposito di impedire l'ulteriore umiliazione schiavistica dell'emigrante Italiano ci fanno convinti ancor più che non é nel Brasile che la nostra emigrazione, ricacciata oramai irrimediabilmente dagli Stati Uniti, potrà trovare le sue compensative, decorose e prospere vie.

Ben altre dichiarazioni degne di rilievo faceva quasi contemporaneamente in Senato, il Capo del Governo, personalmente, durante la discussione del Bilancio degli Esteri, intorno alla nostra emigrazione in rapporto al fenomeno demografico interno. Anche esse sono sintomatiche, perché scoprono, senza che si compia gran fatica, uno stato di animo di evidente perplessità di fronte ad una situazione di cui non s'intravedono sufficienti vie d'uscita, e perché denotano altresi una non perfetta comprensione della portata del fenomeno della incessante supernatalità, che purtroppo non va risoluto né con l'acquisto di qualche azione dell'Istituto di Credito del Lavoro, né con i lodevoli ma insufficienti sforzi del Commissariato di emigrazione, né con un pregiudiziale ed incauto disdegno verso quei provvedimenti razionali e contingenti intesi a raffrenare l' eccesso di natalità e sopratutto a selezionare la stirpe, pur senza adottare i mezzi catastrofici di cui molti falsi puritani si mostrano così spettacolosamente spaventati.

Il Capo del Governo disse:

„Le cifre demografiche attestano che la popolazione dell'Italia aumenta in media di 446 mila abitanti all'anno. L'Italia che al principio del secolo XIX aveva dai 22 ai 25 milioni di abitanti, oggi ne ha circa 41 nel suo angusto territorio peninsulare ed insulare e ne ha otto in tutte le contrade del mondo. Quando voi considerate la sproporzione grandissima tra la possibilità del nostro territorio, che non ha grandi pianure, e la popolazione esistente, che é in aumento, voi comprendete che il problema é veramente importante. Quali le soluzioni? Giammai io raccomanderò le teorie più o meno maltusiane, anzi dichiaro che reprimerei con misure di polizia la propaganda di siffatta specie. Non si può e non si deve pensare a guerre per la conquista di territori di colonizzazione.

Allora il problema non offre che due soluzioni, una di ordine interno e l'altra di ordine esterno. Quella di ordine interno consiste nell'utilizzazione del territorio nazionale e di tutte le energie del territorio nazionale. La seconda soluzione: l'emigrazione. Ma il problema dell'emigrazione é diventato ancora più grave dopo la guerra. La guerra ha condotto ad una accentuazione dei singoli nazionalismi. Gli Stati Uniti hanno dubitato del loro potere di assimilazione dal giorno in cui nella coscienza nazionale, nella esperienza degli uomini dirigenti degli Stati Uniti é sorto il dubbio assimilativo della razza fondamentale anglosassone. Da quel giorno é nato il patto che ha ridotto la possibilità emigratoria in quegli Stati. La cifra é irrisoria di 4500 persone all'anno. Di questa legge ha giovato anche Samuele Compers per evitare la concorrenza degli, operai europei e per tenere alti i salari degli operai americani. Durerà questa legge? Sarà abrogata? Si allargheranno le maglie di questa legge? Non ci é dato sapere. Io credo che non ci si debba attendere modificazioni almeno per un certo periodo.

„Frattanto abbiamo creato l'Istituto di credito del Lavoro di cui le azioni si stanno piazzando con esito soddisfacente. L'Istituto sarà controllato.

„Il problema dell'emigrazione si complica anche perché molti non trovano occupazione. Mentre l'Argentina ha assorbito l'anno scorso 100 mila contadini, non potrebbe dare occupazione, per esempio a cento avvocati. Dicevo dunque, preparazione, selezione, finanziamento del lavoro italiano all'estero. Al centro, cioé in Roma un organismo che, aggregato al Ministero degli affari esteri, si occupa di tutto ciò. L'inchiesta permanente sulle condizioni del mercato del lavoro ci mette in condizioni di seguire ogni possibilità di sbocco della nostra mano d'opera. Così siamo riusciti a portare a 400 mila i nostri emigranti nel 1923 e 260 mila nei primi otto mesi del corrente anno, da una cifra che nel 21 e 22 era caduta al di sotto di 300 mila emigranti."

Le dichiarazioni dell' On. *Mussolini* meritano, come dicevamo. alcuni rilievi che noi riteniamo utili all'assunto e che potrebbero aprire gli occhi ad una più esatta percezione od a possibili ravvedimenti.

Anzitutto ocorre pregiudizialmente chiarire che le troppo allettanti cifre lanciate sulla nostra più recente emigrazione includono naturalmente quella continentale, eccessivamente temporanea e che sovente, tranne che negli ultimi semestri, ha raggiunto i $^2/_3$ delle cifre medesime. Nel 1° semestre del 1925 l'emigrazione continentale ha raggiunto la cifra di 118 984 emigrati e nel 1° semestre del 1926 ha raggiunto il numero di 86 960 emigrati. Però contemporaneamente nel 1° semestre del 1925 ne rimpatriavano 44 781 e nel 1° semestre del 1926 ne rimpatriavano 43 546.

Tra i Paesi Continentali, come é noto, la Francia assorbe il maggior numero di nostri emigranti: 100 139 nel 1° semestre 1925 e 68 616 nel 1° semestre del 1926, con rispettivamente 39 095 rimpatriati; nel 1° semestre del 1925, 38 085 nel 1° semestre del 1926.

Ma anche per questa specie di emigrazione che non é risolutiva del nostro incubo demografico sono noti gli umori che da qualche tempo, con pretesti varii, va dimostrando la Francia, maggiore importatrice della nostra mano d'opera [1]).

[1]) In una riunione del Consiglio generale del Rodano, l'On. *Herriot* già Presidente del Consiglio dei Ministri, prese la parola per prospettare la questione della mano d'opera straniera, rilevando la speciale gravità che essa costituisce per la regione di Lione la quale esercita sui lavoratori stranieri un'intensa attrazione, tanto che in certe officine dei sobborghi, egli disse, non c'é più del 10% dei lavorateri francesi.

L'*Herriot* disse essere necessaria la sollecita istituzione dell'Ufficio Nazionale della mano d'opera straniera, da gran tempo richiesto dalla C. G. T. Bisogna pure controllare, egli aggiunse, tutti questi emigranti che, senza pagare le nostre imposte, vengono ad ingombrare i nostri ospedali ed a gravare pesantemente i nostri bilanci d'assistenza. Occorre infine semplificare e rendere meno onerose le procedure di naturalizzazione.

E l'On. Herriot così concluse: „Le torme d'immigranti che arrivano così senza controllo, senza risorse, costituiscono sempre più una minaccia per l'ordine, per la sicu-

Ad acuire un tale stato d'animo così esiziale por noi in questo momento, non manca talvolta la propalazione di giudizii ed interviste di nostri connazionali, i quali pur di compiere atti particolarismo non pensano al danno che in definitiva arrecano alla Nazione.

A tal genere di cattiva propaganda appartiene una intervista che un redattore della "Liberté" ebbe nel gennaio scorso [1]) con una "personalità italiana di Parigi" e della quale, a conferma delle nostre affermazioni, riteniamo utile pubblicare i termini, rilevandoli da una corrispondenza da Parigi pubblicata dal "Corriere d'America" di New York, diretto da Luigi Barzini.

Ecco integralmente la corrispondenza:

"Il giornale „La Liberté" pubblica impressioni sulla notizia diramata da Roma che, secondo una statistica del Servizio dell'emigrazione, 180 mila italiani sono entrati in Francia durante i nove primi mesi del 1924. Rilevata l'importanza di tale cifra, il giornale aggiunge:

„Noi abbiamo creduto interessante di chiedere a una personalità italiana di Parigi quali fossero le cause del fenomeno e quali conseguenze potessero risultare, a suo avviso, da questa sovrabbondanza di emigrazione. La persona intervistata, dopo aver accennato alle cause diciamo così normali e ufficiali dell'emigrazione italiana, quale l'eccesso della mano d'opera, ecc. ha detto:

„Fin quì sta bene; ma se voi mi chiedete il mio avviso sulla qualità dell'emigrante che passa dal mio paese nel vostro, io non posso nascondervi che vi é verosimilmente in questa massa di emigranti un forte contingente di comunisti, anarchici e rivoluzionari. Non bisogna credere che in Italia spiri un clima favorevole a questi ultimi. Perciò essi dicono che sono venuti in Francia per le persecuzioni del Governo Nazionale. Ma questo é completamente falso. Ciò che é vero é che l'opinione pubblica Italiana é contro di loro, per un immenso desiderio di pacifico lavoro, e che quelli che fanno notoriamente il mestiere di agitatori o di propagandisti non trovano più da vivere in Italia."

Non ci sentiamo di tributare la riconoscenza degli Italiani a questa imprudente "personalità" cui solo una malaugurata assenza cerebrale ha potuto far dimenticare che la Francia non amava ascoltar di meglio per sentirsi autorizzata — su affermazioni in gran parte inesatte — a restituirci ospiti che un nostro stesso connazionale dichiarava non desiderabili [2]).

A parte queste melanconiche considerazioni, é tuttavia da riflettere — e noi già vi abbiamo precedentemente accennato — che nelle cifre che con lodevole diligenza vengono periodicamente diffuse dal Commissariato della Emigrazione, bisogna legger bene: leggere, cioé, tutte le pagine.

Per essere più chiari, ripetiamo le cifre complessive del 1° semestre degli ultimi due anni 1925—1926.

Nel 1° semestre 1925 emigrarono per paesi continentali 118 984 Italiani e nel 1° semestre 1926, ne emigrarono 86 960.

Nel 1° semestre 1925 emigrarono per paesi transoceanici 49 853 Italiani e nel 1° semestre 1926 ne emigrarono 45 891.

---

rezza, come per la salute pubblica. A loro si deve sopratutto un aggravarsi della criminalità. Se non provvediamo d'urgenza, potremo avere fra breve preoccupanti difficoltà, tanto all'interno quanto all'estero."

[1]) Gennaio 1925.

[2]) Infatti recentemente, l'On. *Roblin*, deputato della Senna, ha fatto sapere che, alla riapertura della Camera, chiederà l'iscrizione all'ordine del giorno di una proposta di risoluzione, di sua iniziativa, che reclama „l'espulsione immediata e definitva di ogni straniero riconosciuto colpevole di aver partecipato ad una manifestazione atta a turbare l'ordine pubblico."

Questo movimento complessivo pel 1° semestre 1925 di 168 837 e nel 1° semestre 1926 di 132 851 potrebbe apparire alquanto confortevole considerato in se stesso. Ma vi é un rovescio della medaglia che conviene ben guardare sotto il punto di vista demografico, ed é il contemporaneo movimento di rimpatrio dei nostri emigrati.

Nel 1° semestre del 1925, dunque, senza tener conto dei rimpatriati degli Stati Uniti d'America, che furono 9766 di fronte ai 16 247 partiti, abbiamo per i paesi transoceanici un movimento di rimpatrio impressionante. L'Argentina, contro i 19 287 nostri connazionali partiti, ha dato ben 10 586 rimpatrii; il Brasile contro 3656 emigrati (cifre misere!) ha dato ben 2679 rimpatriati. E per i paesi non transoceanici, le cifre sono le seguenti:

La Francia contro 77 917 emigrati ha dato 39 095 rimpatriati, la Svizzera contro 6458 emigrati ha dato 1428 rimpatrii, il Belgio contro 1461 emigrati ha dato 1656 rimpatriati; l'Austria Ungheria e Cecoslovacchia contro 844 emigrati ha avuto 473 rimpatrii, il Lussemburgo contro 757 emigrati ha avuto 307 rimpatrii, la Germania su 710 emigrati ha avuto 218 rimpatrii, gli Stati Balcanici e Jugoslavi, contro 346 emigrati hanno avuto 412 rimpatrii, la Tunisia contro 499 emigrati ha avuto 424 rimpatrii, l'Algeria contro 226 emigrati ha avuto 311 rimpatrii.

In conclusione, ed ai fini delle conseguenze del movimento sulla pressione demografica Italiana, mentre nel primo semestre del 1925 emigravano complessivamente 135 109 individui di cui 25 038 minori dei 15 anni, ne venivano restituiti 68 639 di cui 5577 minori dei 15 anni.

Nel 1° semestre del 1926 ecco poi le cifre dettagliate di ragguaglio:

E m i g r a z i o n e t r a n s o c e a n i c a. Stati Uniti d'America: emigrati 17 069, rimpatriati 10 392, Canadà: emigrati 1055, rimpatriati 70, centro America: emigrati 725, rimpatriati 355: Brasile emigrati 4459, rimpatriati 2540: Argentina: emigrati 20 131, rimpatriati 13 014: Uruguay: emigrati 1004, rimpatriati 450: Africa non mediterranea: emigrati [illegible] rimpatriati 22: Australia emigrati 13[illegible]2, rimpatriati [illegible]10 Altri Paesi emigrati 36, rimpatriati 27.

E m i g r a z i o n e c o n t i n e n t a l e. Francia e Principato di Monaco: emigrati 68 616, rimpatriati 38 085: Svizzera: emigrati 10 213, rimpatriati 1675: Austria Ungheria, Cecoslovacchia, emigrati 802, rimpatriati 467: Germania, emigrati 334, rimpatriati 190: Belgio e Olanda: emigrati 2380, rimpatriati 1000. Lussemburgo: emigrati 649, rimpatriati 418: Gran Bretagna e Irlanda: emigrati 450, rimpatriati 161. Paesi Scandinavi: emigrati 100, rimpatriati 17. Russia e Polonia emigrati 13, rimpatriati 5; Spagna e Portogallo: emigrati 307, rimpatriati 92: Stati Balcanici e Jugoslavia: emigrati 443, rimpatriati 281: Grecia emigrati 82, rimpatriati 78: Turchia: emigrati 49, rimpatriati 10: Egitto: emigrati 246, rimpatriati 158: Tunisia: emigrati 1466, rimpatriati 561: Algeria, emigrati 337, rimpatriati 313, Marocco emigrati 58, rimpatriati 32; altri Paesi: emigrati 415, rimpatriati 3.

Complessivamente nel 1° semestre 1926 emigrarono 132 851 Italiani e ne rimpatriarono 71 036.

La pressione demografica fu, dunque, allegerita di soli 61 815 emigrati.

Queste cifre hanno un valore notevole e possono benissimo servire di ammonimento per coloro che amano illudersi e che intendono tuttavia nutrirsi di fallaci speranze. Esse ci dicono altresì che la decantata valvola di sicurezza migratoria che, secondo alcuni, avrebbe dovuto essere costituita dalla Argentina e dal Brasile, non esiste se non nella fantasia degli ottimisti ad oltranza.

Per avere, del resto, il quadro preciso delle nostre speranze e delle nostre delusioni migratorie, sarebbe molto, utile dare uno sguardo alle pagine 1011 e seguenti dell'ottimo "Bollettino della Emigrazione" là dove si parla con encomiabile sincerità delle condizioni del mercato del lavoro nei diversi Paesi. Le notizie sono sconsolanti:

Per ragioni diverse (condizioni del mercato, del clima, del lavoro, disoccupazione, ecc.) sono più o meno chiaramente sconsigliati come luoghi di emigrazione: l'Albania, l'Austria, la Cecoslovachia, la Germania, la Gran Bretagna ed Irlanda, la Grecia, la Jugoslavia, la Lettonia, la Lituania, la Norvegia, l'Olanda, la Polonia, il Portogallo, la

Romania, la Russia, la Spagna, la Turchia, l'Ungheria, l'Alfganistan, La Cina, l'Arabia, il Giappone, le Indie, la Palestina, la Persia, la Siria, l'Africa equatoriale Francese, l'Africa Orientale britannica, il Congo belga, l'Egitto, il Madagascar, il Marocco, la Nigeria, l'Unione Sud-Africana, le Antille, l'Argentina, la Bolivia, il Brasile, il Canadà, il Cile, il Guatemala, il Messico, il Perù, il Venezuela, l'Australia, la nuova Zelanda.

La lunga rassegna non potrebbe essere più eloquente.

Torniamo al punto di partenza di questa non inutile digressione. Chiarite e valutate in tal modo non solo queste cifre ma anche quelle prospettate nelle dichiarazioni presidenziali, non resta che pigliar atto del pessimismo del Capo del Governo intorno a vagheggiate speranze su eventuali modificazioni in meglio della legge restrittiva adottata dagli Stati Uniti d'America: caposaldo essenziale delle nostre discussioni migratorie.

A proposito dell'assillante problema, in questi ultimi tempi con frequenza si é ripetuto che notevoli concessioni si sono ottenute per agevolare il movimento migratorio, con trattati e convenzioni stipulate, con talune nazioni dove più é notevole la nostra immigrazione. Sono, infatti, in adozione un accordo con la Francia del 16 febbraio 1920 in materia di Assicurazioni Sociali pei lavoratori di Alsazia e Lorena; una convenzione Italo-Argentina del 26 marzo 1920 sui benefizi della legge sugli infortuni sul lavoro, un accordo Italo-Svizzero entrato in vigore il 21 marzo 1921 sui sussidi di disoccupazione: una convenzione di emigrazione e lavoro col Brasile, firmata in Roma il 1 ° ottobre 1921 in cui sono contemplate le misure necessarie pel trattamento migratorio fra i due Paesi ed il trattamento dei nostri lavoratori emigrati basati sui contratti di lavoro con privati arruolatori (abbiamo visto, poi, in qual modo vergognoso siano andate le cose col Brasile!) su speciali accordi con i singoli stati del Brasile e sulla parità di trattamento fatto da Stati vicini.

Ma, come già affermammo in altra nostra publicazione ("P r e s s i o n e d e m o g r a f i c a , e m i g r a z i o n e e d e u g e n i c a") questi provvedimenti iniziatisi fin dal 1920, non appena affievolita l'eco della guerra, e continuatisi seccessivamente ed incessantemente fino ad oggi, sono stati, in linea di massima, adottati per rendere più civile più protetta, più intelligente la nostra emigrazione, per ricostituire all'Estero il buon nome dell'Italia, quà e là depreziato, e per la protezione economica individuale e collettiva dell'emigrato. Il che é alquanto diverso da convenzioni tendenti ad ottenere revoche di restrizioni migratorie o ad aprire nuovi, salutari ed economicamente convenienti sbocchi alla nostra emigrazione: che é quello che a noi maggiormente interessa.

Ma anche sul punto principale delle già commentate dichiarazioni del Capo del Governo Italiano, riteniamo vi siano ragioni che contribuiscano a non diminuire le comuni perplessità.

Egli da una parte conferma l'inesorabile accrescimento annuo di mezzo milione di nati: dall'altra riconosce l'incapacità del nostro territorio a contenere l'incessante flusso della natalità. Ma quando é condotto ad avvisare alle necessarie soluzioni, le quali non si prestano a larghi differimenti, pur attraverso geniali riserve e sotto il velame delle parole serie e circospette, é indotto. a confessare che nelle condizioni di oggi e del prossimo domani, non é da riporre illusioni e speranze nella emigrazione.

E' frattanto, accennando di scorcio alle teorie "più o meno Malthusiane" nelle quali pur intravede un principio di soluzione — per quanto a lui repugnante — del serio problema, dichiara senz'altro che reprimerebbe con misure di polizia una siffatta propaganda.

E' il caso di obbiettare, in verità, che per quanto riguarda alcune classi sociali, a meno che non vogliamo burlarci con reciproche menzogne, i gendarmi antimalthusiani giungerebbero alquanto in ritardo, a somiglianza di quelli di Offembach.

Per quanto, infatti si gridi, si strepiti e ci si scandalizzi all'odiato suono della parola "Malthusianismo" o "Neomalthusianismo" (che per molti si profila come un malthusianismo più perfidamente e sanguinariamente perfezionato), varii ceti di cittadini hanno un sacro orrore a pronunciare l'insana parola, ma, vivaddio, eseguono come meglio possono, comunque, il sacrilego precetto, spinti tal rara volta da preoccupazioni di estetica femminile, ma nella più gran parte dei casi, da considerazioni ben più immanenti e persuasive di puro carattere economico.

Ed allora noi ci domandiamo:

Se, di fronte all'aumeno di mezzo milione di cittadini all'anno, una ulteriore saturazione di territorio nazionale non é possibile perché essa non offrirebbe gli elementi alla vita (ed una ulteriore modica saturazione sarebbe possibile soltanto contro la spesa di molti miliardi per bonifiche, miliardi che non ci sono); se l'emigrazione non concede alcun affidamento per la esportazione stabile delle nostre esuberanti braccia; se il Capo del Governo annunzia nelle sue malinconiche dichiarazioni che una limitazione di nascite non sarebbe tollerata, quale via di uscita si prepara? Quali provvedimenti risolutori escogitano intanto i poteri responsabili? Pur di vivere tranquilli, senza momentanee preoccupazioni, é davvero prudente e consigliabile chiudere le ciglia innanzi alla realtà tradotta in cifre, ed alla oscura minaccia che queste nascondono, aggravando la situazione di anno in anno?

L'On. La Loggia, cultore appassionato di questi studii, in un notevole articolo apparso nel maggio ultimo su un quotidiano di Palermo ed in una recente publicazione, si meraviglia del pessimismo che pervade molti di noi studiosi di questi fenomeni. Ma, compulsando gli stessi suoi scritti, attraverso il serio esame che fa delle difficoltà migratorie, delle forti correnti inglesi e giapponesi largamente preoccupate dell'eccessivo aumento delle nascite, e delle cifre che porta nei riguardi della natalità e della mortalità in genere e di quella per malattie infettive, si sarebbe tratti a ritorcere che noi siamo meravigliati del suo ottimismo, per quanto velato quà e là dalla constazione del profondo movimento contro l'eccesso di nascite determinatosi in seno a grandi e ricche nazioni, dalla caduta della emigrazione, e dal fatto che non possa farsi affidamento su di un aumento indefinito della produzione economica (considerazione basilare delle teorie malthusiane).

Purtroppo, però, per quanto le cifre della mortalità discendano, (in mezzo secolo siamo discesi da circa 30 al 17,21 per mille), quelle della natalità permangono con oscillazioni insignificanti, ed é per questo che non riusciamo a spiegarci, come dicevamo, l'ottimismo dell'On. La Loggia, il quale vuole adagiare le liete previsioni del futuro demografico sul fatto che mentre il denominatore essenziale demografico fu nel biennio 1912—1913 di 13,00 per mille, nel biennio 1922—1923 é disceso a 12,59 per mille; desumendo che se questa differenza (in verità non cospicua!) si riscontrasse nei decenni prossimi, fra un trentennio le cose sarebbero molto migliorate.

In verità, se queste lievi, evanescenti ombre di speranza alimentano il pensiero dello scrittore fino al punto di veder risoluto automaticamente il problema e di considerare senz'altro non scevra di pericoli un'azione volta al decremento delle nascite, noi abbiamo nuove e maggiori ragioni per non condividere il suo ottimismo.

Le curve dei movimenti della natalità e della mortalità vanno considerate con ampiezza maggiore. Mentre il supero di nascite si conserva immutato, é fatale che la sempre crescente educazione alla igiene individuale e collettiva ed ai minori disagi e le nuove leggi sociali e di previdenza, sempre in progresso, debbono condurre ancor più a far discendere il tasso della mortalità: donde maggior pletora della popolazione da nutrire contro possibilità economiche e di produzione che hanno un limite.

Gli é che purtroppo la gravità del problema non viene proporzionatamente valutata, né appassiona in modo adeguato economisti, governanti, ed opinione pubblica, pel fatto che, forse in apparenza non ha una ripercussione immediata sulle condizioni del momento, o l'avrà poco fino a che i nati di oggi diverranno più adulti e reclameranno il loro posto al sole.

Ma ciò non basta a distogliere gli studiosi dal denunziare le ineluttabili condizioni che si determineranno domani di fronte alla indifferenza collettiva, e sopratutto in confronto dello accumularsi e crescere di una popolazione la quale vede precluse quelle vie di lavoro, di vita, di sviluppo, che finora la sola emigrazione transoceanica era sufficiente a tenere aperte, con notevole benessere familiare e col benefizio nazionale delle pingui rimesse. Né é a dire quali più gravi pericoli il fenomeno prepara, se abbandonato a se stesso: più pauroso fra tutti lo spettro di nuove guerre insensibilmente generantisi per la necessità della espansione.

Nel Congresso dell'Istituto della Salute pubblica a Brigthon del maggio scorso, il Vescovo di Birmingham, dopo di aver detto che nei riguardi della limitazione non riteneva condannabile la riduzione delle famiglie numerose nelle classi medie, aggiungeva: "Varii pensatori di questi ultimi tempi hanno ritenuto come causa principale della grande guerrà il soverchio aumento della popolazione verificatosi in Europa, e pensano che una tale catastrofe si ripeterà fatalmente, se non si svilupperà quel sentimento altruistico che porta alla riduzione dell'aumento di popolazione".

L'illustre prelato completava così il suo pensiero:

„Le forze distruttive di natura vengono sempre più soggiogate dai progressi della medicina e dell'igiene, ma una tale vittoria sarà disastrosa per il benessere della umanità se non si verrà a porre freno al desiderio di figliuolanza, desiderio naturale e fino a questi ultimi tempi, anche lodevole. In questo freno, del resto, vi é un sentimento di rinunzia che é certamente cristiano. Di fronte ad una così perspicua visione dei destini più remoti dei popoli, appare in verità ben modesto il concetto pedestre di vivere alla giornata: concetto di essenza burocratica che va senz'altro scartato se davvero s'intende guardare più lontano alle sorti del nostro paese".

Ma, purtroppo anche questa volta i poteri burocratici, per vecchio, insanabile dissidio con le luci preventrici della scienza, cadono nell'errore di voler ostinarsi a valutare anch'essi il fenomeno demografico, eterogeneo alla loro mentalità, al di fuori della sua realtà.

Nella determinazione dei provvedimenti riparatori, si vuole, insomma astrarre dalla parola, dal giudizio, dalla esperienza di coloro che guardando il fatto al lume dei postulati biologici e sociologici, sono ben atti, per non dire i soli capaci a portare un serio e ponderato contributo alla graduale soluzione del problema.

Esso, infatti, non include soltanto una questione di stato civile o di anagrafe, ma va molto al di là, assurgendo ad una squisita finalità di selezione e di pace per un popolo che intende uscire dalle sue angustie per vivere bene e sanamente, fuori di ogni soggezione.

Preparare ad un popolo laborioso e reduce da lunghe e pesanti amarezze, un simile avvenire vuol dire compiere opera del più alto civismo.

Se, intanto, ci accingiamo a dare uno sguardo al doloroso esercito di coloro che inquinano [1]) la nostra compagine, balza evidente la constatazione della enorme passività che col sempre incalzante aumento della natalità pesa ogni giorno più sulla economia della Nazione già tanto depauperata dalle non ancora sopite vicende belliche.

Il problema della limitazione delle nascite che include quello della selezione della prole e della preservazione fisica della maternità, merita dunque di essere considerato in piena luce, perocché esso non cela né insidie, né sacrilegi, né immoralità.

Auspicando successo al Convegno Sociologico Inglese del marzo 1925, *Havelock Ellis,* il più grande eugenista vivente, scriveva queste parole meritevoli di ponderazione:

„E' non solo nostro dritto, ma nostro dovere, o piuttosto direi é l'impulso naturale di ogni essere umano che ragiona, cercare che siano messi al mondo solo bambini capaci di passare per la vita con una ragionevole probabilità di non essere gravamente minorati da difetti congeniti a da disposizione a quelle malattie che producono fisiche inabilità."

Innanzi alla quasi universale preoccupazione raffigurata nelle parole dell'Ellis, e già presso alcune Nazioni concretata in provvedimenti legislativi i quali hanno dato i loro benefici frutti, appare strana la riluttanza nostra e fuori di ogni giustificazione, quando si pensi che nei confronti del rapido accrescimento della popolazione a scapito evidente della qualità sulla quale insiste l'Ellis, la nostra Nazione é ben lungi, per condizioni di suolo e di sottosuolo, dall'offrire opportunitá di indipendenza economica e di conforto capaci di soddisfare alle sempre crescenti esigenze di una sempre più numerosa collettività.

---

[1]) Vanno computati nel triste esercito 60mila fra ciechi e sordomuti, 40mila ospiti delle carceri e 50mila dei manicomii, 2milioni d'invalidi di pace e di guerra, $^1/_2$ milione di cronici, $^1/_2$ milione di tubercolotici i quali tutti compiono instancabilmente la loro lenta ma fatale opera d'infiltrazione nell'organismo sociale.

E' utile, pertanto ai fini di una ulteriore disamina, tenere presenti tre coefficienti di cospicuo interesse e cioé:

1. Condizioni economiche disagiate e capacità relativa del suolo e del sottosuolo non atta a giustificare larghe e lunghe speranze.

2. Soppressione quasi ermetica della emigrazione verso quelle regioni dove, per immediato tornaconto economico, per convenienza di vita, per facilità di acclimatazione, per scarsa difformità di condizioni etniche e climatiche, il nostro sagace emigrante quasi esclusivamente si dirigeva;

3. Difficoltà attuali a ricostituire ed ampliare le industrie capaci di largo collocamento operaio, sia per mancanza di materie prime nazionali (metalli, cotoni) e di combustibile, sia per condotta alta dei cambi con tendenza a maggiori rialzi nelle Nazioni prevalentemente fornitrici di materie prime, sia per avvenute contrazioni nella funzione del Credito, sia per relativamente alti salari. I quali se sono completamente giustificati dal sempre esasperantesi caro vita, impediscono quella concorrenza ai manifatturati Esteri che noi bene sostenevano nel felice periodo dell'anteguerro, quando cioé, l'aurea condizione della nostra valuta ci permetteva di introdurre facilmente le materie prime, lavorandole a costo modesto e lanciandole sul mercato a prezzo inferiore a quello delle merci estere.

Da questa peculiare situazione di cose non bisogna fare astrazione per vagliare il fenomeno demografico. Diventa, dunque, per gli studiosi un vero dovere civico e nazionale quello di andare in fondo ai problemi della natalità, per vagliarne l'essenza, per discuterne, per illuminarne la reale portata presso la pubblica opinione, per richiamare, insomma, sul fenomeno essenziale l'attenzione dei molti (e vorremmo dire la grande maggioranza) che non misurandone la effettiva gravità, appaiono estranei od indifferenti a soluzioni e risoluzioni che divien necessario se non urgente prospettare e definire.

E tali soluzioni possono affluire da tutti i campi, da tutte le discipline, da tutte le attività cui le scienze demografiche attingono la loro ragione di essere e di imporsi pel bilancio vitale delle Nazioni.

Si prospettano oggi, é vero, nei riguardi dell'abbondanza delle nascite e della cattiva qualità di esse, delle soluzioni eccessive le quali potrebbero apparire contaminatrici dalla compagine e dalla morale domestica, sovvertitrici della Società e dannose ad una normale evoluzione della razza, per cui ogni prudenza non appare mai abbastanza consigliabile. Ma, d'altra parte, non basta buttare in aria con uno sbuffo o con un sorriso tutto ciò che, sia pure temerariamente propongono i recentissimi armati apostoli della limitazione ad oltranza delle nascite. Con simili metodi spicciativi non si risolve il problema: vi si sfugge soltanto. E nel frattempo i danni si accrescono.

Dopo di avere, pregiudizialmente e con buon senso Italico, respinto talune teorie e terapie biologicamente bolscevizzanti, taluni metodi, talune manovre, taluni strumentari anticoncezionali, abortivi ed anticonvenzionali, ripugnanti alla morale comune (o per lo meno all'apparenza della morale comune), alle consuetudini secolari, alla religione ed alla etica corrente, — il ché é opera soltanto negativa — bisogna pure escogitare le difese organiche anticipate contro quello che potrà essere l'ineluttabile pericolo del domani.

Se é vero — ed é vero — che l'eccesso della natalità va di pari passo con l'alta mortalità infantile, bisogna rendersi conto adeguato di questo vero e proprio pericolo sociale e cercare di eliminarlo. Ogni bambino che muore rappresenta non soltanto la perdita di una vita che si spegne con tutte le eventualità che circondano l'evolversi dell'individuo, ma un consumo di energie altrui durante la malattia, un danno economico per spese di medicinali e di assistenza e per sottrazione dei parenti a proficuo lavoro, durante un periodo lungo o breve che sia: e rappresenta altresì un inutile spreco di organi, di vitalità e di salute materna: spreco che — a parte l'aggravante dei traumi psichici che ogni morte induce — avrebbe trovato certamente, specie nelle classi lavoratrici, un più redditizio equivalente economico [1]. Queste perdite di energia e di resistenza organica pel fatto della maternità non vanno considerate alla leggiera, perché si riflettono sulla resistenza organica della prole e sulla struttura economica dell'attuale istituto familiare.

Intanto si tenga presente che, anche senza bisogno di una propaganda intensiva e senza attendere i libri esortanti al neo-malthusianismo in grande stileche America e Inghilterra ci propinano incessantemente con la prodigalità che é propria al flusso delle idee nuove, nelle nostre classi "più evolute" la limitazione delle nascite può fare bene a meno di ulteriori incoraggiamenti. Il ritmo familiare prolificatore si é ragionevolmente bilanciato: la regola delle equidistanze e dello "stop" ha fatto buon cammino, e saremmo per dire il cammino che era necessario. E le conseguenze non sono cattive se si guarda al fatto che l'equilibrio sociale in quelle classi é notevolmente più stabile e che anche in Italia la mortalità infantile nelle classi sociali più elevate é di gran lunga più bassa che in quelle inferiori.

Sotto questo punto di vista l'Inghilterra ha fatto progressi notevoli, riducendo nelle classi superiori la mortalità infantile al 76 per 100 mila abitanti, laddove nelle classi inferiori la cifra sale a 152: il doppio.

E' ben vero che a queste cifre portano largo contributo le condizioni d'igiene, di vita, di conforto dell'infanzia negli ambienti più agiati: ma non é meno vero che anche un notevole contributo vi portino le predisposte pause di riposo fra una maternità e l'altra — riposo di organi ritemprantisi per le nuove funzioni, riposo ristoratore dello spirito — ed il ... sapiente sfollamento della figliuolanza. Ma l'Olanda ha fatto dippiù. L'Olanda dove la limitazione delle nascite é acquisita con vari e proprii Istituti ad h o c e procede in ar-

---

1) Raseri nel periodo dell'anteguerra osserva che le sole spese strettamente indispensabili per allevare un fanciullo della classe agricola fino ai 12 anni ammontano a Lire 1600 e per un fanciullo della classe operaia o del piccolo commercio fino ai 15 anni a Lit. 2900. Questo calcolo subisce naturalmente più cospicuo aumento in chi é riuscito ad elevarsi su questi ceti, e ciò in misura proporzionale. *Vurchner*, proponendosi la domanda di quanto costano le malattie veneree alla Germania e valutando a 100 mila la cifra di tali ammalati, fissa in 90 milioni di marchi all'anno il costo di costoro alla comunità. *Riggs* (New York) calcola che i tubercolotici danno agli Stati Uniti la perdita annua di 330 milioni di dollari. *Kokler* al Congresso Internazionale della tubercolosi di Berlino (1899), osservando che ogni individuo economicamente costituisce un capitale composto dal valore intrinseco della sua forza fisica e dalla somma di cognizioni acquisite con la educazione, e constatando che (in quel periodo) 87.600 individui fra i 15 e 60 anni morivano di tubercolosi (perdita economica enorme qualora si consideri che tali scomparse si determinano nel miglior periodo della vita), aggiungeva che se con la profilassi e gli altri mezzi si fosse potuto far diminuire di un sesto la mortalità, già si sarebbe salvato un capitale di 17 milioni di marchi (supponendo valutato in 500 marchi annui — cifra bassissima — il valore produttivo di ogni individuo).

Si tenga presente frattanto, che tutte le impressionanti cifre su riportate, debbono essere aggiornate, portandole almeno al quintuplo.

monia con altre opere e provvidenze a carattere eugenico, ha ottenuto con tale forma di selezione un cospicuo miglioramento dell'individuo che, ad ogni chiamata di classi sotto le armi, lo Stato si compiace di constatare: ed ha ottenuto altresì, per queste ragioni e per altre a carattere profilattico e previdenziale, che la mortalità generale nel 1922 sia discesa all'II per mille, la più bassa mortalità conseguita in tutta Europa. Si calcola che il minimo di mortalità necessaria a conservare l'equilibrio della umanità sia del 10 per 1000!

Ma torniamo al nostro Paese.

Se da noi le "classi evolute" con tacita intesa vanno limitando la natalità, chiedendo scusa silenziosamente ai canoni religiosi, se le necessità economiche (le necessità estetiche sono più rare) spingono esse ad offendere i Santi principii del "crescite et multiplicamini", in modo opposto le classi inferiori, non solo colmanò socialmente le deficienze da quelle altre classi create, ma superano il fabbisogno dell'equilibrio vitale collettivo. Insomma i vuoti più o meno salutari che creano gli ordini sociali più alti sono colmati con molta usura dalla superproduzione delle classi proletarie, dove, per giunta la donna purtroppo non ha esclusive funzioni di maternità e di sovraintendenza domestica, ma é costretta di regola al lavoro, come l'uomo, e talvolta più dell'uomo. (Non teniamo conto di alcuni ambienti di tradizione, dove l'uomo vive sulle braccia della donna che lavora, perché evidentemente si tratta di quote d'eccezione che non possono influire sulle cifre generali).

E' proprio fra queste donne — le quali fra l'altro si maritano prestissimo — che sono più che normali i casi di prolificità esuberante.

Sarebbe ozioso illustrare che cosa debba essere a breve scadenza di organismi femminili immaturi i quali abbiano iniziato precocemente e nelle peggiori condizioni ambientali la loro maternità; che frattanto abbiano dovuto dare la loro giornata al lavoro, per raggiungere il fabbisogno minimo del bilancio domestico e che siano arrivati appena al 30° anno con 8 o 9 figliuoli e con la non allegra prospettiva di metterne ancora altri alla luce.

Molti si sono dati la pena di rilevare la gravità del fenomeno, specialmente nel campo delle maestranze dell'officina ed in genere del proletariato industriale, traendone i relativi allarmi, meno ai fini eugenici che per la difesa previdenziale ed assicurativa.

Costoro guardano il fenomeno medesimo sotto un altro angolo visuale, donde si proiettano raggi forse meno lontani, nella preoccupazione esclusiva di una preponderante difesa dell'individuo come elemento di lavoro. Ma hanno ragione. Ben dolorosa é la condizione di queste madri, operaie negli opifici e nelle manifatture, cui la inviolabile necessità del pane quotidiano contende l'accudienza alla prole e la preservazione di se stesse durante la gravidanza, il puerperio e l'allattamento, successioni di delicate epoche materne che dovrebbero essere con ogni scrupolo preservate e rispettate. Per la maggior parte di costoro la giovinezza migliore trascorre nella pena della fatica diuturna, assidua, incombente che, specie se circondata da insalubrità, devasta rapidamente il fisico, e non dona ristori allo spirito.

La breve parentesi domenicale assorbita dalle cure domestiche, si chiude innanzi al miraggio della nuova settimana di lavoro. Unico oblio per la giovinezza che reclama i suoi diritti, dopo il lavoro, dopo il parco desinare, rimane la modesta e tepida alcova, la misteriosa ebbrezza fugace ma tenace delle carni, l'abbandono incondizionato, illimitato, imprudente, e perciò inesorabilmente fecondo e creatore.

E la prole incessantemente si moltiplica.

Bisogna, però, pur ricordare che una legislazione per costoro é stata tuttavia sancita.

La sorveglianza igienica nelle officine, la limitazione della qualità e delle ore di lavoro, l'abolizione del lavoro notturno, la esclusione dal lavoro nelle industrie improprie, insalubri, nocive, le casse di maternità, le sale di allattamento, hanno portato a queste infelici e talvolta gioconde martiri della vita, un qualche sollievo destinato man mano ad ampliarsi, a perfezionarsi, a completarsi.

D'altra parte sarebbe anche ingiusto non rilevare che una parte del proletariato industriale vivendo nei grandi centri urbani o alla periferia ed ai margini di essa, con salarii buoni, finisce per subire, sia pure in proporzioni largamente attenuate, il flusso ambiguo di talune forme di civiltà.

In tal modo, mentre l'igiene inizia le sue prime, timide, apparizioni, e le abitazioni diventano meno orribili, ecco per l'operaia rispuntare il culto per la propria bellezza che un giorno poté apparire sommerso nei gorghi delle più incessanti urgenze della vita: ecco la vaghezza della pettinatura, la moda, il profumo ed ora anche la còsmesi, fare delicatamente capolino. Il teatro ed il cinematografo domenicale non mancano di operare la loro attrazione e la loro influenza suggestiva: e finalmente l'istinto della conservazione del fascino muliebre, efficace cementatore delle armonie coniugali, se ben dosato, comincia a vincere certe ritrosie e talune presunzioni di peccati di omissione fecondatrice, che un tempo si portavano a confessione ma che oggi, dilatati gli orizzonti della vita, finiscono per assolversi da se.

Indubbiamente l'avvenuta conquista di migliori salarii dopo secoli di soggezione padronale, ed il vertiginoso lauto guadagno per le industrie belliche hanno avuto non scarsa influenza nel determinare una simile evoluzione.

E tutte queste circostanze che potrebbero essere psicologicamente e sociologicamente meglio approfondite, incidendo inconsciamente come pressione economica (spese di lusso) sul caro famiglia, e portando a considerare la molta prole come oggetto di dispendio e di defaticamento, spiegano come nei centri industriali più evoluti, dove il contatto con le classi intellettuali é più facile e frequente, cominci ad affiorare qua e là la piccola timida pratica innominata, col sintomatico diradarsi della prole. Episodi ancora d'eccezione, questi, che non compensano tuttavia le eccedenti condizioni di natalità nelle classi operaie ,ma che finiscono per diventare indici di una geniale proclività ad intendere le teorie neo malthusiane, anche negli ambienti che solo da poco e parzialmente vanno battendo il sentiero di una congrua evoluzione.

Ma io intendo richiamare, l'attenzione di coloro che possono aver gusto a simili argomenti su di una classe ancora più infelice e bisognevole di sollievi, sotto questo rispetto: quella dei contadini.

Di gran lunga più prolifica e precocemente prolifica fino ad eccessi impressionanti, essa non é stata guardata e studiata finora con la considerazione che merita, anche in questo difficile campo; né per le condizioni necessariamente dissociative in cui é costretta a vivere quasi dapertutto, ha potuto godere di quegli efficaci benefizii legislativi di cui avvantaggiano le altre categorie del proletariato.

La qualità e la periodicità dei lavori della terra (semine, sarchiamento della proprietà), la subordinazione dei lavori ai capricci meteorici, la mancanza di agglomerazione, creano enormi differenze tra il proletariato industriale e quello terriero che del resto é mezzo lavoratore, mezzo mezzadro e mezzo padrone in gran parte delle nostre regioni, specie quelle più desolate. L'avidità succhiatrice del capitalismo agricolo— che ora comincia a scontare anche esso i suoi secolari peccati — assorbì ben presto le buone terre, i piani irrigui e fertili, le zone risanate, predilette dal clima e valorizzate dai mezzi di comunicazione e dalla prossimità ai mercati ed agli scali. Il resto, la più gran parte d'Italia, specie del Mezzogiorno, monti, colline, altipiani, zone franose, acquitrini, con le numerose accidentalità che rendono impossibile la cultura estensiva e l'uso di strumenti agricoli moderni, formano il magro patrimonio ed il campo di battaglia e di morte di forse tre quarti dei contadini nostri. Sono piccoli appezzamenti, il più delle volte cretosi, a rilievi, a scaglioni, con scarsa profondità di terreno che sovente é asportato dalle alluvioni, con anguste case coloniche mal costrutte e mal riparate dove la comunione fra gli uomini e gli animali domestici é di regola: il contadino, la sua prole, l'asino, la capra, il maialetto, il cane, le galline, il coniglio, il gatto, elementi indispensabili per la minuscola azienda, formano una sola armonica ed affiatata famiglia.

Questa gente, grazie alla stessa forma di nomade vita che è costretta a condurre, non può vivere in organizzazione ed associazione, per il conflitto evidente che si determinerebbe nella medesima famiglia dove il lavoratore a volte va a giornata, a volte coltiva il suo stesso podere. Non potendo vivere in organizzazione, rimane quasi completamente priva di leggi e difese sociali, tranne per l'infortunio che sovente scansa perché dovrebbe autopagarsi. La Cassa di maternità non esiste. Leggi limitatrici delle ore di lavoro delle donne e dei fanciulli non se ne applicano. La sala di allattamento spesso é la stalla o il solco. Il fanciullo a 10 anni già conosce gl'infortuni della pastorizia e dorme la notte al sereno con le mandre. Lontana dai centri propulsori di civiltà, disseminata fra campagne e piccoli comuni rurali lenti e primitivi, difficultata nella educazione, schiava della inanimata ma imperiosa tirannide della terra, questa é indubbiamente fra tutte le classi la meno progredita pur essendo fra le più meritevoli.

Le classi meno progredite sono le più prolifiche e quelle in cui i matrimoni si verificano più precocemente: nessun freno moderatore di volontà ne tempera i naturali istinti. L'ardore fecondo della terra madre, la vita all'aria libera, gli aromi eccitatori, la inconscia ebrietà che emana in talune stagioni dal trionfo lussurioso della vita vegetale, i contatti imprevisti e rivelatori dei sessi nelle solitudini dei campi, tra i solchi arsi, nelle opache ombre dei boschi, ai margini delle sorgenti precipitose cantanti inconscie melodie erotiche, al conspetto dei liberi amplessi dei giovani armenti, anticipano nei cuori e nelle carni dei coltivatori della terra i poteri fisiologici della generazione ed accendono il sangue di improrogabili impazienze nell'imperioso urgere della vita.

Poiché permane su tutto una linea di morale attinta dalle tradizioni patriarcali e difesa dal rude sentimento della fede, diventa chiara, così la genesi del matrimonio precoce fra contadini. Essa del resto si riassume oltreché in ragioni biologiche, anche in ragioni economiche.

Data la struttura dei piccoli comuni rurali, centri minuscoli dove una speciale morale piuttosto rigida prevale a difesa dell'istituto familiare, e dove ogni fatto anormale cade facilmente ed ineluttabilmente sotto gli occhi e la censura di tutti, dove l'altro istituto eminentemente civico, quello della prostituzione non alligna di regola, e non sarebbe tollerato, i giovani finiscono per non aver modo di appagare le richieste dei sensi, acuiti dalle cause su ricordate, ed esasperati pel mimetismo che determina lo spettacolo dei liberi amori nella scala zoologica discendente.

Ma non bisogna trascurare, come dicevamo, l'esame della ragione economica. Il matrimonio — almeno fino ad ieri — ha costituito un buon affare fra contadini, nei quali bisogna riconoscere una etica grossolana. Perciò, meglio concluderlo subito. Anche perché sovente, con perspicua cautela e senza che il "mondo" lo intraveda, bisogna riparare rapidamente a qualche piccolo fallo, e legalizzare il frutto di qualche anticipo preso tra i solchi arsi profumati di fieno o sui talami di foglie secche nelle allettanti ombre dei boschi.

Abbiamo già accennato che i contadini hanno dato il maggior contingente alla emigrazione continentale e transoceanica. La prolificazione, in tal modo, é diventata una fonte di ricchezza, non soltanto per l'aumento determinatosi nel numero delle braccia in se stesse, ma altresì perché i figli, poco dopo usciti dall'infanzia, sono diventati strumento usuale e non risparmiato di lavoro nei campi, disimpegnando, insieme con i vecchi invalidi, gli uomini validi e maturi i quali hanno potuto tranquillamente emigrare per accrescere sensibilmente col super lavoro d'oltreoceano il patrimonio domestico. In tal modo centinaia di milioni sudati nel sottosuolo Americano e nelle fatiche più improbe (col non infrequente corollario della tubercolosi e della morte) sono affluiti in patria, restauratori della economia domestica e nazionale.

Questi capitali, anzi hanno fatto dippiù.

Rinchiusi in un primo momento negli scrigni delle Casse postali di risparmio ad un tasso ridicolo, ma che permetteva di far dormire tranquillamente sulla assoluta sicurezza del salvadanaio Statale, mano mano ne sono venuti fuori per convertirsi in acquisti terrieri. L'amore per la terra é amore eterno per chi nacque nella terra. Si é determinato così, in molti comuni, e potremmo dire, in intere regioni, un fenomeno superbo di suddivisione della terra, di scomparsa del latifondo, di perequazione che ha contribuito ad un maggior equilibrio sociale e che ha relegato a cifre assolutamente minime la vera povertà. Quando altro manchi, é questo uno dei benefici della emigrazione che compensa largamente i lati dolorosi di essa.

Ma, purtroppo, come in principio abbiamo riferito, la gran valvola decongestionatrice di braccia ed apportatrice di benessere collettivo si é oramai incantata, prospettando minacciosamente le non lontane conseguenze di un preoccupante supero di natalità che, come meglio vedremo, si produce quasi esclusivamente nella classe dei contadini.

Stimo, dunque, non privi d'interesse i risultati di alcune indagini da me condotte ai seguenti fini:

1. Stabilire in quali classi sociali la prolificità é maggiore e quindi a quali di esse debba addebitarsi prevalentemente il supero delle nascite;

2. Controllare in quali classi ricorre con maggiore frequenza il matrimonio precoce, nei riguardi sopratutto della donna.

Le indagini sono state condotte nelle regioni del Mezzogiorno, Molise, Campania. Basilicata, Puglia, Calabria e rapportando in ogni provincia i comuni a tre tipi e cioé:

a) Il centro più grande ed importante dove la popolazione risente dell'urbanesimo, con notevole sviluppo commerciale ed industriale.

b) Il Comune con popolazione al disopra dei 6 mila abitanti, dove al tipo prevalentemente agricolo si va innestando la tendenza a rudimentarie forme commerciali e di piccole industrie in massima derivate dall'agricoltura, e l'abitudine a vivere nel centro abitato e con maggiori comodità.

c) Il piccolo comunello completamente rurale, schiettamente agricolo, con popolazione disseminata nelle campagne.

Le indagini furono condotte sul periodo di 14 anni che va dal 1910 al 1923, controllando le cifre desunte dallo stato civile dei comuni con quelle fornite dalle parrocchie e tenendo conto debito delle anormalità del periodo bellico.

I risultati ottenuti da tali indagini condotte su 67 comuni delle varie regioni su elencate e con i criterii enunciati precedentemente, sono degni di attenzione.

Li riassumo.

Nei rapporti della natalità, malgrado le cospicue deficienze di nascite del periodo bellico, e la grave mortalità per febbre spagnola del 1918—19, abbiamo ricavato le seguenti cifre:

1. Nei comuni della prima categoria si é avuta una media di 5.08 nati in più dei morti per 1000 abitanti.

2. Nei Comuni della seconda categoria la media dei nati in più sui morti per 1000 abitanti é stata di 6.98.

3. Infine nei comuni della terza categoria (piccoli comuni rurali) la media dei nati in più sui morti per 1000 abitanti ha raggiunto la cifra di 9.37: quasi il doppio della media dei grandi comuni della prima categoria.

Va da se che le più alte medie di nascite si sono naturalmente avute nel triennio 1921—23.

Le seguenti cifre sono infatti caratteristiche:

a) In un Comune della provincia di Salerno con popolazione media di 3700 abitanti, completamente rurale, si ebbero:

nel 1921 nati 129 (di cui 5 nati morti) contro 58 morti,
nel 1922 nati 156 (di cui 9 nati morti) contro 86 morti,
nel 1923 nati 150 (di cui 3 nati morti) contro 68 morti.

b) In un Comune della provincia di Cosenza con popolazione rurale media di 1454 abitanti si ebbero:

nel 1921 nati 60 (di cui 2 nati morti) contro 26 morti;
nel 1922 nati 46 contro 27 morti,
nel 1923 nati 54 contro 20 morti.

c) In un Comune della Provincia di Avellino, con popolazione rurale media di 1300 abitanti si ebbero:

nel 1921 nati 50 contro 19 morti,
nel 1922 nati 46 contro 29 morti,
nel 1923 nati 45 contro 13 morti.

Le indagini condotte nei rapporti della età della donna all'epoca del matrimonio non sono riuscite meno interessanti.

a) Nei comuni della prima categoria su mille matrimonii la donna 76 volte era al disotto dei 19 anni.

b) Nei comuni della seconda categoria, su 1000 matrimonii, la donna 170 volte era al disotto dei 19 anni.

c) Nei comuni della terza categoria su 1000 matrimoni la donna 342 volte era al disotto dei 19 anni!

Per la curiosità di qualche dettaglio più significativo, diamo i seguenti rilievi convertiti in cifre:

In un Comune della Provincia di Avellino con popolazione di circa 1600 abitanti, e perciò fatta esclusivamente di contadini, nel 1910 si ebbero 16 matrimonii con 10 donne al disotto dei 19 anni. Di queste 4 avevano 15 e 2 avevano 16 anni!

Nel 1912 su 15 matrimonii, 9 donne al disotto dei 19 anni fra cui 4 di 15 e 16 anni.

Nel 1913 su 14 matrimonii, ben 11 donne al disotto dei 19 anni, di cui 5 di 15 e 16 anni.

Nel 1922 su 10 matrimoni, 6 donne al disotto di 19 anni.

Nel 1923, su 23 matrimonii, 15 donne al disotto dei 19 anni di cui 8 fra i 15 e 16 anni.

Su per giù le stesse situazioni si ripetono nei comuni della stessa popolazione, per mutarsi gradatamente, quando la popolazione ascende mano mano verso l'urbanesimo.

Esempio: in un comune della provincia di Salerno con popolazione media di 6000 abitanti, dove a fianco alla agricoltura fiorisce qualche piccola industria, non soltanto derivata dalla agricoltura ma anche autonoma come quella dei calderai, e dove la popolazione vive agglomerata, facendo uguali rilievi, abbiamo: nel 1910 vi furono 29 matrimonii con 9 donne al disotto dei 19 anni, di cui una di 17 anni e nessuna fra i 15 e 16.

Nel 1912 su 55 matrimonii 18 donne erano al disotto dei 19 anni, di cui 2 di 16 anni e nessuna di 15:

Nel 1913 su 29 matrimoni, 5 donne erano al disotto dei 19 anni di cui 1 di 16 anni.

Nel 1922 su 55 matrimoni, 9 donne erano al disotto dei 19 anni, di cui 1 di 16 e 5 di 17.

Ascendendo la popolazione urbana, cresce sensibilmente l'età della donna che va a matrimonio, per dare nei grandi centri urbani una percentuale infinitesimale di donne che si sposano in età inferiore ai 19 anni.

Sono cifre, queste, che danno da pensare e che corrispondono del resto ai risultati della osservazione quotidiana nelle nostre popolazioni, lasciando la profonda impressione della enorme precocità con cui, la donna, specialmente, va a matrimonio, nella classe dei contadini. Anche l'uomo, del resto, la segue a non grande distanza.

Le cifre della inchiesta da me condotta non danno punto per infrequenti i matrimonii fra contadini in cui l'uomo è al minimo legale dei suoi 18 anni e la donna a 15!

Uomini a 18 anni, figure ancora adolescenti, cosparse di lanugine, in cui pare che il sesso non sia ancora differenziato, diventano mariti. Fanciulle a 15 anni appena, quando l'infanzia da poco ha dismesso le sue innocenti abitudini e le sue sembianze e quando all'eventuale ma non frequente precipizio dei sensi, sovente contenuto dal terrore religioso e domestico, non s'é accompagnato l'irrobustimento, lo sviluppo, la maturità, la resistenza degli organi generatori, diventano madri. Così fisicamente e psichicamente impreparate, diventano madri.

E' anche esteticamente esecrabile il vedere nei nostri comuni rurali — che costituiscono almeno per quattro quinti la popolazione d'Italia — dal tramonto alla avemaria queste rustiche esistenze, ancora prima di entrare nella effettiva giovinezza, a 18 anni, già sfiorite ed avvizzite dallo sforzo generativo e dalla maternità, tornare dalle fatiche della terra, con in capo la culla col rampollo che non ancora avrà superato l'anno, e già di nuovo in gravidanza inoltrata, trascinarsi innanzi un ventre enorme che le solleva sconciamente le vesti denudando le gambe scheletrite e terrose, con un abbandono pauroso delle carni e sulla faccia trasandata e cotta ed escoriata dal sole i segni incisori dello sforzo, della pena, della sofferenza, dello smungimento. Minuscola ed impreparata vittima di una procreazione inesausta e di fatica senza fine, questa giovanissima madre, preoccupata dalla economia domestica, circonda nella stalla o nella pagliaia di più assidue cure la vacca, la capra, l'asina, la scrofa pregne o puerpere, evitando loro le fatiche, trattenendole nel tepore dello stallatico, fra le rudimentali carezze della maternità animale, perocché il danno a quegli esseri nati o nascituri é un danno economico che si riversa sul focolare domestico; ma a se stessa ella non pensa, ingranata com'é nella ruota delle necessità vitali, dopo essere stata assunta acerbamente a compiti gravi che ancora non poteva assolvere.

Il giorno al lavoro, alla vanga, a seguire il decrepito aratro a chiodo dietro le vacche stanche, lente e sonnolenti, a sradicare gli sterpi, a scavare le patate, a spigolare sotto la canicola incendiaria, a guidare, scalza e con i piedi affondati nel limo, l'acqua restia nei solchi della irrigazione, a far tutto senza alcun rispetto per la creatura che l'utero impassibile cova in mezzo ai continui attentati; la sera, dopo il lungo cammino faticoso, con le gambe gonfie, a cucinare, e poi ad allattare e poi a dar ricetto alla prole. E l'indomani, a mattutino — se i piccoli avran permesso di dormire un poco — di nuovo daccapo. Il quadro ultrafrequente non pecca di esagerazione. Chi conosce ed ha voluto conoscere da vicino la vita rurale, attratto dallo studio di simili dolorosi problemi, lo sa. Parlino, del resto, i medici condotti del mezzogiorno d'Italia e della Sardegna in ispecie. Queste povere macchine da figliuoli e da lavoro, messe brutalmente alla doppia funzione con così pericolosa precocità, sono enormemente, infallibilmente prolifiche. Fra contadini vi sono madri spaventosamente prolifiche. In ogni comunello di 2 mila abitanti si contano numerose madri che hanno procreato su una media di 12 e 13 figli: la regola é sui 10. Ve ne sono che ne hanno avuto 15, 18, 20!

Quest' anno mi é occorso di visitare una contadina di Basilicata ai confini della Puglia, della età di 51 anno, che ha avuto 23 figli di cui 19 viventi.

E' naturale che con una cosifatta maternità si rimanga definitivamente esaurite a 35 anni e che tanta carne di figliuolanza pigiata non possa avere la forza di sorreggersi e vivere, perché non può essere assistita.

Io non divido punto l'idea alquanto peregrina della *Vilsing* la quale assevera che parto, allattamento e bambino non vengano influenzati dalla giovane età della madre. Basta una incipriatura di fisiologia per opporvisi. Anzitutto bisogna intendersi sul significato della parola

„giovane età". Se la *Vilsing* parla del periodo dai 15 ai 19 anni su cui noi insistiamo, il nostro dissenso dalle sue asserzioni é profondo.

La più colossale, complicata e mirabile funzione della vita ha bisogno, per svolgersi, della più perfetta armonia coordinatrice e maturità degli organi, controllata da una soddisfacente cerebrazione e da una maturità spirituale adeguata. Fuori di questo equilibrio non v'é normalità eugenicamente generatrice. L'infantilismo psico-fisiologico non può essere viatico di buona prole. Insieme con lo sviluppo degli organi destinati ai massimi e più rapidi sforzi ed alle più celeri reintegrazioni, con una adeguata e rigogliosa distribuzione circolatoria, occorre per la cospicua e complessa funzione della maternità, anche una psiche, una mentalità: occorre che la donna, insieme con le altre attrazioni istintive che determina il ritmo inconscio della giovinezza e della sessualità, intenda la grandezza soave della maternità e la immane responsabilità della madre.

Se tutto questo manca, le unioni deficienti od immature, frutto del nudo istinto o del breve calcolo per la istituzione di una piccola azienda agricola col capitale di quattro braccia, non creano la famiglia, ma il brefotrofio.

Si hanno così, vere ecatombi domestiche. Si generano impavidamente 12 figli in 15 e 16 anni (anche i parti gemellari sono frequenti fra i contadini); spesso ne muore la metà. E sovente questi piccoli morti o morti grandicelli non sono rimpianti perché non v'é tempo di piangere, perché la terra chiama, perché la fatica urge, perché il fato meteorico, despota dei lavori di campagna non tollera vacanze né riposi, perché i più piccoli, i lattanti gridano e piangono per essere allattati ed accuditi, perché infine, l'amore si concentra verso il superstite che sempre abbonda.

Ma non basta. Il più grave é che vi sono di queste madri le quali in 10 anni hanno 10 figli: che per l'urgenza del lavoro e delle contemporanee accudienze domestiche, costoro smettono di lavorare soltanto la sera innanzi il parto, e si rimettono al lavoro al 4° o 5° giorno del puerperio e talvolta — orribile a dirsi! — anche prima; che, in tal modo, senza regola, senza le più elementari precauzioni, senza igiene, senza una rudimentale pulizia, subiscono gravi ed irreparabili danni fisici: dolorosi disturbi e spostamenti degli organi interni, ptosi, prolassi, vizi di posizione dell'utero, flebiti, emorroidi, scoli. Donne che a 30 anni sono finite. Superstiziose, ignoranti, pervase da un pudorismo morboso che spesso contende persino al marito la nozione anatomica sommaria del loro corpo, della loro nudità — di sapore demoniaco! — non accusano se non addiruttura moribonde i loro „mali segreti" quando la peritonite o la setticemia hanno compiuto la loro opera mortale. Talvolta il medico scopre per caso le loro metriti, le loro salpingiti (i mariti furono, un giorno soldati ed emigrati!) i loro prolassi solo per incidenza, durante il decorso di altra malattia intercorrente. Ed anche allora é raro che il medico sia ammesso alla constatazione del .. mistero di così pudiche sofferenze. Al massimo viene tollerata la levatrice la quale sovente, inesperta ed ignorante, con la panacea delle sue lavande e dei suoi ovuli aggrava il male. Ma questa é già un eccezione ed un progresso. Il più delle volte queste infelici, schiave di pericolose riluttanze e di esecrande susperstizioni — quando non capitano nello-

empirismo truffaldino e nella stregoneria — portano con se così gravi mali in silenzio, fuori gli occhi del medico, e li esasperano con la fatica e con la nuova maternità quando ancora é possibile, in un ambiente antigienico ed antisociale, che non conosce la profilassi, la lavanda, il bagno, la grossolana pulizia del luogo e dell'individuo.

Quali requisiti di sanità congenita, quali garenzie di resistenza può dare una prole che nasce così?

La morte falcia abbondantemente in mezzo ad essa, operando una crudele ma provvidenziale selezione, malgrado il danno economico inerente: ma ne rimangono sempre troppi e spesso i superstiti sono deficienti fisici o psichici, malarici, sifilitici, (i nati morti informino): e di simili unità si accresce incessantemente la già esuberante popolazione.

Nel mezzo milione all'anno di rigurgito di vite che ci allieta é fatto largo posto a simili passività biologiche e sociali. A coloro che in questi ultimi tempi in pubblicazioni e statistiche hanno rilevato il fenomeno della depressione della natalità nei grandi centri urbani (Milano ecc.) noi prospettiamo le cifre dei comuni rurali che rappresentano i $^3/_4$ della Nazione, dove nasce e continua a nascere annualmente il doppio dei morti. Il rilievo diventa urgente ed indispensabile per evitare fallaci corenti e facili illusioni della pubblica opinione nei riguardi del fenomeno che va guardato con la maggiore ponderazione perché esso esula dalla topografia delle polemiche puramente scientifiche per incidere nella considerazione di più importanti fatti sociali del momento.

Torniamo ai contadini.

Su questa larga categoria di lavoratori che, tranne poche eccezioni (Emiliano, Ferrarese, qualche settore della Romagna, qualche settore della Puglia) non conosce la comunità, l'organizzazione, l'associazione; che vive dispersa, talora in vere e proprie condizioni di nomadismo, lungi dai contatti elevatori della educazione e della civiltà, la legislazione sociale non può aver presa, per la stessa assenza del fenomeno associativo.

Tanto meno può aver presa il neomalthusianismo, sia pure rudimentario. L'anticoncezione é parola inusitata, mai ascoltata, mai intuita. L'aborto provocato a fine eugenico non é nella concezione, e nella ipotesi comune. Talvolta — ma beninteso, soltanto per la morale! — affiora quà e là l'infanticidio sporadico . . . .

Questo impressionante stato é più diffuso di quanto non si pensi. Esso si estende — tranne poche regioni più climaticamente fortunate e quindi più agricolamente evolute — a tutti i comuni rurali; specie di montagna, con mezzi di comunicazione insufficienti o mancanti, senza case igieniche, senza regolazioni di frane, senza sistemazioni forestali, senza bonifiche. E' questo l'ambiente della procreazione inesausta: é questa la classe che determina il supero di mezzo milione di nati per ogni anno.

Ed é quì che dovrebbe attuarsi una seria limitazione della natalità, per la ricostituzione di un equilibrio sociale.

Non si parli, per contradirci, di scarsezza di disoccupazione fra contadini. Si tenga presente che fino ad ieri la valvola di sicurezza contro una così incessante procreazione fu l'emigrazione che oggi, per quanto riguarda i paesi transoceanici, é stata composta nel suo sudario.

E si tenga presente altresì, che la relativamente scarsa disoccupazione dei contadini é mascherata dal loro spicciolato esodo verso il proletariato industriale, vale a dire verso l'urbanesimo, e dall'ambiziosa tendenza di chi ha tratto qualche economia dalla terra a fare dei suoi figliuoli, non degli agricoltori colti e razionali, ma degli impiegati, dei professionisti, vale a dire, con ogni probalità degli spostati, aggravatori della odierna crisi generale.

D'altra parte, la mancanza di vere e proprie organizzazioni di contadini — tranne poche regioni che richiedono copiosa o simultanea mano d'opera — e lo stato di vera disseminazione nelle zone rurali, non permette un vero e proprio calcolo ufficiale della disoccupazione fra contadini.

Fissati in tal modo alcuni punti essenziali intorno all'argomento, noi ci dichiariamo ben lontani dal chiedere l'adozione di tutti i mezzi e l'entrata in funzione di tutti i paurosi armamentarii che sono nel bagaglio orgoglioso della Dott. Stopes e di simili copiosi apostoli sfolgoreggianti dall'Hudson al Tamigi; i quali, peraltro, partono da altri punti di vista in cui vien messo in gioco, specie dagli apostoli .... femminili, l'egoismo della donna, il feminismo redentore ed altri postulati rispettabili, ma da discutere, quando tendono a mete eccessive e sovente contrastanti con i fini della difesa sociale.

Molto, però, noi intendiamo attendere dalla esperienza altrui prima di prospettarci, ad esempio, la sterilizzazione, la quale se per alti fini sociali siamo disposti ad accogliere per i criminali recidivi, in verità non sapremmo adottare ai puri fini eugenici, tenendo presente che con tale provvedimento troppo radicale e saremmo per dire imperialistico, non soltanto viene soppressa la generazione, ma sono sottratte quelle secrezionni interstiziali senza delle quali l'organismo perde il suo tono, si depaupera ed isterilisce in tutte le altre complesse funzioni.

Purtuttavia, questi punti vanno seriamente studiati:

a) Limitare adeguatamente le nascite nelle classi lavoratrici, specie nei contadini, eminentemente prolifici ed esuberanti (vedi emigrazione) senza ricorrere a mezzi fisici, chimici, meccanici, e senza indurre nell'organismo materno profondi mutamenti psico anatomici che turberebbero gravemente tutte le funzioni vitali.

b) Compiere tutto ciò senza creare conflitti spirituali, senza intaccare l'etica familiare, senza urtare i sentimenti della fede che nelle classi meno evolute e più cerebralmente semplici costituiscono sempre le migliori leve morali e che perciò debbono essere rispettati, per la preservazione di una più sana e più degna compagine sociale.

Mentre il neomalthusianesimo nelle forme più blande-checché se ne dica- si acclimata, e matura i suoi frutti, spogliandosi di taluni postulati intollerabili e munendosi di più larga e tranquilla esperienza; mentre allo specialista si ampliano sempre più le attribuzioni etico-tecniche, perché possa più estesamente e con maggiore garenzia per la sua coscienza impedire le concezioni cattive ed interrompere le gravidanze individualmente dannose, bisogna, risalendo alle radici del male, escogitare provvedimenti ed espedienti che valgano a limitare o ritardare il matrimonio.

Anche se a nessuno deve essere contesa la suprema delizia del piacere, bisogna che la convinzione si faccia che non tutti possono generare. Non è da confondere lo "appagarsi" che nessun uomo ha in animo di contrastare al suo prossimo, col "generare" che, in talune evenienze, per la stessa difesa della saldezza della famiglia e della integrità della stirpe, può e deve essere contrastato. Tommaso Campanella che guardò il problema oggetto delle nostre indagini e dei nostri studi con così anticipata genialità di intuito, suddivise i suoi esimi abitatori della ideale città del Sole, e creò la categoria dei generatori.

La lontananza da quella luminosa città non ci distolga dal pensare al contenuto filosofico, sociologico e biologico di quella distinzione. Molti non dovrebbero generare, molti generano troppo, molti dovrebbero generare più tardi.

Chi é idoneo alla grande funzione non deve anticipare: compia lo sforzo ed il sacrifizio, se occorre, di attendere il tempo suo. L'esperienza dimostra che una sufficiente volontà, una adeguata coscienza ed educazione, una volenterosa eliminazione delle "occasioni" e delle "circostanze" che esercitano potere suggestivo sulla giovinezza, una terapia di sane distrazioni attraverso l'educazione fisica ed i ragionevoli esercizii sportivi che esercitano una favorevole polarizzazione di pensiero, possono essere bastevoli a protrarre ragionevolmente — beninteso non oltre certi limiti — l'esercizio dell'altissima funzione.

Dopo una fase di esagerazione nel riconoscimento quasi doveroso di tutti i dritti ad oltranza che i sensi reclamano, presso gli educatori ed i fisiologi si va consolidando una corrente la quale proclama che nessun danno deriva alla giovinezza, al suo sviluppo, alla sua evoluzione psichica da una più morigerata condotta dell'adolescenza e della prima giovinezza, e da uno sforzo di castità che valga a rimandare di qualche anno l'obbedienza oculata e non cieca agli imperi dell'istinto.

In una memoranda seduta dedicata in Roma dalla Società per lo Studio delle questioni sessuali ed eugeniche al controllo delle nascite, il giovane ed illustre fisiologo *Silvestro Baglioni* prospettò con argomenti convincenti questo punto di vista, aggiungendo considerazioni di carattere scientifico e sperimentale sui benefici di certi risparmi di energie e di tensioni e sulla benefica economia di taluni succhi vitali.

Qualche oltranzista dell'imperio dell'istinto ad ogni costo, in quella giornata scosse scetticamente la testa come per scacciare l'umile pensiero *Baglioniano,* lievemente perforatore, ma rimase alla fine un pò pensoso per quanto di convincente aveva dovuto ascoltare.

Questa corrente, che é naturalmente sorretta con larghezza e con simpatia nel campo della propaganda cattolica, merita consensi ed incoraggiamenti per i benefizi, sia pure modesti, che può apportare nel campo delle azioni eugeniche.

Il Prof. *Gemelli,* Rettore dell'Università cattolica lombarda, uomo di cultura e di pensiero che sovente sa divincolare dalle strettoie del dogma l'austera autonomia della scienza, nell'ultimo Congresso di eugenetica sociale a Milano, non mancò d'insistere su questo delicato punto, ponendosi risolutamente nella corrente di coloro che in fatto di educazione ed igiene sociale vogliono dare alla indiscutibile azione della morale un valore netto di terapia raffrenatrice degl'istinti e, perciò elevatrice della coscienza.

Noi troviamo che questa corrente non debba essere contrastata, come collaborante ai fini che intendiamo raggiungere con tutte le buone armi che si porgono a noi. E l'arma ci persuade e può facilmente aver presa, se bene adoperata, sulle giovani anime.

Se nulla dovesse ottenersi da un simile strumento di propaganda, dovremmo disperare definitivamente di tutto ciò che di proficuo possono dare in altri campi l'esempio, la scuola e l'educazione.

Non conviene, peraltro, esagerare, se non si vuol peccare d'ingenuità o contentarsi di fallaci illusioni.

E' ben per questo che, con tutta la massima buona volontà, non ci riesce di sottoscrivere ai precetti di *Mahatma Gandhi* che nel suo libro "Guida alla Salute" di recente pubblicazione in Italia [1]) vuol risolvere i più gravi problemi igienici ed eugenici con la più assoluta castità. Trattasi evidentemente di ingenui pensieri in profondo contrasto con le necessità primordiali della vita e con la sua profonda essenza, che potrebbero trovar ascolto solo nella psiche di individui non normali ed aborrenti dalla eccelsa funzione della perpetuazione della specie.

D'altra parte, riandando verso i precursori del nostro movimento, nella Citta' del Sole che é la Repubblica ideale di *Platone* con qualcosa biologicamente in più, non manca un incoraggiamento alla temporanea castità.

Platone fissava le età minime pel matrimonio in 30 anni per l'uomo e 20 per la donna. Il pensatore di *Stilo,* un pò meglio biologo, decreta che chi si trattiene dal generare fino a 21 anno sarà celebrato "con feste e canzoni".

Non senza meditazione debbono lasciarci tali precetti lanciati a così diverse distanze di secoli ed incontratisi lungo il millenario cammino.

Se é vero, infatti, che la donna a 15 anni è atta a generare, non é meno vero che i suoi organi della generazione non hanno ancora acquistato, insieme col resto dell'organismo (lo sviluppo in altezza ne sia prova) quella capacità di resistenza, quel consolidamento, quel rigoglio e quella maturità funzionale che sono indispensabili non solo al compimento dell'alta funzione, ma sopratutto al ripetersi — e spesso a brevissima scadenza! — di essa, senza danno costituzionale dei nascituri e senza debilitazioni, deformazioni e conseguenti manifestazioni morbose nella compagine del prezioso organismo materno: manifestazioni talvolta irreparabili.

La frequenza del prolasso dell'utero nelle giovani contadine multipare, é ben nota, per non accennare ai penosi vizii di posizione dello utero che si determinano in seguito a processi infiammatori dovuti a scarse regole igieniche ed antisettiche ed allo scarsissimo periodo di riposo che segue al parto.

La presenza del completo prolasso dell'utero con tutti i suoi penosi inconvenienti, costituisce uno degli stati più dolorosi di demo-

---

1) *Mahatma Gandhi* l'apostolo Indiano nella sua „Guida alla Salute' scrive: „ai genitori che leggeranno queste pagine rivolgo una preghiera. Non leghino una pietra al collo ai loro figli sposandoli in giovanissima età. Pensino al bene dei figliuoli e non solo ai loro proprii interessi; lascino in disparte le idee sciocche. di „rispettabilità" o di „orgoglio di casta" ed abbandonino queste tradizioni spietate. Se veramente desiderano il bene dei loro figli, pensino sul serio al loro progresso fisico, morale ed intellettuale: ricordino che non potrebbero nuocere loro più gravemente di quello che fanno, obbligandoli ad entrare nella vita coniugale con le sue tremende responsabilità, mentre sono ancora poco più che fanciulli."

ralizzazione e di debilitamento permanente per le giovani madri! Ma della immaturità della donna a diventare madre a 15 anni, abbiamo segni evidenti, non solo nei fatti anatomo-fisiologici più visibili e più grossolani, ma anche in quelli di carattere più delicato. E poiché fra i più importanti, benché meno appariscenti sono da ritenere i processi di cerebrazione che dominano non soltanto le funzioni, della vita vegetativa ma anche quelle di relazione, conferendo all'organismo umano gli attributi della serietà e della ponderazione, non é superfluo, prospettare i risultati d'indagini profondamente dimostrative dai quali si deduce che la donna soltanto a 20 anni può dirsi cerebralmente maturata *(Morselli)* con un corrispondente massimo di peso del suo cervello, e che il maschio diventa cerebralmente maturo un pò piu tardi, fra i 20 e i 30 anni.

Si pensi ora un poco quanti piccoli infelici in meno, quante valide madri in più, quale più serio contributo all'etica familiare, e quanto beneficio sociale sarebbe per determinarsi, se si cominciasse per protrarre di un triennio il termine di età minimo per accedere al matrimonio [1]).

E si pensi ancora quale nuovo, ma macchinoso contributo, fuori delle molteplici manovre anticoncezionali ed abortive, (per le quali, é così grande e corale la ripugnanza . . . . . . in pubblico!) verrebbe alla limitazione e selezione delle nascite, quando il "matrimonio eugenico" accolto dalla pubblica coscienza ed avviato da provvedimenti legislativi, facesse trionfalmente ingresso nella immensa funzione della nostra vita sociale!

E' strano che molti biologi e pensatori si preoccupino ugualmente del problema, si rendano ugualmente conto che — dopo la i attura della emigrazione — bisogna pensarvi per tempo, ad evitare l'accumulo delle nascite e sopratutto di quelle cattive; ma che, poi, quando giungono alla cura del male, ripugnino d'indirizzarsi alle radici dove si annida il cattivo germe. Bisogna, secondo costoro, non impedire che nascano figli rachitici, deficienti, luetici, ma aspettarli lietamente al varco e poi . . . . . curarli, se é possibile.

Un acuto scrittore e scienzato tempo fa ha scritto:

„Lasciamo nelle mani della Provvidenza l'incontrarsi e l'incrociarsi dei germi. Il nostro intervento utile comincia subito dopo".

Cioé, dopo lasciato consumare il delitto . . . . . eugenico!

Non é il caso di comentarè, tuttavia è da domandarsi il perché di una strana ostinazione a non voler ricorrere alla profilassi del matrimonio ed alla più savia regolazione di esso, quando da tali provvedi-

---

1) Allorché in Italia bisognò procedere alla coordinazione del codice civile, una larga discussione fu aperta intorno alle varie proposte circa il minimo legale di età per accedere al matrimonio.

Pasquale Stanislao Mancini, nel ricordo della vecchia legislazione francese, proponeva un limite più basso, basandosi sopratutto sui fenomeni formali della pubertà. Qualche altro, invece proponeva, ma molto timidamente la elevazione del limite di età.

La proposta *Mancini* che pareva dovesse prevalere, trovò un tenace oppositore nel Niutta, il quale osservò „come per contrattare un matrimonio non basta che gli sposi siano giunti allo stato di pubertà, ma fa d'uopo che siano ben capaci di comprendere l'importanza del vincolo perpetuo che contraggono: che del resto, nell'interesse dell'igiene e della robustezza stessa degli sposi, della prole, converrebbe richiedere una età anche più matura di quella che fissa il Codice anziché contentarsi di una età minore, come é opinione dei più accreditati filosofi e statisti."

menti può venire la soluzione di uno dei problemi nazionali che bisogna tener d'occhio con le maggiori attenzioni. Una schiera di cultori delle dottrine eugeniche cui fu a capo il Prof. *Gini,* pur riconoscendo la complessa gravità dei problemi che vi si riferiscono, e dei quali quello della natalità appare evidentemente il nucleo integrativo, ha mostrato recentemente l'opinione che pel momento, lungi dall'iniziare azioni, e dal richiedere provvedimenti, bisogna studiare ancora, studiare soltanto. Questa opinione fu riaffermata solennemente in un ordine del giorno del I Congresso Italiano di Eugenetica sociale che ebbe luogo a Milano nel settembre del 1924 [1]).

In verità noi non riusciamo a rassegnarci alla concezione non solo di soverchia immaturità ma anche abulicamente statica che ha del divenire delle dottrine eugeniche il chiaro professore di statistica, il quale, forse dalla natura stessa dei suoi studi, viene tratto a considerare l'argomento come sciolto da ogni vincolo con le febbrili contingenze della vita sociale e dei suoi mali: e perciò, per l'amore dell'arte, perde di vista le urgenze biologiche e sociologiche che s'impongono per la soluzione di taluni problemi.

Bisogna un poco intendersi. Per quanto le dottrine eugeniche non siano vecchie, esse non sono neppure tanto giovani, anche se il nostro pensiero non voglia andare a cercarne i primi bagliori, nei lontani antenati *Platone* e *Campanella* ed in taluni capitoli della legislazione *Greca* e *Romana.*

D'altra parte non conviene dimenticare che dal giorno in cui *Francis Galton,* ripigliando i fili del passato, lanciò le sue prime geniali e generose concezioni (ponendosi audacemente all'opera e vedendo come per incanto crescere rapidamente i seguaci dintorno); da quel giorno ad oggi varii anni sono passati non inutilmente, né senza esperienza, né senza constatazioni e confronti dolorosi. E fra questi anni, ne sono passati alcuni — quelli della guerra — che contano per secoli.

Tutto ciò ha avviato l'eugenica ad una buona maturità che non deve isterilirsi in una senescenza da biblioteca.

Prova evidente di tale maturità non rimane soltanto lo stato di progresso di simili studi presso alcune Nazioni ed anche presso di noi, ma l'esistenza di una vera e propria legislazione eugenica che già vige e si va sempre più intensificando in alcuni Stati più progrediti di noi in queste discipline.

La concezione statica del Prof. *Gini* non ci soddisfa gran che. Le braccia, la volontà, le leggi, l'inizio di nuove forme educative sussidiate dalle leggi medesime, non debbono incubare e fermentare in una inerzia dannosa all'organismo sociale, intanto che gli eugenisti statici s'indugiano ed invecchiano a compulsare libri, ad allineare cifre, a maturare teorie.

---

[1]) L'ordine del giorno dice: Il 1. Congresso Italiano di eugenetica sociale, mentre plaude alla attività scientifica dei cultori di genetica e di eugenica, riconosce l'importanza dei risultati raggiunti, constata che di fronte al carattere complesso e delicato dei problemi di eugenetica applicata, il molto che si é fatto é ben poco di fronte al moltissimo che resta da fare, e senza escludere che fin da oggi si possono trarre da detti risultati utili direttive alla condotta dei privati ed alla azione degli Enti pubblici, afferma che la più grande prudenza s'impone e che, frattanto, é sopratutto nel campo delle ricerche e delle osservazioni che i cultori della Eugenetica debbono convergere i loro sforzi.

Sulla vita umana e sulle sue manifestazioni sane e morbose si agita una febbre inesausta di moto, di attività, di desiderii, di dinamismo cui il perturbato fattore economico imprime un ritmo vorticoso. Bisogna entrare nel ritmo per non giungere buoni ultimi, inutilmente. Studiare troppo mentre i pericoli incombono, mentre altri già a molti di tali pericoli hanno ovviato, può diventare anche colpevole ai danni della Nazione e della razza: e tali colpe non ammettono indulgenze.

A tal riguardo il compianto Prof. *Serafino Patellani* nel suo bellissimo ed erudito discorso inaugurale della cattedra di eugenetica nella Università di Milano, per una ammissibile valutazione di responsabilità in chi per la prima volta parla ufficialmente in Italia delle nostre dottrine, si fece eco delle eccessive ragioni di prudenza consigliate dal Prof. *Gini* e sancite nell'ordine del giorno ricor dato.

A parte altri argomenti di valore secondario, il Prof. *Patellani* basava le sue riserve sulle ombre e penombre delle leggi della eredità e sugli studii *Mendeliani* che sovente costituiscono il campo trincerato alterno per i temporeggiatori e per gli oltranzisti.

Egli si domanda come potrebbe essere imposta una selezione per le generazioni quando la genetica insegna che "non sempre dalla fecondazione dei fiori che a noi sembrano più belli si hanno semi che alla loro volta offrono piante più rigogliose".

A noi pare che in quel "non sempre" sia contenuta la risposta all'assillante interrogativo. I floricultori, infatti, ci ammaestrano che, salvo eccezioni, dallo incrocio di esemplari belli nascono gli esemplari bellissimi. Per discendere ai fatti reali contingenti, uno degli stabiliti capisaldi della battaglia del grano é stato fissato nella selezione delle sementi.

Del resto, lo stesso Prof. *Patellani,* poco dopo aggiunge: "Un'eccezione soltanto dobbiamo fare quando trattasi di alterazioni patologiche trasmissibili ai discendenti, ad esempio di malformazioni somatiche rilevabili o di fenomeni disteleogici che sappiamo ereditari, specialmente se con carattere dominante; ma allora l'istinto selettivo aiuta nel non favorire tali incroci disgenici".

In tal modo egli ammette l'eccezione, per i casi di eccezione.

E poiché l'umanità nella gran massa é buona e sana e non conviene contribuire ad inquinarla, noi invochiamo che con mezzi adeguati in cui la scienza ha detto non dubbie parole, si riducano sempre più tali eccezioni.

Conviene, poi, per tanti casi gravissimi in cui i fattori disgenici sono più che evidenti ed in cui l'eredità morbosa si presenta ineluttabile, accontentarsi, come dice *Patellani,* che il solo istinto selettivo ci aiuti nel non favorire gli incroci disgenici? Questo é il punto.

Comunque, i problemi delle nascite, delle cattive nascite, della degenerazione attraverso i mali sociali e la loro eredità, della incolpevole infanzia condannata, della maternità abbandonata, sono tali da non ammettere indugi per tutti i tentativi e le soluzioni da indirizzarsi; per cui noi già ci sentiamo colpevolmente in ritardo. Mentre il medico studia, il luetico e l'epilettico demoralizzano la famiglia, danneggiando la società e la stirpe; i mali mentali ne annebbiano le vivide luci; la cattiva educazione fisica, morale e sessuale ne degradano il vigore e l'essenza.

Bisogna perciò passare dalla statica finora caldeggiata dal Prof. *Gini* al dinamismo, senza altre attese. Alcune delle questioni che possono avviarsi a soluzione mercé provvedimenti per i quali si richiede l'intervento della autorità dello Stato, sono state già oggetto di lungo studio fra noi; ed altrove, dopo lo studio, sono venuti già i frutti dell'applicazione di provvedimenti e delle sanzioni relative, per cui già le statistiche ne vanno constatando i benefici effetti. Le perplessità che possono tuttavia essere determinate da quel quid di oscurità che ancora investe taluni lati dei problemi della eredità, non debbono venire esagerate pel preconcetto statico di una ulteriore attesa. Il *Mendelismo,* le vedute di *Bateson,* quelle di *De Vries,* di *Gates,* e le deduzioni di *Bianchi, Sergi* ed altri, potranno essere discusse in qualunque loro dettaglio, nel modo di spiegare il verificarsi ed il succedersi dei varii fenomeni; ma i fatti della eredità morbosa permangono sotto il controllo delle scienze biologiche e cliniche; ed ogni indugio, ogni statica aggravano le condizioni dell'organismo sociale, per la immissione di nuovi elementi disgenici in esso.

Poiché tale salvataggio é urgente, e lungo tempo dovrebbe trascorrere se volessimo attendere rimedio dalla semplice e troppo platonica speranza di una maturazione naturale della pubblica coscienza, noi siamo tratti ad invocare i poteri dello Stato il quale, nei riguardi della profilassi del matrimonio, non é immaturo ad assolvere taluni suoi doveri sorgenti dalla necessità utilitaria di regolare le sue troppe nascite e di selezionarle.

Alcuni di tali doveri possono essere assolti senza preoccupazioni perché finiscono per trovar riscontro nei sentimenti della etica comune e nella logica della difesa della vita individuale e della sana compagine familiare: e, sempre ai fini di creare nella collettività un ambiente più propizio per l'accettazione dei postulati eugenici, insieme ai provvedimenti invocati, lo Stato dovrebbe sentire il dovere di creare istituzioni di cultura, veri laboratori biologico-sociali, dove studi, esperimenti, avviamenti educativi possano aver luogo, non solo a scopo di difesa e per favorire i necessarii progressi delle dottrine, ma per diffonderle sempre più al fine di creare intorno ad esse una più vasta atmosfera di consentimenti.

L'Istituto Norvegese di Igiene della razza ed altre istituzioni consimili in pieno sviluppo in altre Nazioni, offrono largo incoraggiamento perché anche in Italia si cominci a passare dalle battute di attesa ad una fase di proficua attività.

Il valore di simili istituzioni integrate da quelle volontarie culturali e di propaganda nei varii ceti sociali, non é da porsi in dubbio. L'infermo, l'inadatto alla generazione, il tarato debbono essere richiamati alla loro realtà, ed ai danni sociali dei loro atti inconsulti derivanti dalla intempestiva creazione di un nuovo nucleo familiare.

Gl'infermi di malattie contagiose guaribili, nel loro interesse, nello interesse degli altri, di tutti, per la salvaguardia di una effettiva morale domestica che é sempre pericoloso scompaginare, per le rosee illusioni primordiali di cui non deve essere sfrondato il sacramento nuziale, possono bene attendere la loro guarigione, prima di avviarsi alla nuova era di comunione fisico-spirituale che identifica nell'affetto elettivo di due giovinezze il fato più grande della perpetuazione della razza.

Tutte le non sublimi impazienze di costoro condurrebbero non soltanto alla degradazione fisica, al contagio sicuro, alla forse irreparabile contaminazione dei germi, ma altresì al crollo volgare e repentino di quelle soavi idealità non infrequentemente irrorate dall'amore, spesso difese dalla stima, che debbono costituire almeno per un certo tempo nella vita, la corazza invulnerabile di quel complesso e difficile X che é il matrimonio. I malati di malattie inguaribili ed inficianti la prole, per un supremo fine di difesa che supera le mutabili e passegere contingenze individualistiche, non dovranno generare: perché l'atto generativo accompagnato dall'evento della prole, costituisce in questi casi un vero e proprio crimine sociale.

Ed i sani, troppo giovani, dovranno indugiarsi un poco. Le esigenze della collettività non reclamano un vertiginoso afflusso di esseri sulla non lieta soglia dell'esistenza. E le difficoltà dell'esistenza medesima, esasperate oggi dalle pesanti conseguenze del conflitto da cui il mondo é uscito, chiedono che si maturino meglio le energie e si aprano con maggiore prudenza gli occhi prima di addossarsi l'onere non piccolo di una nuova famiglia. Se un vero e saldo legame di affetto e di stima deve avvincere la sposa allo sposo, pensi sopratutto costui ai danni di un precoce inizio della vita coniugale: danni che in massima parte si riverseranno sulla giovanissima madre, non ancora fisicamente adeguata al trauma psico-fisico ed alla grave missione della maternità.

Mediti lo sposo, con la serena mente di uomo, su questo suo sovente inconscio egoismo anticipatore: pensi a quello che ne sarà di una madre lavoratrice dopo un quinquennio di tale esistenza, nel caso che lungo il calvario fosco di diuturni travagli, non abbia lasciato la vita, inutile rottame dilacerato e scompaginato, prima di giungere alle soglie della maternitá.

Differire i matrimonii precoci-Ritardare i matrimonii temporaeamente insani- Impedire i matrimonii sicuramente perniciosi.

Ecco un trinomio intorno al quale conviene che non soltanto gli uomini di studio e di pensiero, ma anche i medici, i maestri, i curatori di anime, le madri stesse edotte dalla dolente esperienza, compiano opera di penetrazione e di persuasione perché si avvii la pubblica coscienza alla comprensione di queste semplici cose e perché, sopratutto, vengano imposte provvidenze legislative, nell'azione efficace delle quali chi ha una qualche conoscenza della psiche comune, apata, o ribelle, ha ragione di riporre maggior fiducia.

In alcune Nazioni, astrazion fatta dalle condizioni di clima e d'ambiente, il matrimonio é permesso, specie alle donne, in età meno acerba. Il nostro piccolo mondo non uscirebbe certo fuori dai cardini se i limiti di età legali per l'assunzione al matrimonio salissero ai 19 anni per la donna ed a 22 per l'uomo.

Ciò, ripetiamo, tornerebbe a quasi esclusivo interesse delle classi lavoratrici, sopratutto dei contadini, dove, in tal modo, la protezione della salute e della vitalità materna e la diminuzione della natalità (oramai non più trasformabile in merce di proficua esportazione dopo la chiusura delle capaci porte dell'America del Nord) avvierebbero indubbiamente quella infelice categoria di lavoratori ad un insperato benessere familiare.

Di proposito abbiamo parlato di interesse quasi esclusivo dei lavoratori; le altre classi, le più elevate specialmente, in gran parte vi hanno pensato da se. Insieme con i silenziosi provvedimenti limitativi dovuti alla iniziativa individuale sapientemente mascherata, provvedimenti a mezzo dei quali taluni ambienti hanno finito per regolare sobriamente e razionalizzare la natalità, oggi nella logica, nella filosofia e nella propedentica del matrimonio esse hanno già incluso il postulato ragionevole del possesso di una età ragionevole per accedervi.

Nei centri urbani, infatti, sono eccezionalmente rari, presso le classi medie ed elevate, i casi di veri e proprii matrimonii precoci: anzi, può affermarsi che non esistono addirittura. Ed é logico. Sono classi privilegiate fra le quali l'educazione, l'istruzione, la propaganda, la lettura, la cultura, la nozione della cronaca quotidiana hanno fatto buon cammino.

Pensare che per ora questi mezzi efficaci di convincimento volontario possano giungere alle classi inferiori, quelle che ne sono le più bisognevoli, quando frattanto non ne possediamo i mezzi e mancano organizzazioni adeguate ed economicamente valide, significa illudersi. Non abbiamo ancora per esse mezzi convincenti di penetrazione, opportunità per attrarle; né hanno quella rudimentale preparazione di cultura e di spirito che occorrerebbe per accedervi. E' già troppo se, specie nel nostro mezzogiorno, mandano i figliuoli alla scuola, con la percentuale del 50%! D' altra parte non hanno tempo da sottrarre al lavoro, al riposo, o magari al settimanale sollievo della bettola, estremo gaudio e rifugio, dopo la santa messa, dei vacui pomeriggi domenicali.

Da questa impossibilità attuale di penetrazione nella coscienza di una larga categoria d'individui componenti l'organismo sociale e da una tal quale incomprensione o neghittosità degli Enti educatori, cui pare che tuttavia sfugga la importanza che tali argomenti assumono nei confronti della travagliata vita sociale, sorge la necessità dell'intervento dello Stato, tutore indubbio dei minorenni del pensiero su cui esercita la sua patria potestà.

La considerazione del lungo protrarsi di un preoccupante supero di natalità in una Nazione povera di mezzi e di sottosuolo, che non ha altre terre da coltivare (tranne quelle che per essere bonificate reclamano miliardi che non ci sono), che non ha più dove utilmente emigrare (quando nel 1913 ne emigravano 700—800 mila) assurge nei suoi rilievi ad una vera e propria responsabilità di Stato, il quale così come negli altri campi della pubblica difesa, deve provvedere, ben conoscendo che in tal modo difende se stesso.

Per l'interesse e per la forza della Nazione, la nostra razza deve essere selezionata. E la razza si seleziona non soltanto impedendo le cattive nascite, che costituiscono un danno economico collettivo ed uno sperpero di energie e di sentimenti, ma evitando anche che da individui di età eccessivamente precoce si generino i nuovi nati. In tal modo la selezione diventa anche limitazione. E la limitazione diventa riequilibrio.

La elevazione dell'attuale minimo di età necessario per l'attuazione del matrimonio ed i provvedimenti atti a salvaguardare il matrimonio stesso dalle insidie perenni di morbi dissolvitori o da quelle temporanee di altri mali curabili che solo pel momento potrebbero tornare esiziali, possono seriamente costituire due efficaci ed innocenti surrogati da sostituire al neomalthusianismo strumentario, operativo o sterilizzatore.

Quali gravi obiezioni potrebbero esser mosse, del resto, contro la elevazione di un triennio della minima età matrimoniali per l'uomo e per la donna [1])?

Per quanto ci affanniamo a scrutare nel campo giuridico, biologico e sociale, in verità non ci riesce di scoprirne: né potremmo, nel caso, spaventarci di qualche protesta degli adolescenti; del benessere, dell'avvenire fisico e della conservazione dei quali noi non dimentichiamo di preoccuparci: tenendo presente che é consigliabile la maggiore ponderazione e maggiore maturità di pensiero nell'affrontare il passo del matrimonio e guardando intorno le funeste e talvolta tragiche conseguenze di una fatale leggerezza o di una colpevole superficialità.

Una apparentemente seria preoccupazione può essere prospettata: il pericolo di contatti impuri e contagiosi nel ritardatario del matrimonio, oppure l'altro pericolo: la ricerca dei compensi sensuali nella dedizione ad un qualche godimento solitario.

Nei confronti del primo pericolo si può ribattere che é quistione di tendenze le quali sono esplicabili in ogni età, compresa purtroppo quella matrimoniale. Aggiungiamo però, che nel caso del contadino dei piccoli centri rurali é proprio l'opportunità del contatto impuro ed inficiante che manca per l'assenza di veneri vaganti.

D'altra parte tal pericolo non é apparso apprezzabile nelle sue consequenze presso le classi medie ed alte e nei centri urbani dove volontariamente — e le statistiche lo confermano solennemente — non si va a matrimonio se non al disopra dei 20 anni e su una media stabile fra i 23 e 28 anni.

L'altro pericolo poi, a volerlo esaminare con tutta serietà, ci porterebbe molto lontano. Gli ultimi studi, i contributi di biologi e comunque studiosi di questi giovani argomenti ci dicono che quando non si tratta di perversione, di vizio, di vera e propria forma morbosa da rientrare nel capitolo "malattie", non é poi da spaventarsene gran che, né bisogna guardare con terrore ai danni fisici, psichici, cerebrali di una cotanta ultratemporanea iattura.

Passiamoci la mano per la coscienza!

A parte tutto ciò, e volendo solo fugacemente ritornare all'accenno già fatto ai canoni della astinenza, é notevole il movimento attuale di scienziati e di fisiologi che ricominciano a considerarla quasi come una terapia: momentanea terapia, del resto.

---

[1]) *Napoleone*, durante i lavori preparatori del Codice, allorché si trattò di stabilire il minimo di età legale per accedere al matrimonio, minimo scandalosamente basso presso l'antico regime, osservò: „Il matrimonio era prima l'unione dei corpi e si aveva perciò riguardo soltanto alla pubertà: ora é l'unione delle anime. Come vuolsi che vi sia unione delle anime, là dove la vita morale comincia appena?"

Ecclissate le eccessive teorie del libero corso alle esigenze dell'istinto sessuale e smontate tutte le deduzioni catastrofiche psico-fisiche derivanti dallo inappagamento di esso o dalle sostituzioni solitarie, si é pensato che v'é qualche altra cosa, come la volontà, come l'educazione, come il ritegno, come l'evitare o lo sforzarsi di evitare le cause eccitatrici, qualcosa dunque che può bene placare gl'impeti ed indurre i sensi ad una relativa mansuetudine.

La donna sana delle nostre morigerate famiglie insegni. Anche in questo campo l'esperimento, l'indagine sulla effettiva essenza di taluni poteri fisiologici, e la giùsta valutazione dei mezzi che influendo sulla psiche, sui sentimenti della morale e sulla educazione determinano sane e salutari inibizioni, hanno offerto un cospicuo indice probatorio ai sostenitori ragionevoli di una temporanea astinenza.

Purtroppo é da considerare che molti agenti esterni, complesse ragioni di ambiente ed una certa mentalità sensuale ereditata dalla guerra costituiscono serii pericoli per la tranquillità della giovinezza. Talune rappresentazioni teatrali dove la mancanza di genialità artistica cerca riparo dietro la esibizione di procaci nudità, taluni spettacoli cinematografici, e sopratutto lo spettacolo che da troppo lungo tempo si protrae di una moda femminile denudatrice e paradossalmente fautrice d'una strana mascolinizzazione (capelli tagliati, abiti maschilmente aderenti, tacchi bassi, ecc.) che dovrebbe sminuire gli ardori dei maschi effettivi, mentre non fa che eccitarli maggiormente; i profumi, gli arredamenti dei salotti, il fumo ed altri lenocinii del cattivo femminismo contro cui invano tuona la parola della Fede per bocca dei suoi maggiori apostoli, hanno creato una vita irta di provocazioni, di incubi, di allettamenti per i nostri giovani. Grave diventa in tal modo il sacrifizio che si richiede alla loro spensierata età ed al rigurgito di vita che promana dal loro vigore in ascesa. Purtuttavia, una sana educazione morale, lo scoprire senza ipocrisia e senza velami ad essi tutto l'amaro e tutte le insidie che possono nascondersi dietro il fugace paravento del piacere; in uno, una sana, intelligente, illuminata educazione sessuale la quale prospetti la natura di taluni pericoli ed i danni irreparabili che possono conseguirne per la salute, per la vita, per la pace del domestico focolare, per la sorte della generazione, potranno indubbiamente far impallidire gli effetti sconvolgenti ma talvolta fugaci di visioni plastiche, di seni esibiti con sfacciata impudicizia o di anche sapientemente mosse sotto la guaina premeditatamente aderente di seriche vesti.

L'educazione sessuale da molti cosi temuta quasi come l'inizio di una conscia contaminazione delle anime giovanili, adottata con criterio, con prudenza, con gradualismo, può costituire invece una arma magnifica contro il fremito della adolescenza ignara, ed in favore di una razionale astinenza temporanea, della quale i frutti si estendono dal beneficio individuale alla correzione di una eccessiva natalità, ed alla difesa della razza.

Concludendo, nulla, a nostro modo di vedere, potrebbe essere opposto di serio ad un movimento di carattere razionale che, insieme con un primo passo legislativo quale é quello del certificato matrimoniale a titolo informativo, tenda a far elevare almeno di tre anni il limite minimo legale di età per accedere al matrimonio.

La legislazione di molte Nazioni che ci hanno preceduto nella valutazione dei fenomeni demografici e che hanno precocemente intuito il valore effettivo delle dottrine eugeniche, giunge in buona testimonianza del reale e controllato valore delle nostre proposte.

Le quali non contemplano soltanto simili provvedimenti né ci danno illusioni che solo con l'adozione di essi ogni cosa sarà risoluta.

Noi pensiamo che nella soluzione dei problemi della eugenica in genere ed in quello-che é più contingente-della natalità, in ispecie, molto bisognerà pensare alla educazione, giacché, opiniamo col *Sergi* che una cultura educativa, al pari degli altri coefficienti che guidano le leggi della eredità (le quali tanta parte sono delle dottrine eugeniche) può ben rendere recessive alcune tendenze e dominanti altre, influendo mano mano sulla generazione ed esercitandovi, così, la sua notevole parte di selezione. Alcune modificazioni profonde determinatesi nelle razze, nella specie, nell'individuo attraverso secoli e millennii sono evidentemente a ciò dovute: per questo é scomparsa la qualità primitiva brutale dell'Europeo dei secoli passati per essere sostituita gradualmente da altre qualità che hanno mutato profondamente la condotta individuale e collettiva degli uomini, rendendoli migliori, più buoni, più socievoli.

Su questo importantissimo elemento molto bisogna contare. E ciò non soltanto per quello che l'educazione porta di contributo infallibile alla civiltà ed all'avanzamento dei popoli e sopratutto alla formazione di una coscienza superiore la quale, all'occorrenza richiami l'individuo al sacrifizio anche fisico di se stesso per più alti doveri famiIiari e sociali (é il caso della limitazione del matrimonio nei sensi da noi esposti) ma anche per quello che l'educazione porta nel determinismo ereditario e quindi nella sorte delle generazioni future, per la scomparsa di alcuni caratteri e la insorgenza di altri.

Fatto questo, di gran lunga più importante perché più stabile e definitivo, quasi fatale nel suo corso benefico e svolgentesi fuori delle oscillanti leggi della volontà.

Il giorno in cui il problema che ci occupa sarà avviato ad una soluzione ispirata a queste direttive, il neo malthusianismo operatore e sterilizzatorio da introdursi ufficialmente fra i canoni della nuova eugenica Italica avrà perduto fra noi quel pò di terreno che solo per accademismo, per eccesso di solidarietà in feminismo con qualche sostenitrice Inglese od Americana e per il solito amore del nuovo, aveva potuto conquistare presso qualche apostolo fugace e solitario.

Intensifichiamo, allora, la nostra azione che é innocente. Essa non danneggia l'organismo nella sua armonica compagine funzionale, non intacca le più care intimità creando stati d'inferiorità morale che molto pregiudicano il formarsi di una sana educazione collettiva, né offende i riposti o palesi sentimenti della fede sovrana.

Certo, il processo della educazione é lento, specie quello della educazione dei sentimenti di cui, come dice il *Sergi* [1]) i risultati dipendono "dalle condizioni della comunanza sociale, dallo svolgimento normale

---

1) *G. Sergi*, „Problemi di scienza contemporanea", fratelli Bocca 191.

della vita individuale e sociale, dallo stato di salute, dalle diminuite cause di eccitamento, come dalla buona nutrizione e dalla tranquillità domestica".

E poiché sarebbe troppo lungo attendere che l'educazione e la propaganda da sole ci portino se non verso la perfezione, almeno verso una condizione di cose possibile, creando la tanto predicata coscienza collettiva di così difficile conformazione, noi chiediamo intanto, che i *Governi,* a somiglianza di quanto altrove già si é praticato, aiutino il movimento che ha assunto già così cospicue proprozioni, con l'adozione di provvedimenti integratori.

Le battaglie che l'Eugenica intende affrontare assumono oltre che valore sociale un indiscutibile significato Nazionale. Quella intorno alla natalità, inquinata dalle tare ben note e ripetutamente denunciate, involge non soltanto preoccupazioni per la dicesa graduale della razza, ma anche perplessità economiche ed altre ancora più paurose di tranquillità della Nazione, donde la necessità improrogabile di difendersi.

Lo Stato odierno, mano mano che gli orizzonti della vita sociale si allargano e le funzioni individuali e collettive diventano più complesse, si trova di fronte a nuovi doveri da assolvere e dai quali non potrebbe ritrarsi senza danno dei suoi valori morali e della sua potenza: perocché in tanto uno Stato può considerarsi forte e capace di tendere a mete superiori, in quanto senta di poter contare su un popolo sano e valido in tutte le sue classi.

Per questo ha obbligo di protezione incondizionata e di difesa ad oltranza della stirpe nella sua potenzialità, la quale viene rapportata meno alla quantità che alla qualità degli elementi che la compongono.

Tale obbligo sorge non per folle orgoglio, né per esigenze coreografiche che diventano passioni inferiori in confronto della concezione di una sana, felice e pacifica umanità in feconda ascensione: e nem meno per offrirsi il superficiale gaudio estetico di preparare delle mostre di salute o per ridevoli sentimentalismi, sovente fatali alla illuminata politica delle Nazioni. E' quistione di ben altro. L'obbligo sorge dalla concreta visione di una utilità sociale che si risolve in benessere mediato o immediato per la collettività, in calcolo ed in egoismo Nazionale ridotto in cifre.

Anche in questo campo delicato e forse difficile che fino ad ieri parve estraneo alle concezioni sociologiche del beneficio collettivo per confinarsi in un dibattito scientifico di opposte tendenze, la dottrina, l'indagine, l'esperienza creano la necessità di pronte ed efficaci realizzazioni sotto la incessante pressione degli eventi.

I fattori biologici, dominatori dell'individuo e dell'ambiente, si convertono, in tal modo, in fattori economici e sociali, per puntare insieme su nuove conquiste in difesa dei maggiori beni dell'Umanità.

Der Standpunkt des Contraceptionisten.

Von *Charles V. Drysdale,* London.

Die beiden Lehren von *Malthus* und *Darwin,* welche einander ergänzen und deshalb gemeinsam die *Darwin-Malthus'sche* Lehre genannt werden können, enthüllen eine grundlegende Disharmonie in der Natur, welche die Quelle eines großen Teils der menschlichen Übel und Leiden ist. Diese kann, wie folgt, kurz geschildert werden:

a) Ernährung und Geschlechtsvereinigung sind die beiden grundlegenden Bedingungen für die Fortdauer einer zweigeschlechtlichen Rasse, wie es der Mensch ist, und deshalb sind Nahrungs- und Geschlechtshunger die zwei primären und mächtigsten Triebe, die sich durch jeden Versuch der Unterdrückung nur verstärken.

b) Die beiden Triebe arbeiten einander entgegen. Wenn der Geschlechtshunger voll befriedigt wird, muß Überbevölkerung mit dem daraus resultierenden Kampf ums Dasein, begleitet von Nahrungsmangel, Hungersnot, Pestilenz, Krankheit und Krieg die Folge sein; wird er unterdrückt, so entstehen Prostitution, Geschlechtskrankheiten und Perversion, welche kaum weniger entsetzlich sind, und da Unterdrückung des Sexus aus Vorsicht, durch die Kirche, den Staat oder durch Konvention immer als Zuchtwahl dient und dazu führt, die Wiederholung der geschlechtlich schwächeren Individuen zu hindern oder zu reduzieren, so wird die Rasse ständig durch die Nachkommen derer ergänzt, die den stärksten Geschlechtstrieb haben; daher stammt ohne Zweifel die große Intensität in der zivilisierten Menschheit, (da jede Unterdrückung eines Instinkts einen überlebenden Wert übrig läßt, der im Sinne der Zuchtwahl wirkt, muß sie seine Intensität steigern.)

So steht die Menschheit vor dem Dilemma zwischen Nahrungs- oder Geschlechtshunger, und die offene, wenn auch nicht offen ausgesprochene Erkenntnis dieses Dilemmas zeigt sich in den Beschränkungen, die beinahe jede menschliche Gesellschaft der Geschlechtsvereinigung auferlegt, und in der Grausamkeit, die sie jedem Bruch derselben entgegenstellt. Da Nahrungshunger eher tötet, als Geschlechtshunger, erschien dieser natürlich als das kleinere von zwei Übeln und hatte so einige Berechtigung, aber seine Nachteile, wenn auch aufgeschoben, waren deshalb nicht weniger ernst, und es fällt jedem ins Auge, der den Gegenstand ohne Vorurteil ansieht, daß die einzig mögliche Art, das menschliche Glück zu sichern und beide oben erwähnten Übelstände zu beseitigen, darin besteht, den Gegensatz zwischen Nahrungs-und Geschlechtsbefriedigung aufzuheben, so, daß eine mäßige Befriedigung beider Triebe allen erreichbar wird. Kein Plan für das menschliche Wohl, der diese Notwendigkeit nicht anerkennt und ihr nicht Rechnung trägt, hat die Möglichkeit des Erfolges, und keine Anstrengungen von Asketen und Puritanern, die die Unterdrückung des Geschlechtstriebes predigen, können irgend etwas erreichen, außer der Verstärkung dessen, was sie mißbilligen.

Wie oben erwähnt, hat jede Form der menschlichen Gesellschaft diese Schwierigkeit mehr oder weniger anerkannt, und obgleich die große Majorität der gesellschaftlichen Gemeinschaftswesen es versucht haben, der Befriedigung des Sexus einige Hindernisse in Form von Verboten und religiösem Cölibat in den Weg zu stellen, so waren diese doch nie imstande, Überbevölkerung zu verhindern, und daher wurden drei Mittel angewandt, sie zu mildern, die nach der Reihenfolge ihrer ethischen und wahrscheinlich gleichzeitig auch ihrer chronologischen Entwicklung hier folgen.

1. Säuglingsmord. Dieser wurde im alten Sparta und in Patagonien ausgeübt und wird noch in China betätigt. Er bedeutet die Zerstörung fühlenden, menschlichen Lebens und ist vollständig zu verurteilen und abzulehnen.

2. Abort. Dieser bedeutet Zerstörung des befruchteten Eies oder des Fötus vor der Geburt. Man kann ihn vom Säuglingsmord insoweit als verschieden bezeichnen, als er die Zerstörung nicht fühlenden Lebens im Gegensatz zur Zerstörung des fühlenden Lebens durch Säuglingsmord unternimmt. Daher bedeutet er einen merklichen ethischen Fortschritt diesem gegenüber, ist aber auch unter jeder Bedingung anfechtbar, wenn nicht das Leben der Mutter ohne ihn gefährdet wäre; und die Anfechtbarkeit wächst von dem Moment der Vereinigung der Keimzellen, in dem das Leben nur gerade erwacht, bis zu der Zeit der Lebensfähigkeit, in der sie kaum noch vom Säuglingsmord unterschieden werden kann. Trotzdem wurde er von *Plato* und *Aristoteles* empfohlen und von den Areeoi Völkern in Polynesien als religiöser Ritus ausgeübt, und von der russischen Sowjetregierung gestattet. Wäre kein besseres Mittel vorhanden, so würde es wahrscheinlich nötig sein, Abort zu dulden, es wäre jedenfalls unmöglich, ihn zu verhindern; ihn als Verbrechen zu behandeln, verschlimmert das Übel nur, da dann Hilfe bei gefährlichen Droguen und ungeschickten Quacksalbern gesucht wird.

3. Contraceptionsmittel. Das ist das Mittel, das die Neo-Malthusianer propagieren, die die ersten waren, die das Problem wissenschaftlich erfaßten und die einwandfreieste Methode suchten, es zu lösen. Es unterscheidet sich deutlich vom Abortus dadurch, daß es im rationellen Sinne des Wortes nicht als Zerstörung von Leben angesehen werden kann. Es zerstört oder verhindert die Vereinigung von Keim und Spermazelle, welche nur die beiden Faktoren sind, aus denen das Embryo entsteht, und da diese beständig produziert werden und bei Menschen, die im Cölibat leben, abgestoßen und zerstört werden, kann man dies nur als Lebenszerstörung ansprechen, wenn man sexuelle Enthaltsamkeit auch als Lebenszerstörung betrachtet. Von diesem Gesichtspunkt aus, ist kein logischer Unterschied zwischen Contraception und sexueller Enthaltsamkeit.

Der Unterschied zwischen Säuglingsmord, Abort, und Contraception ist daher vollständig klar, und es ist deshalb kein Vorwand vorhanden, Contraception mit Abort, oder eins von beiden mit Mord zu verwechseln. Contraception muß absolut vom Abort getrennt werden, da sie speziell beabsichtigt, ihn zu ersetzen und ihn unnötig werden zu lassen. Statt sie, wie es von vielen Seiten geschieht, anzusehen, als ob sie die tiefste moralische Erniedrigung darstellte, in die die Menschheit herabsinken könnte, stellt sie in Wahrheit den höchsten moralischen Standpunkt dar, zu dem die Menschheit sich bis jetzt erhoben hat, und muß auch als solcher anerkannt werden, bis eine bessere Methode ersonnen wird, um einen mäßigen Geschlechtsgenuß zu ermöglichen, ohne daß das Resultat Überbevölkerung ist. Sie liefert das einzige bis jetzt bekannte Mittel, die Zerstörung von Leben durch Abort oder Kindesmord, oder Hunger, Krankheit und Krieg zu verhindern, und das Resultat hat sich schon dadurch in den Ländern gezeigt, die sie im größten Maßstab angenommen haben, daß die durchschnittliche Lebensdauer sich in diesen Ländern um fünfzig Prozent verlängert hat, eine Zunahme, welche nicht vor der Einführung der Contraception einsetzte. Contraception kann angesichts dieser Tatsache in keiner Weise als physiologisch schädlich angesehen werden, und der einzige wissenschaftliche Einwand, der erhoben werden könnte, ist der, daß sie den *Darwin'schen* Prozeß der Rasseverbesserung durch natürliche Zuchtwahl stört. Dies ist sicher der Fall, aber dieser Prozeß ist durch das Humanitätsprinzip, die Demokratie, den Sozialismus, die Medizin und Chirurgie schon so aufgehalten worden, daß seine Wirkung schon aufgehört hat, oder ins Gegenteil verkehrt worden ist, und da diese Tendenz unausrottbar zu sein scheint, selbst wenn es erwünscht wäre, sie auszurotten, so liegt unsere einzige Hoffnung auf zukünftige Rassenverbesserung darin, daß wir alles tun, was in unserer Macht steht, um die Annahme der Contraception allen denjenigen zu erleichtern und sie dazu zu ermutigen, die nicht imstande sind, sich selbst zu ernähren, oder deren Gesundheit und erbliche Eigenschaften sie zur Elternschaft ungeeignet erscheinen lassen. Die Menschheit hat nach und nach erlernt, alle anderen Kräfte der Natur zu unterdrücken, aber sie ist noch durch ihre blinde Unterwerfung gegenüber dem tierischen Kampf ums Dasein an ihren niedrigen tierischen Ursprung gefesselt. Contraception macht es ihr möglich, sich endgültig und entscheidend über das niedriger stehende Tier zu erheben, indem sie die natürliche Zuchtwahl durch die rationelle Zuchtwahl ersetzt, und alle, die nach Verbesserung und Veredlung der Menschheit streben, werden eilig dieses Hilfsmittel ergreifen und versuchen müssen, es seinem Ziele zuzuführen.

Die Beziehungen zwischen Geburtenrückgang und Fehlgeburten.

Von *R. Engelsmann*, Kiel.

Es gibt wohl kaum genauere Angaben als über Geburtsfälle und Todesfälle in Deutschland. Diese standesamtlichen Meldungen sind jedem Deutschen so zu sagen in Fleisch und Blut übergegangen. Der Statistiker verarbeitet also hier ein zuverlässiges Material. Wir betreten aber sofort schwankenden Boden wenn wir die Todesursachenstatistik bearbeiten wollen. Es fehlt die Grundlage, die allgemeine ärztliche Leichenschau und die Sicherheit, daß wo Ärzte die Todesscheine ausfüllen, der tötliche Ausgang der Krankheit richtig erkannt wurde. (Folgende Übersicht zeigt die auffallend verschiedene Regelung in Deutschland nach dem Stande von 1925.)

Übersicht über die Leichenschau in Deutschland
(nach *Bogusat* in Möllers Gesundheitswesen und Wohlfahrtspflege im Deutschen Reich Urban und Schwarzenberg 25)

Nur ärztliche Leichenschau ist zugelassen:

in Preußen: Landespolizeibezirk Berlin, in der Rheinprovinz, im Reg.-Bez. Kassel und Arnsberg, außerdem in 30 Kreisen, 455 Städten, 92 Amtsbezirken, 268 Landgemeinden

in Sachsen: Leipzig und Chemnitz

in Hessen, Hamburg, Lübeck, Bremen, Mecklenburg-Schwerin (Rostock, Warnemünde)

in Braunschweig: in 14 Städten

in Oldenburg: in den Städten Oldenburg und Birkenfeld

in Anhalt: in den Städten Ballenstedt, Köthen, Dessau.

Nur nichtärztliche Leichenschau besteht:

in Sachsen, Baden, Mecklenburg-Schwerin, Landgebiet Bremen.

Ärztliche und nichtärztliche Leichenschau besteht:

in Bayern (41% durch Ärzte), Württemberg.

Ohne Zwangsleichenschau sind:

Mecklenburg-Schwerin (die Landgemeinden)
Braunschweig (die Landgemeinden)
Oldenburg (abgesehen von den Städten, s. o.)
Anhalt (abgesehen von den Städten, s. o.)
Lippe, Schaumburg-Lippe, Mecklenburg-Strelitz, Waldeck.

Am 13. November 1925 hat im Ausschuß für Bevölkerungswesen und Rassenhygiene eine Besprechung über die Zunahme der Fruchtabtreibungen vom Standpunkte der Volksgesundheit und Rassenhygiene stattgefunden. In dieser Sitzung wurde von mehreren Seiten eine Meldepflicht für die Fälle von Fehlgeburten verlangt. Der jetzige Ministerialdirektor Krohne sagte: „es ist selbstverständlich, daß — auch wenn dieser Leitsatz angenommen wird — eine entsprechende

Vorschrift noch nicht zur Ausführung gelangen wird, solange wir keine ärztliche Leichenschau haben. Einer solchen Leichenschau stehen leider noch große Schwierigkeiten entgegen, die namentlich auf finanziellem Gebiet liegen.“ Unsere Zusammenstellung über die Grundlagen der Statistik zeigt aber, daß in den verschiedenen Teilen Deutschlands sowohl in den Städten wie in den Landgemeinden ärztliche Leichenschau besteht. Warum also nicht in den anderen? In unserer Provinz besteht z. B. ärztliche Leichenschau in den größeren und kleineren Städten, auf dem Lande nicht. Hier stellen die Ärzte Totenscheine aus auf denen steht „Haben Sie die Leiche gesehen“ und „wahrscheinliche tötliche Krankheit“. Werden diese Scheine bei statistischen Zusamenstellungen anders bewertet als die bei denen der Arzt die Leiche gesehen hat? Gibt es einen vernünftigen Grund gegen die selbstverständliche Forderung, daß das Hauptbuch über die Gesundheit des Volkes nach einheitlichen und besten Richtlinien geführt wird?

Die Statistik der Fehlgeburten.

Seitdem auf den offiziellen Berichtkarten an das statistische Reichsamt getrennt ist in:

a) Kindbettfieber nach standesamtlich gemeldeter Geburt,

b) Kindbettfieber nach Fehlgeburt

und sonstige Zufälle der Schwangerschaft und des Kindbetts sind wir sicher einen wesentlichen Schritt vorwärts gekommen.

Es ist aber klar, daß die Todesfälle nach Fehlgeburt unter den verschiedensten Erscheinungen der akuten und chronischen Sepsis sich ereignen können und so auch unter den verschiedensten Nummern des Todesursachenverzeichnisses erscheinen können.

Dies geht aus folgender Zusammenstellung deutlich hervor. In den Städten entfällt ca. ein Sechstel auf dem Lande ca. die Hälfte aller Todesfälle nach Kindbettfieber unter die Nr. Sonstige Zufälle der Schwangerschaft und des Kindbetts. Und wie verschieden diese

Es starben in Preußen:	1923	1920
im Kindbett	4503	5074
darunter:		
am Kindbettfieber . . .	2619	3041
davon infolge Fehlgeburt .	1597	1461
„ in den Städten . .	1395	1204
„ auf dem Lande .	202	257
davon entfielen Todesfälle n. Fehlgeburt unter der Spalte: Sonstige Zufälle d. Kindbett:		
in den Städten	229=$^1/_6$	220
auf dem Lande	85=$^1/_2$-$^1/_3$	98

Zufälle sind, geht aus folgender Übersicht hervor, aus der man ersieht, daß ohne Nennen der Fehlgeburt diese Todesfälle unter Lunge, Kreislaufsorgane etc. hätten eingeordnet werden können. Den Kreisärzten fällt bei der preußischen Todesursachenstatistik eine wichtige Aufgabe zu. Sie erhalten wöchentlich die Zählkarten über die Todesfälle zugesandt und müssen aus ihren Listen der übertragbaren Krankheiten die Diagnosen auf den Totenscheinen nachkontrollieren, desgleichen wenn die Bezeichnung ungenau ist. Von der lokalen Gesundheitsinstanz hängt es ab, ob die Gesamtstatistik zuverlässig ist.

Im Jahre 1920 erfolgten von den 220 Todesfällen in den Städten, den 98 (in Klammern) auf dem Lande

64	(15)	infolge	Bauchfell- (Gebärmutter-, Eierstöcke-) Entzündung
28	(14)	„	von Blutung
19	(3)	„	Herzschwäche
17		„	Aderverstopfung (Schlag- und Blutaderverstopfung)
11		„	Nierenerkrankung
6	(4)	„	Lungen- (Brustfell-) Erkrankung
5		„	Grippe
5		„	Krämpfe
4		„	festgewachsener Plazenta
4		„	Zerreißungen
44		„	Magen-, Darmstörungen (Lähmungen)
	(4)	„	Tuberkulose
53	(48)	ohne nähere Angabe.	

Es wird nun vielfach gesagt, daß eine Anzeigepflicht für Fehlgeburten eingeführt werden müsse. Tatsächlich haben wir eine Anzeigepflicht für Todesfälle, denn wenn die Ärzte den Totenschein ungenau ausfüllen, werden sie auch keine Meldung erstatten. Außerdem haben wir aber auch eine Statistik der Erkrankungsfälle nach Fehlgeburt, denn hier kommt als ursächlicher Zusammenhang nur das Fieber in Betracht. Nach dem Preußischen Gesetz vom Jahre 1905 betreffend die Bekämpfung der übertragbaren Krankheiten ist jeder Fieberfall im Wochenbett durch die Hand des Kreisarztes zu melden. Der Ministerialerlaß v. 16. Juli 1923 besagt ausdrücklich, daß der septische Abort klinisch und ätiologisch dem Kindbettfieber gleich zu achten und infolgedessen anzeigepflichtig ist. Fragt sich also ob wir die Zahl der Fehlgeburten überhaupt erfahren können. Man hat sich große Mühe gegeben durch Rundfragen an die Ärzte und Krankenhäuser, die Zahl der Fehlgeburten festzustellen, hat aber dabei außer acht gelassen, daß die Aufnahmen in den Krankenhäusern von unberechenbaren Faktoren abhängig sind und mußte erfahren, daß die Ärzte im allgemeinen solche Anfragen nur ungern und nicht in ihrer Gesamtheit beantworten. Man hat dabei vergessen, daß in den Jahresberichten der Kreisärzte ein Material vorhanden ist, daß auf ziemliche Zuverlässigkeit Anspruch machen kann. Die Hebammen haben nach ihrer Dienstanweisung in ihr Tagebuch alle Fälle von Entbindung und von Fehlgeburt einzutragen. Nach ihrer Dienstanweisung haben sie jeden fieberhaften Fall von 38 nach Entbindung und nach Fehlgeburt dem Kreisarzt zu melden, außerdem, wenn sie bei einer fieberhaften Fehlgeburt oder bei fieberhaften Fällen bei Einleitung der Fehlgeburt oder bei Entfernung von Eiresten einem Arzte Beistand geleistet haben. Die Eintragungen sind deshalb ziemlich zuverlässig, weil keine Hebamme vorher wissen kann, ob der

Abort fieberhaft verlaufen wird. Da der Arzt oder das Krankenhaus den Fall meldet und der Kreisarzt immer nachprüfen muß ob von der Hebamme der Fall gemeldet wird, würde sie dauernd in der Gefahr schweben, sich eine schwere Bestrafung zuzuziehen. Welches Interesse hat sie also an der Nichteintragung? Ich sage, es ist vielleicht möglich, daß eine Hebamme eine Fehlgeburt absichtlich herbeigeführt hat, sie kann sich aber durch nichts besser decken, als durch die Eintragung des Falles in ihr Tagebuch. Viele Hebammen helfen den Ärzten in der Sprechstunde bei der Ausräumung der Patienten die sie dem Arzt häufig zugeführt haben. Jedenfalls kann man stets feststellen, daß eine große Zahl von Fehlgeburten ohne ärztliche Hilfe, nur unter Beistand der Hebammen erfolgt. Am besten erfaßt man also die Zahl der Fehlgeburten durch die Hebammen.

Was sagt uns diese Zusammenstellung?

Erstens die Zahl der bekannten Fehlgeburten steigt von Jahr zu Jahr absolut, wenn auch z. B. durch eine Schwankung der Geburten die Relativzahl im letzten Jahr gefallen ist. Die Relativzahlen betragen 17—31% in der Stadt, in dem mehr ländlichen Bezirk allerdings mit Industriebevölkerung von 19,4 bis 60 bzw. 50%.

	In Kiel			Im Landbezirk
	Geburten	Konzeptionsziffern	Fehlgeburten	
1921	4556	5336	780 = 17%	= 19,4%
1922	3731	4625	894 = 24%	= 22 %
1923	3614	4502	880 = 26%	= 41 %
1924	3486	4651	1165 = 34%	= 60 %
1925	3985	5220	1235 = 31%	= 50 %

Es handelt sich allerdings um Minimalzahlen, denn wir erfahren nicht:

1. die Fälle, die ohne Zuziehung der Hebamme verlaufen, (nicht viele);

2. die Fälle, die die Hebammen unerlaubt selbst einleiten und nicht eintragen (nicht viele);

3. die Fälle, die die Ärzte in der Sprechstunde ausräumen ohne Zuziehung einer Hebamme, (dieser Anteil soll noch nachgeprüft werden, kann aber z. Zt. nicht geschätzt werden). Es ist aber anzunehmen, daß dieser Ausfall in den Jahren ziemlich gleich bleiben wird. Nach *Bumm* betrug die Zahl der Fehlgeburten bis 1895 ca. 10%, seit 1913 ca. 20%. *Freudenberg* berechnet für Alt Berlin 1909 9,6%, 1914 20%. *Rößle* kommt für Magdeburg 1912 auf 22,4%, 1924 auf 42,4%. Ich glaube daß diese Zahlen erstens in den einzelnen Bezirken sehr schwanken werden und daß sie für ganz Deutschland nicht verallgemeinert werden dürfen. Man kann nur sagen, daß nach dem Kriege eine ganz akute Steigerung der Fehlgeburten auftrat, welche jetzt so groß ist, daß durch sie der Geburtenausfall gedeckt werden könnte.

Das Verhältnis der Fehlgeburten zu den Geburten.

Freudenberg geht bei seiner Berechnung von der Annahme aus, daß die Zahl der Konzeptionen unverändert geblieben sei, daß also der ganze Geburtenausfall durch die Fehlgeburten verursacht sei. Diese Annahme erscheint von vornherein erzwungen, denn an der Tatsache, daß die geringere Kinderzahl in den höheren Berufsschichten hauptsächlich durch den Präventivverkehr zu Stande kommt, kann man doch nich achtlos vorbeigehen. *Rößle,* der die Magdeburger Fehlgeburtenstatistik vom Jahre 1924 sehr genau und kritisch verarbeitet hat, kommt zu dem Ergebnis, daß die Konzeptionsziffer in Magdeburg 1912 7968, 1924 dagegen nur 6251 betrug, die Zunahme der Fehlgeburten erklärte also nicht den Abfall der Geburten, s. auch Tabelle IV. Legt man einer Berechnung als Axiom die gleichbleibende Konzeptionsziffer zu Grunde, so muß die Rechnung falsch werden. Zählt man zu den Geburten des Jahres 1924 nämlich 3486 in Kiel die Zahl der Fehlgeburten 1165 hinzu, so erhält man 4651 Konzeptionen gegen 4276 im Jahre 1913 bei gleichgroßer Einwohnerzahl. Es bleibt also noch ein kleines Plus (375), durch das ein Geburtenausfall in diesem Jahre von ca. 10% durch Fehlgeburten wohl erklärt würde, nicht aber einer von 20%. Überträgt man diese Berechnung auf Deutschland so ergibt sich: Geburtenzahl 1913 1 894 598 einschließlich Totgeburten, 1925 1 334 311 einschließlich Totgeburten; setzt man nun ganz vorsichtig 33% Ausfall durch Fehlgeburten in Rechnung also + ca. 444 777, so erhält man die Zahl 1 779 088. Man kann also ruhig sagen, wie hoch man im einzelnen die Zahl der Fehlgeburten annimmt, diese Beziehung zu den Geburten besteht immer. „Auch bei Anrechnung der Minimalzahl könnte durch Verhinderung der Fehlgeburten die Bevölkerungszahl annähernd konstant erhalten bleiben."

Nach Abzug des unbekannten Faktors X (nicht erfaßter Fehlgeburten) muß der dann noch beobachtete Rückgang auf andere Ursachen vorwiegend auf den Präventivverkehr zurückgeführt werden. Ich bin der Ansicht, daß der vor dem Kriege beobachtete Geburtenrückgang vorwiegend auf den bei den Gebildeten geübten Präventivverkehr zurückzuführen ist, daß der jähe Geburtenabfall nach dem Kriege durch vermehrte Abtreibung hervorgerufen wird. Würde der Präventivverkehr auch in den Arbeiterklassen so bekannt geübt werden wie bei den höheren Gesellschaftsschichten, so müßte logisch eine Abnahme der Fehlgeburten und eine weitere starke Geburtenabnahme eintreten.

Der Rückgang der Geburten.

Der Rückgang der Geburten ist so allgemein bekannt, daß darüber nicht viel gesagt zu werden braucht. Interessant ist, daß sich der Rückgang schon vor dem Kriege bemerkbar machte und nach dem Kriege in gleicher Weise bei den Siegern und Besiegten. Folgende Übersicht zeigt dies am deutlichsten. Man sieht, daß der Geburtenüberschuß (die Differenz zwischen Geburten und Sterbezahl) über den Rückgang der Geburten täuschen kann, wenn die Sterbezahl sehr nied-

Übersicht über die Geburten (G) Sterbefälle (ST) Geburtenüberschuß (Ü) in den Jahren 1909 und 1924.

1909	Niederlande	29,2	G	13,7	ST	=	15,5	Ü
1924		24,9	„	9,6	„	=	15,3	„
1909	Dänemark	28,3	„	13,3	„	=	15,0	„
1924		21,9	„	11,3	„	=	10,6	„
1909	Finnland	31,3	„	16,7	„	=	14,6	„
1924		23,7	„	13,8	„	=	9,9	„
1909	Deutschland	31,0	„	17,2	„	=	13,8	„
1924		20,4	„	12,2	„	=	8,2	„
1909	Norwegen	26,1	„	13,5	„	=	12,6	„
1924		21,4	„	11,0	„	=	10,4	„
1909	Ungarn	37,0	„	25,1	„	=	11,9	„
1924		26,2	„	20,0	„	=	6,2	„
1909	Schweden	25,6	„	13,7	„	=	11,9	„
1924		18,1	„	12,0	„	=	6,1	„
1909	Oesterreich	33,6	„	22,2	„	=	11,2	„
1924		21,2	„	14,5	„	=	6,6	„
1909	England	25,6	„	14,5	„	=	11,1	„
1924		18,8	„	12,2	„	=	6,6	„
1909	Schottland	26,4	„	15,3	„	=	11,1	„
1924		21,6	„	14,2	„	=	7,4	„
1909	Italien	32,4	„	21,4	„	=	11,0	„
1924		27,9	„	15,8	„	=	12,1	„
1909	Schweiz	26,3	„	16,6	„	=	9,7	„
1924		19,4	„	11,8	„	=	7,6	„
1909	Spanien	33,7	„	24,1	„	=	9,5	„
1924		30,5	„	20,7	„	=	9,8	„
1909	Belgien	24,9	„	16,5	„	=	8,4	„
1924		19,9	„	13,2	„	=	6,7	„
1909	Frankreich	19,6	„	19,3	„	=	0,3	„
1924		19,2	„	17,3	„	=	1,9	„

rig wird. *Mr. Keynes* hat in seinem Vortrag am 23. Juni 1926 in der Berliner Universität über das Ende des Laissez-Faire sich auch mit der nationalen Bedeutung der Bevölkerungszahl beschäftigt. Er sprach die kühlen Worte: „Die Zeit ist heute schon gekommen, wo jedes Land nationale Überlegungen darüber anstellen muß, ob seine Bevölkerungszahl kleiner, größer oder stationär bleiben soll. Hat man in dieser Frage eine Entscheidung getroffen, so muß man Maßnahmen ergreifen, sie in die Tat umzusetzen.“ Wußte *Mr. Keynes,* daß der Siegerstaat England eine niedere Geburtenziffer aufweist als Deutschland, als Frankreich. Haben es die Staaten germanischen Ursprungs erkannt, daß sie am stärksten vom Geburtenrückgang bedroht sind, ganz im Gegensatz zu Italien, Spanien, Ungarn. Hat man nationale Überlegungen darüber angestellt warum allein unter den europäischen Ländern die Niederlande von einem Geburtenrückgang fast nicht betroffen wurde und mit einem gleichbleibenden Geburtenüberschuß von 15,3 an der Spitze aller westeuropäischen Staaten steht. Hat man dort Untersuchungen über den Anteil der Fehlgeburten oder deren Anwachsen gemacht?

Einige Bemerkungen über das Verhalten der Geburten und Fehlgeburten.

Es scheint mir noch nicht beobachtet zu sein, daß der Rückgang der Geburten sich in einem Abfall der Mehrlingsgeburten in einer Zunahme der erst und zweit Geborenen äußert. Dies läßt sich natürlich nur an einem kleineren Material prüfen. In Kiel ging die Prozentzahl der Kinder die in Familien mit drei und mehr Kindern geboren wurden von 30 1913—1916 jäh seit 1923 auf 18—16% zurück. Die Erst- und Zweitgeburten stiegen von 54 auf 69. In einer fast antipodisch gelegenen Stadt Breslau fielen die Mehrlingsgeburten in obigem Sinne von 20 noch 1923 auf 13% 1925; die Zahlen für die erst und zweit Geborenen stiegen dagegen von 65 auf 70%! Hiermit ist bewiesen, daß der Abfall der Geburten bedingt wird durch das Absinken der Mehrlingsgeburten, wodurch die Bildung kinderreicher Familien verhindert wird.

Daß hier nun tatsächlich Absicht vorliegt und nicht eine Zufälligkeit zeigt das genauere Studium der Fehlgeburten.

In Kiel wurden 1899 Familien untersucht. Es stellte sich das merkwürdige Ergebnis heraus, daß nur 911 Familien d. h. 48% einen Abortus im Laufe der Geburtstätigkeit durchgemacht hatten. Von diesen Familien blieben 154 die nur Fehlgeburten durchgemacht hatten unberücksichtigt. Von den übrigen 1745 gewinnen wir folgendes Bild.

Von 1745 untersuchten Familien in Kiel hatten aus der Gruppe

	der Arbeiter	Angestellten u. Beamten	Freien Berufe	zusammen
keine Fehlgeburten	607	245	136	988
Fehlgeburten	498	186	73	757
	1105	431	209	1745

d. h. in der Gruppe

der Arbeiter	hatten rund 45%	Fehlgeburten durgemacht
der Angest. u. Beamten	„ „ 44%	
der freien Berufe	„ „ 35%	

Man sieht daraus besser als durch lange Überlegungen, daß die Fehlgeburten durchaus nicht überall vorkommen, sondern daß wo sie vorkommen, ein besonderer Grund vorliegen muß und zwar in allen drei Berufsklassen. Ich halte aus diesem Grunde z. B. die Angabe bei *Bumm,* daß auf 8 bis 10 ausgetragene Schwangerschaften 1 Abort komme und die Bemerkung bei *Hirsch,* daß auf 100 fruchtbare Ehen im Durchschnitt 87 Aborte kommen für irreführend, da eben eine große Zahl von Ehen gar keine Aborte aufweisen! Wir können ruhig die Ansicht von *Bumm* annehmen, daß nur ca. 5% der Aborte ungewollt auftreten.

Bringt man die Geburten und Fehlgeburten auf eine Tabelle, so sieht man, daß zwar bei den Familien mit wenigen Kindern das Verhältnis Fehl-Geburt: Geburt ein recht ungünstiges ist. Bei der zweiten

Konzeption 116%, bei der dritten 74%, bei der vierten 62%, d. h. je mehr Kinder in einer Familie erzeugt werden um so weniger Fehlgeburten treten auf. Andrerseits ist das Verhältnis Fehlgeburt: Geburt wenn alle Familien berücksichtigt mit jeder Konzeption ungünstiger. Es beträgt bei der ersten 1 : 3,4, bei der zweiten 1 : 1,8, bei der dritten ca. 1 : 1, bei den folgenden überwiegen die Fehlgeburten über die Geburten, d. h. nimmt man alle Familien so treten um so mehr Fehlgeburten auf, je häufiger die Konzeptionen erfolgen.

Wir haben nun alle Familien von gleichem Typ zusammengestellt und den Familien mit Frühgeburten gegenübergestellt. 911 Fälle zu 78, schon das Verhältnis ist beachtenswert. Die Fehlgeburten können wenn gewollt überall liegen, müssen aber, wenn gewollt am häufigsten die Geburtenreihe abschließen. Die Frühgeburten, die infolge einer konstitutionellen Schwäche oder einer spezifischen Giftwirkung entstehen, müssen am häufigsten am Anfang oder am Ende liegen. Folgende Übersicht zeigt das Verhalten.

	Allein, ohne normale Entbindungen	vor normaler Entbindung	zwischen normaler Entbindung	nach normaler Entbindung
Fehlgeburten	179 = 13%	59 = 4%	310 = 23%	821 = 60%
Frühgeburten	26 = 33%	11 = 14%	5 = 7%	36 = 46%

Ich glaube, heute ist die Zeit gekommen, daß die Völker nationale Erwägungen anstellen müssen, wie sie sich zu dem Problem Fehlgeburt, Geburtenrückgang stellen. Wie Rußland es zu lösen geglaubt hat, wissen wir. Ich habe aber immer die Ansicht vertreten, daß gerade die unverminderte Geburtenzahl in Rußland und der große Geburtenüberschuß nur dem slavischen Volke, das noch jung und unverbraucht (geistig) ist, zu verdanken ist, nicht der Freigabe der Abtreibung. Auf europäische Verhältnisse übertragen, würde der Untergang des Abendlandes besiegelt sein. Denn trifft eine solche Anordnung ein geburtenmüdes Volk, so fallen alle Hemmungen.

Eine ärztliche Zwangsleichenschau muß gefordert werden, und eine besonders gute Nachprüfung der Totenkarten.

Eine Meldepflicht für Behandlung von Aborten erscheint wünschenswert. Schon heute kann aus den Hebammenbüchern die Zahl der Fehlgeburten fortlaufend aufgezeichnet werden.

Die Bekämpfung des Geburtenrückganges ist eine Bekämpfung der Fehlgeburten bzw. ihrer Ursachen.

Die Begünstigung der kinderreichen Familien ist das sicherste Mittel, den Geburtenstand zu erhalten.

Die Frage ob eine Geburtenzunahme erwünscht sei oder nicht, kann meines Erachtens für die Völker germanischen Ursprungs nicht mehr erörtert werden. Sie verdanken einer abnorm niedrigen

S t e r b l i c h k e i t, die wohl mit der verminderten Geburtenzahl zusammenhängt, durch diese aber n i c h t v ö l l i g e r k l ä r t w i r d, das Ausbleiben einer Entvölkerung.

Die mitgeteilten Untersuchungen haben nur dann ihren Zweck erfüllt, wenn aus ihnen bestimmte bevölkerungspolitische Maßnahmen abgeleitet werden und zwar von den gesetzgebenden Körperschaften.

L i t e r a t u r v e r z e i c h n i s.

J. Bornträger, Der Geburtenrückgang in Deutschland, C. Kabitsch, Würzburg 1913.

E. Bumm, Zur Frage des künstlichen Abortus, Mon. Schrift Geburtshülfe u. Gynäkologie 1916, Bd. XLIII.

Bühler, Kinderprivileg, Mejers Buchdruckerei, Halberstadt 1925.

K. Freudenberg, Die Berechnungen zur Abtreibungsstatistik, Zeitschr. f. Hygiene und Infektionskrankh. 1925, Bd. 104, S. 529.

R. Engelsmann, Die bevölkerungspolitische Bedeutung der Fehlgeburten, Klin. Wochenschrift 1925, Nr. 44.

— — Zur Frage des legalisierten Abortus, Zeitschr. f. Schulgesundheitspfl. u. soz. Hyg. 1926, Nr. 2.

A. Grotjahn, Leitsätze zur soz. u. generativen Hygiene, Soz. hyg. Mitteilungen, herausg. v. A. Fischer 1921, Karlsruhe, Müllersche Buchhandlung.

Grotjahn, Radbruch, Die Abtreibung der Leibesfrucht, Berlin 1921, Buchhandlung d. Vorwärts.

Grotjahn, Die Hygiene der menschlichen Fortpflanzung, Urban u. Schwarzenberg, Berlin, Wien 1926.

M. v. Gruber, Ursachen und Bekämpfung des Geburtenrückganges im Deutschen Reich, Lehmanns Verlag, München 1914.

— — Fruchtabtreibung und Präventivverkehr im Zusammenhang m. d. Geburtenrückgang, Würzburg, C. Kabitsch, 1914.

— — Die Fruchtabtreibung, ihre Ursachen, ihre volkshygienische Bedeutung u. d. Mittel zu ihrer Bekämpfung, Stuttgart, Ferd. Enke, 1921.

Hausberg, Die Abtreibungsseuche in Deutschland, Ärztliches Vereinsblatt 1925, Nr. 1340.

Fr. Kisch, Das Problem der Fruchtabtreibung, Urban u. Schwarzenberg 1921.

Krohne, Dikussionsbem. zu Die ärztliche Unterbrechung der Schwangerschaft, Berliner med. Gesellschaft Dez. Berl. Klin. Woch. 18.

A. B. Genss, Was lehrt die Freigabe der Abtreibung in Sowjet-Rußland, Agis-Verlag Wien VIII, 1926.

Fr. Lönne, Das Problem der Fruchtabtreibung v. med., jur. u. nationalök. Standpunkt, Jul. Springer, Berlin 1924.

Bern Möllers, Gesundheitswesen u. Wohlfahrtspflege i. Deutschen Reich, „Bogusat“, Urban u. Schwarzenberg 1923, Berlin-Wien.

Her. Muckermann, Die naturgetreue Normalfamilie, Dümmlers-Verlag 1923.

Medizinalstatistische Nachrichten, 1923, 11. Jahrg., Heft 3 u. 4, Sö 154—163. — 1926, 13. Jahrg., Heft 3 u. 4, S. 111—118.

Reichsgesundheitsblatt, 1926, Nr. 24, *Prinzing*, Die Bevölkerungsfrage in den europäischen Ländern nach dem Weltkriege.

Roessle, Die Magdeburger Fehlgeburtenstatistik v. Jahre 1924, Arch. f. soz. Hyg. u. Demogr. 1926, Heft 3.

— — Die Statistik d. legalisierten Abortus, Zeitschr. f. Schulg. u. soz. Hyg. 1925, Nr. 10.

Schlesinger, Die Kinder d. kinderreichen Familien, Arch. f. Kinderheilk., Bd. LXXIII.

Sitzung d. Ausschusses d. Landesgesundheitsr. f. Bevölkerungswesen u. Rassensygiene v. 13/11, 25, Über d. Zunahme der Fruchtabtreibungen usw., Veröff. a. d. Geb. d. Med. Ver. 1926, Bd. XXIII, Heft 1.

Vollmann, Die Fruchtabtreibung als Volkskrankheit, G. Thieme, Leipzig 1925.

Die soziale Bedeutung des Frauenüberschusses und das Problem der ledigen Frau.

Von *Kurt Finkenrath*, Berlin.

Unsere abendländische Kultur sieht in der Einehe die gesetzlich gebotene, sittlich allein berechtigte, kirchlich allein geheiligte Form der Geschlechts- und Liebesgemeinschaft zwischen Mann und Frau. Eine solche Einstellung hat zur stillschweigenden Voraussetzung, daß Mann und Frau innerhalb des Bevölkerungskreises in annähernd gleicher Zahl vorhanden sind. Ist dieses nicht der Fall und wie wir bereits gehört haben, ist es nicht der Fall, so folgt daraus, daß für einen großen Teil der Bevölkerung, und in unserem Falle für einen ererheblichen Teil der Frauen, keine Möglichkeiten für eine gesetzliche, sittlich anerkannte und kirchlich berechtigte Geschlechts- und Liebesgemeinschaft gegeben sind.

Diese Rückwirkungen, daß ein Teil der Bevölkerung sich die Erfüllung lebenswichtiger Wünsche versagen muß, sind keineswegs in unserem Gesellschaftssystem legal vorhergesehen, noch ist an irgendwelche Lösungen und Regelungen für diejenigen gedacht, die infolge des herrschenden Systems dem Schicksal verfallen, keinen legalen Weg zur Befriedigung ihrer natürlichen Bedürfnisse zu finden.

War der Frauenüberschuß vor dem Kriege ein unerheblicher in Bezug auf die Gesamtbevölkerung in Deutschland und im wesentlichen nur bedingt durch das späte Heiratsalter des Mannes und lokale Bevölkerungsverschiebungen, so hat der Weltkrieg in Deutschland rund 2 Millionen Männer im zeugungsfähigen Alter hinweggerafft und so ein Problem von erheblichem Ausmaße geschaffen. — Ich kann mir die zahlenmäßigen Belege über den Umfang des Problems des Frauenüberschusses für Deutschland ersparen, da von hervorragender und sachverständiger Seite Ihnen die zahlenmäßigen Unterlagen bereits gegeben worden sind [1]). Jedenfalls bleibt es wichtig festzuhalten, daß ein großer Teil Frauen gezwungen ist, auf Geschlechtsgemeinschaft, Liebesleben, Mutterschaft, den Beruf der Hausfrau und die entsprechende gesellschaftliche und wirtschaftliche Wertung und Würdigung zu verzichten.

Für das sozialpsychologische Verstehen der Auswirkungen des Frauenüberschusses aber ist noch bedeutender, daß die Kenntnis von seinem Bestehen die Psyche der Frauenwelt ergriffen hat, und daß die Frauen selbst durch ihre Abwehrbewegungen die Erscheinungen in erheblicherem Umfange verschärfen, als tatsächlich vielleicht gegeben ist. Die Frage wirkt sich verschieden aus, in den Gesellschaftsschichten, die voreheliche Unberührtheit der Frau forderten, als in jenen, wo der

---

[1]) Vortrag Dr. *Guradze*.

Verkehr der beiden Geschlechter bereits vor der Ehe einsetzte, aber überwiegend später zur Legalisierung führte.

Indes wäre es irrig anzunehmen, daß die ledige Frau der erstgenannten Schichten heute, die ihre Aussichten auf Heirat geschmälert sieht oder die auf eine Heirat verzichten gelernt hat, sich nun damit begnügt, all dem zu entsagen, was sich ihren glücklicheren Geschlechtsgenossinnen in der ehelichen Gemeinschaft und im ehelichen Berufe der Frau bietet. In dem dunklen Drang der natürlichen Triebe begnügt sich die ledige Frau nicht mehr mit der Entsagung, sondern gemäß ihrer jeweiligen Eigenart wird sie abseits von den legalen Möglichkeiten nach Lösungen für sich suchen, die ihr eine vorübergehende oder teilweise Erfüllung aller jener Wünsche ermöglichen, die sie zur Befriedigung ihres Glücksbedürfnisses zu benötigen glaubt.

Je nach den Beweggründen, die bewußt oder unbewußt diesen natürlichen Hilfsversuchen der Frau zu Grunde liegen, werden wir mehr sexuell, mehr erotisch, mehr sozial betonte Notlösungen vorfinden.

Die weit verbreitete Anschauung, daß die Frau im Gegensatz zum Manne die körperliche Befriedigung nicht entbehrt, zumindest nicht so schwer oder nicht ungeweckt durch ein äußeres Erlebnis empfindet, darf dabei von vornherein in ihrer Unbedingtheit als irrig abgelehnt werden. Die Frau greift ebenso aus sexueller Not zur Onanie als Hilfslösung und sie wird hierbei vielleicht ihre sexuellen Leidenschaften befriedigen, aber nicht ihren erotischen, noch weniger ihren sozialen Bedürfnissen gerecht zu werden vermögen. Abgesehen davon, daß rein selbstische Lustbefriedigung nicht ohne Einfluß auf den Charakter zu sein pflegt.

Viel beschrieben und ungerechtfertigterweise häufig bewitzelt sind die erotischen Teillösungen der Frauen, in denen die Sexualität verdrängt, zu gesteigerter Leistung, Hingabe und Aufopferung in den verschiedensten, besonders sozialen, Berufen führte. Hierher gehört auch der Typ der „alten Jungfrau", der seinen ganzen Reichtum an Liebesempfindungen lebenden und toten Objekten zuwendet. Diese Form der Sexualverdrängung hat nicht nur in Einzelfällen, sondern auch für unseren sozialen Organismus häufig zu seelisch wertvollen und das äußerste leistenden Frauenpersönlichkeiten geführt.

Anders verhält es sich wieder mit der lesbischen Liebe. Liegt hier das Objekt sexueller Erfüllung auch außerhalb des eigenen Selbstes und sind die Möglichkeiten zum Ausleben der Erotik in altruistischen Empfindungen dem Partner gegenüber gegeben, so bietet doch die Eigenart der gleichgeschlechtlichen Liebesgemeinschaft selten oder nie die volle und hochwertige Liebesgemeinschaft. Abgesehen davon, daß einer möglichen Befriedigung erotischer und sexueller Wünsche der Frau sich nicht die Erfüllung der Wünsche nach Mutterschaft und nach sozialer Wertgeltung im Eheberuf zugesellen.

Untersuchen wir nun die außerehelichen männlichen Beziehungen der Frau nach ihrer Möglichkeit der vollen Erfüllung der Wünsche und Sehnsüchte eines normalen gesunden Weibes, so sehen wir auch hier bald Grenzen, die schicksalsgebunden unübersteigbar erscheinen.

In den illegalen Beziehungen liegt entweder die reine sexuelle, flüchtige Geschlechtsgemeinschaft vor, die sich der rein physiologischen Triebbefriedigung, wie sie seitens des Mannes in der Prostitution erfolgte, nähert. Aber mir kommt es vor, als ob das junge Mädchen häufig restlos unglücklich ist, wenn es in dem Sexualpartner nicht auch den Herren findet, der mit ihm ausgeht, der vor und nach dem Verkehr auch zu Liebkosungen Zeit findet, und sie als vollwertigen Liebespartner würdigt. Aus den Lebensbeichten der Leidenden glaube ich entnehmen zu dürfen, daß sie durch den reinen Sexualverkehr sich entwürdigt und herabgesetzt fühlen. In anderen Fällen ist Erotik mit Sexualität gepaart und führt teilweise zu wertvollen sittlichen Liebesbeziehungen zweier Menschen. Aber auch hier zeigt sich irgendwann und bei irgendeiner Gelegenheit die Rückwirkung, die Fragestellung seitens der Frau, warum und weshalb diese Liebesgemeinschaft nicht wie es Sehnsucht und Hoffnung des Rauschzustandes ist, verewigt werden könnte. Häufig erfolgt diese entscheidende Frage, die dann mit einemmal statt Licht Schatten auf die Frage nach Treue und Dauer, nach Glaube, Hinneigung und Gemeinsamkeit wirft, wenn der Liebesgemeinschaft Folgen drohen, die der Öffentlichkeit nicht verborgen bleiben können. An dem Kinde scheitern dann diese vorübergehenden Liebesbünde, weil die Erkenntnis auftaucht, daß irgendwo doch ein letztes fehlt, das dieser Gemeinschaft letzten und höchsten Lebenswert und Sinn gibt.

Sozial aber tritt auch zu anderen Gelegenheiten, sei es im Rahmen gesellschaftlicher Verpflichtungen, sei es im Vergleich mit der Freundin oder Schwester, für die Frau die Wertfrage auf, warum auch ihr nicht das Glück gleicher gesellschaftlicher Wertung wie der Ehefrau zu Teil werden kann, abgesehen von der Bedeutung der wirtschaftlichen Versorgung in der Ehe für die Frau.

Ein anderer Teil Frauen aber flüchtet, um dem Schicksal der ledigen Frau zu entgehen, in die Ehe, lieblos, nicht bereit, nicht gewappnet den schwierigen Aufgaben der Entsagung, um in dieser Ehe selbst zu zerbrechen und den betrogenen Mann und die Familie mit in das Unglück zerrütteter Ehe zu ziehen. Wahrlich kein besserer und ehrlicherer Weg!

Allen diesen Notlösungen der ledigen Frau ist eigentümlich, daß sie eine volle gesamte Glücksbefriedigung, die restlos die innere und äußere Erfüllung der berechtigten Wünsche eines gesunden Weibes umfaßt, nicht bringen. Keine Schilderung eines Einzelschicksals, das für sich in dieser Not glücklich und richtig den Weg fand kann verbergen, daß in dem gesellschaftlichen Ablauf in der Regel manche Verkümmerung des inneren und äußeren Menschen mit diesen Notlösungen verknüpft sind. Zahlenmäßig sind diese Dinge nicht zu belegen, die aus dem Pulsschlag des sozialen Geschehens heraus zu empfinden sind und wir brauchen auch nicht mimosenhaft unter der Not des Einzelschicksals zu erstarren, da auch die legale Form der Geschlechtsgemeinschaft, die Ehe, manchen Menschen zerbricht — und vielleicht mehr als wir ahnen.

Da der einzelne aber weniger bewußt und gegenständlich diesem Geschehen gegenübersteht als wir, die wir es abseits betrachten können, wird er unter dem Gang der Dinge tiefer, empfindlicher leiden und heftiger, zielloser und fehlerhafter handeln.

Daher besitzt der Notgang der Fehl- und Irrlösungen nach Erfüllung und Befriedigung, nach Lebenssinn und Zweck nach Daseinsglück suchender weiblicher Menschen, eine allgemeine, eine soziale Bedeutung. Das Schicksal der Einzelnen in dieser Lage, der Schicksalsweg der Tausenden und Abertausenden ledigen Frauen, die sich selbst zu helfen wähnen, kann nicht ohne Einfluß auf die gesellschaftliche Ordnung und ihre Lebensäußerungen bleiben. Und so tritt vor uns neben das individuelle das soziale Problem des Frauenüberschusses.

Die vermiedenen Lösungen wie die Notlösungen schaffen unbefriedigte, friedlose, nörgelnde Menschen um so mehr, je heftiger, je leidenschaftlicher der vergebliche Versuch gemacht wurde, seinen Lebensweg selbst zu finden. Vom sozial-psychologischen Standpunkt aber haben sich die Unzufriedenen stets als eine schwere politische Belastung eines Staates und einer Gesellschaft erwiesen. Sie summieren sich zu den anderen Unzufriedenen und sie potenzieren sich unter Umständen mit all den Kräften, die ihr Unglück in der derzeitigen gesellschaftlichen Ordnung begründet sehen. Solche Dinge gehören zu den Imponderabilien, die eines Tages im Spiel der Kräfte auf der Wagschale den Ausschlag geben können.

Die Notlösungen der ledigen Frau rütteln aber auch selbst am Gebäude der gesellschaftlichen Ordnung der Einehe. Die ledige Frau kämpft, sei es aus Mangel genügender Männer, sei es aus Ressentiment gegen die verheiratete Frau, um den verheirateten Mann und gefährdet so die Familie. Im öffentlichen Leben, im gemeinsamen Beruf in den Vergnügungsstätten, findet sie und wirbt sie um den Mann, freigiebiger, freiherziger und freier in ihren Lebensgewohnheiten als der Mann unserer Zeit es von Frauen gewohnt war.

Die Ehefrau, die in der Ehe geborgen am Ziel ihrer erotischen und sexuellen Wünsche, nicht mehr gezwungen war zu werben, und dank des gesetzlichen Schutzes der Ehe auch auf die Erhaltung ihrer weiblichen Werbemittel nicht mehr besonderen Wert zu legen brauchte, die aus der Geliebten Hausfrau und Mutter wurde und in diesen Aufgaben aufgehend sich mehr und mehr erotisch neutralisierte, wird auf den Kampfplatz erneut gerufen, um ihr Vorrecht zu verteidigen. Der Werbungskampf um den Mann setzt sich nunmehr in der Ehe fort, um zu dem gesteigerten Luxus, der Veräußerlichung und der Erotisierung zu führen. Dieser Weg muß aber die Frau dem Haus entfremden, geht auf Kosten der Mutter und der Familie. Ganz offensichtlich können wir in unserem gesellschaftlichen Leben diese Rückwirkungen des verlängerten und fortgesetzten Werbungskampfes um den Mann in Mode und gesellschaftlicher Gepflogenheit beobachten.

Der illegale Geschlechtsverkehr aber kann auch nicht ohne Einfluß auf die Bevölkerungspolitik bleiben. Aus den genannten erotischen wie wirtschaftlichen und gesellschaftlichen Beweggründen wird die nicht eheliche Geschlechtsgemeinschaft stets kinderfeindlich sein, wird Präventivverkehr und Abtreibung im Gefolge haben. Unwillkürlich aber wird diese Abneigung dem Kind gegenüber, zu der andere

Gründe, welche die verheiratete Frau bereits zur Ablehnung des Kindersegens treiben, hinzukommen, da sie sich in dem gesteigerten Werbungskampf um den Mann jung und frisch erhalten will, um so auch in der Ehe seitens der Frau Kinder- und Stillfeindlichkeit zu vermehren. —

Auf die Dauer können diese Gewohnheiten in dem Umfange wie sie in der Großstadt betrieben werden auf Moral und Sitte und auf die Struktur der Gesellschaft nicht ohne Einfluß bleiben. So wertvoll auf der einen Seite für den jungen Mann es erscheinen mag, daß er auf den Prostitutionsmarkt nicht mehr angewiesen ist, sondern menschlich wertvolle Liebesgemeinschaften mit gleichgesinnten Frauen ohne die feste Bindung einer Ehe, eingehen kann, so sehr ist doch die Frau in ihrem Schicksal, in ihrer sozialen Wertung und Würdigung durch diesen Entwicklungsgang äußerst gefährdet. Abgesehen von der Auswirkung des vermehrten Angebotes und der verringerten Nachfrage bleibt die eine sozial-psychologische und sittliche Gefahr bestehen, daß die leichten und flüchtigen Möglichkeiten im Geschlechtsverkehr die männliche Jugend noch verantwortungs- und hemmungsloser ihr Liebesleben aufzufassen gestatten. Andererseits aber hat sich gezeigt, daß die Junge-Mädchen-Welt diesen Weg der gleichen Moral der zwar einfacher, vielleicht gerechter, aber nicht besser ist als die doppelte, schon so frühzeitig, schon so selbstverständlich in einem Alter beschreitet, in dem wir weder von einer Notlage noch einem Bedürfnis nach Liebes- und Geschlechtsgemeinschaft sprechen können.

Da die beobachtenden Erscheinungen sich auch aus anderen Beweggründen herleiten, addieren sich diese Dinge und potenzieren sich bisweilen und nehmen so in ihrem sozial-psychologischen Geschehen einen erheblich größeren Umfang an. Auch für diejenigen Bevölkerungskreise, die den vorehelichen Geschlechtsverkehr als Gewohnheitssitte kannten, ist ein solches Problem insofern heute erstanden, als der Prozentsatz der Frauen, der die erwartete Legalisierung nicht findet, erheblich größer geworden ist.

Wir haben hier also in dem Frauenüberschuß in Deutschland, der sich mittelbar oder unmittelbar aus dem Weltkriege herleitet, ein ernstliches und in seinen sozialen Auswirkungen beachtliches Phänomen in unserer Gesellschaft festzustellen.

Da auch die benachbarten Länder teilweise erhebliche Verluste männlicher zeugungsfähiger Jugend im Weltkrieg erfahren haben, glaube ich in der Annahme nicht fehl zu gehen, daß auch für sie da oder dort ein ähnliches Problem entstanden ist und ich würde es begrüßen, wenn seitens der Gäste unserer Tagung auf Grund der Erscheinungen in ihrem Lande zu diesem Problem gesprochen würde.

Die Grenzen der Aufklärung im Kampte gegen die Geschlechtskrankheiten.

Von *Kurt Finkenrath*, Berlin.

„Das Wissen des Guten allein macht den Menschen schon tugendhaft". So lautet der Lehrsatz Sokrates, wie ihn uns Plato übermittelt. Sokrates mußte seinen Glauben an dem Wahrheitsgehalt dieses Lehrsatzes mit dem Tode bezahlen. Wen aber die Erfahrung des alltäglichen Lebens es nicht lehrte, der kann es aus dem Leben der großen Denker häufig ergründen, wie wenig Wissen und Lehre des Ethikers und Moralphilosophen gemein hat mit seiner Lebensführung. Wie wenig Gewicht aber muß der Einfluß des Wissens auf den Menschen dort haben, wo das Wissen nur angeeignet, aus zweiter Hand erworben wird. Diese große Überwertung des Wissens als eine Macht des Menschen gegenüber den Menschen, hat die Zeit der Aufklärung und des Liberalismus mit allen ihren Irrungen und Wirrungen veranlaßt, die reine Wissenschaftsvermittlung und den nüchternen Erfahrungsaustausch weit über Gebühr in den Vordergrund unserer zwischenmenschlichen Beziehungen zustellen. Auch in der Frage der Regelung und der Reform unserer geschlechtlichen Beziehung hat sich unter dieser Ideologie der Aufklärerzeit eine Enthüllungsära aller Liebes- und Geschlechtszusammenhänge angeknüpft, die vielleicht in ihren ersten hoffnungsvollen Ansätzen noch den Glauben hegte, damit allein schon wertvolle und sittliche Regelung und Erneuerung dieser Beziehung zu erreichen, heute aber zu der Erkenntnis gekommen sein sollte, daß dieser Weg zu solchen Zielen nicht führen kann. Gleiches gilt für ein Teilgebiet der Sexualwissenschaft, das Problem der Geschlechtskrankheiten und den Kampf gegen ihre Verbreitung.

Wenn ich im folgenden meine Ausführung über die Aufgabe des Wissens und seine Grenzen an dieses Teilgebiet anknüpfe, so geschieht es wegen der praktischen Auswirkungsmöglichkeiten einer solchen Darstellung. Grundsätzlich aber lassen sich die Erörterungen übertragen auf das ganze Fragengebiet: sexueller Aufklärung und Problematik.

Bei dem Problem der Geschlechtskrankheiten haben wir die bestimmte Absicht, ihre Ausbreitung einzuschränken, und als Zweckerfüllung bediente man sich ebenfalls der Weiterverbreitung der grundlegenden Kenntnisse über das Gesclechtsleben und über die Krankheiten selbst, ihre Gefahren und ihre Erwerbsmöglichkeiten. Soweit diese Aufklärung über die einfache Wissenvermittlung hinausging, wandte sie sich an den menschlichen Eigennutz und die Furcht vor Krankheit. Vom sittlichen Standpunkt aus gesehen wahrlich kein äußerst wertvoller Beweggrund, um ein hygienisches Verhalten der aufgeklärten Menschen zu erzielen.

Bemerkenswerterweise zeigt nun die Statistik der Verbreitung der Geschlechtskrankheiten in den einzelnen Berufen, daß gerade diejenigen Berufsangehörigen, die nach ihrem ganzen Stand, Wissen und ihrer Vorbildung in aller erster Linie „Wissende" sein müssen, in viel stärkerem Maße sich Geschlechtskrankheiten erwerben, als diejenigen von denen wir eine derartige Aufklärung nicht erwarten dürfen. Schon die alte Statistik *Blaschkos* hat in den Kreisen der Akademiker mehr als einen doppelt so hohen Prozentsatz von Geschlechtskranken gefunden wie bei den Kaufleuten und fast dreifach so hoch wie bei den Arbeitern. Am sinnfälligsten aber tritt uns diese Erscheinung auf, wenn wir feststellen, daß die Durchseuchung mit Geschlechtskrankheiten umgekehrt zu dem Wissen über Gesundheit und Krankheit innerhalb der Akademiker selbst verläuft vom Theologen bis zum Mediziner, der am stärksten gefährdet erscheint. Hier könnte man geradezu von der Ohnmacht des Wissens sprechen.

Aber das Problem der Geschlechtskrankheiten hat nicht nur eine individuelle, sondern auch eine soziale Seite von größter Bedeutung. Für die Weiterverbreitung der Geschlechtskrankheiten wichtiger als die eigennützige Scheu vor Ansteckung ist das Verhalten des Kranken selbst seinen Mitmenschen gegenüber. Ist er bereit, sich die durch seine Krankheit gebotenen gesundheitlichen Einschränkungen aufzuerlegen, die seine Mitmenschen vor einer Weiterverbreitung vor Schaden an ihrer Gesundheit und ihrem Leben zu schützen vermögen? Denn der Kranke ist hier allein der Wissende, in dessen Händen Macht über den gesunden Mitmenschen gegeben ist. Wird er in der Mehrzahl der Fälle seinem Wissen entsprechend menschlich und sittlich handeln? Furchtbar ernst steht diese Frage vor uns, die die entscheidende Grundfrage für die sittliche Volksgemeinschaft darstellt. Mit tiefer Trauer im Herzen muß aber der Arzt aus dem tagtäglichen Erlebnis seiner Sprechstunde heraus hier die erschütternde Antwort geben, daß der Wissende trotz und trotzalledem seinen Trieben, seinen Wünschen, gesellschaftlichen und wirtschaftlichen Vorteilen zuliebe, oder was sonst immer aus dem menschlichen Herzen kommend die Vernunft umnebeln mag, frevelnd das Schicksal versucht. Vielleicht in der bangen Hoffnung „daß es ja nicht gerade so kommen muß." Man muß in die ganzen dunklen Tiefen der innersten menschlichen Bewegungstriebe hineinschauen, um manchmal diese Handlungen zu verstehen, die vom Standpunkt unserer Vernunft so irrsinnig und vom Standpunkte jeder sittlichen Wertung so verworfen sind.

Es ist daher vollkommen irrig, wenn denjenigen Vorkämpfern gegen die Verbreitung der Geschlechtskrankheiten ein Vorwurf gemacht worden ist, daß sie mit ihren Fragen die Forderung geschlechtlicher Enthaltsamkeit verknüpft haben. Denn die soziale Seite in diesem Sexualproblem erfordert gebieterisch, daß der Mensch in der Lage ist, sein Triebleben persönlich so zu beherrschen, daß es seine Mitmenschen nicht gefährdet. Das wissenschaftliche Problem ist von dem sittlichen hier nicht zu trennen, wenn anders wir einen Erfolg haben wollen!

Und wenn wir auch zeigen könnten, daß das Wissen und nur Wissen schon versagte, hinsichtlich der kleinen Anforderungen von rein individueller Bedeutung, wie muß es erst versagen, bei der viel bedeutenderen, viel anspruchsvolleren sozialen Seite dieses Sexualproblems.

Hier liegen die Grenzen des Wissens umso mehr, als sich der menschliche Verstand einer größeren inneren Leidenschaft gegenüber sieht, deren Befriedigung, Lust und Unlust, Glück und Unglück, Freude und Leid für den Menschen bedeutet.

Ich brauche an dieser Stelle auf die Gefährdung unseres Denkens, auf die Abhängigkeit jeder intellektuellen Betrachtung von den Gemütswallungen des Menschen nicht hinzuweisen. Alle unsere Größenordnungen, alle unsere Wertungen, die letzten Endes Klang, Farbe, Wärme, Lust für unser Leben, für unser Verhältnis zu unserer Umgebung abgeben, entstammen nicht dem Gehirn, sondern dem Herzen.

Nur zu leicht ist der Intellekt Dirne unseres Affektes, und selbst bei dem fähigsten und gewandtesten Denker werden die rationellen Erwägungen umgedacht und umgewertet auf unterirdische Einflüsse hin. Mit seiner beißenden Schärfe und seinem galligen Witz hat *Schopenhauer* dieses im einzelnen in seiner Methaphysik des Geschlechtslebens charakterisiert. Um wieviel mehr aber muß sich dieses bei den Teilen eines Volkes auswirken, die nach Stand, Beruf und Lebensgewohnheiten nicht die nötige Schulung besitzen, ihren Verstand und ihre Vernunft zur Herrscherin ihrer Lebensgewohnheiten zu machen.

Hier beginnt auch der große Irrtum unserer neuen Zeit, die gegenüber den mannigfachen Aufgaben, die der einzelne Mensch im Leben des Volkskörpers besitzt, in den Fehler verfällt, dem Unwissen und Halbwisen durch einfache Mitteilung der Erfahrungstatsachen und des Wissens, die Aufgabe und das Recht in die Hand zu geben, selber unzulänglich entscheiden zu müssen.

Was kann uns gegenüber dem Versagen des Wissens hier weiter helfen zur Erfüllung des sozialen Problems unserer Frage? „Wir wollen wissen um zu wollen" sagte am Eingang dieser Tagung Professor *Uhde* in seiner markanten Art. Für unser geselliges Leben, für das Gemeinschaftsproblem im Liebes- und Geschlechtswesen hat dieses Wissen nur Sinn und Wert, wenn dieses in ein zweckdienliches, sittliches Wollen umgesetzt wird. Der sittliche Wille, die sittliche Bereitschaft sind das Entscheidende und unbedingt Notwendige, das jeden Menschen, der so oder so vor den Problemenkreis gestellt wird, innerlich so erfüllen muß, daß es ihm höchstes und letztes Ziel dünkt.

In dem überstürzten Bestreben, teilweise geboren aus gefühlsbetonten Überschätzungen der Not des Einzelschicksals, hat unsere Zeit Form und Bindungen des Menschen zerrissen, die überkommen waren, um ihn frei zu machen. Sie hat mit Recht, aber nur mit teilweisem Erfolg, auch Formen und Bindungen zu zerreißen sich bemüht, die der inneren Wahrhaftigkeit der reinen Seelenhaltung menschlicher Lebenserfüllung widersprachen. Aber diese Stürme der Begier nach Freiheit, Recht und Sitte haben das uralte ewige Gesetz, das so lange besteht und so lange gilt, so lange es eine Gemeinschaft zwischen Menschen gab und gibt und geben wird übersehen, jenes Gesetz, das lautet: Die Freiheit des Einzelnen findet ihre Grenzen in dem Freiheitsbestreben des anderen Einzelnen".

Beim Zerbrechen der alten Form geriet die liberale Welt in die Gefahr, die Formen und Bindungen überhaupt zu leugnen, um folgerichtig im Libertinismus enden zu müssen. Keine menschliche Gemeinschaft ist ohne sittliche Bindungen und Formen für den einzelnen denkbar und dies gilt genau so für jene Teilbeziehung des Liebes- und Geschlechtslebens und für die soziale Seite des von uns angeschnittenen Problems.

Der sittliche Wille allein als Ziel, dem das Wissen als Zweckvermittler dient, ist noch nicht ausschlaggebend genug. Ihm zur Seite treten muß notwendigerweise die Möglichkeit des Menschen die eigene Kraft sittlicher Erkenntnis und Bereitschaft auch in seiner Lebensführung durchsetzen zu können. Die tiefen gehaltvollen Worte des neuen Testaments geben am treffendsten wieder um was es sich handelt: „Der Geist ist willig, aber das Fleisch ist schwach".

Hier ist es Aufgabe aus den Kenntnissen der seelischen Zusammenhänge im Menschen, dem Einzelnen Mittel und Wege zur Beherrschung seines körperlichen Menschen in die Hand zu geben, um ihm den Weg zu bereiten, ein Diener der Vernunft sein zu können. Bemerkenswerter Weise ist in dieser Beherrschung des menschlichen Willens die abendländische Kultur der östlichen seit Jahrtausenden unterlegen.

In kurzen Worten ist das individuelle wie das soziale Problem zur Bekämpfung der Geschlechtskrankheiten nicht durch Aufklärung allein, sondern durch Erziehung erfolgreich zu lösen.

Indem ich die Forderung zu einer sexuellen Erziehung erhebe, erinnere ich mich all der Einwände, die sowohl gegen eine sexuelle Aufklärung wie Erziehung im früheren Lebensalter des Menschen erhoben werden; aber durch meine Darstellung glaube ich den Weg gezeigt zu haben, diese Bedenken überwiegend zu zerstreuen. Derjenige, dem ein sittlich allgemeines Lebensziel tief in seinem Innern verankert liegt, der durch körperliche Ertüchtigung und seelische Erziehung frühzeitig gelernt hat, Geist, Wollen und Handeln in sich einheitlich zu gestalten, wird auch an dem Tag, wo das Sexualproblem in dieser oder jener Form für ihn in den Blickpunkt der Erscheinung tritt, imstande sein richtig zu handeln. Die Ganzheit der Lebensbeziehungen, auf die *Adler* gestern hinwies, tritt hier voll und ganz in ihre Rechte.

So wie unsere Tischsitte von uns körperliche Unbequemlichkeiten in Haltung und Bewegung mit Rücksicht auf den Tischnachbarn eraus den allgemeinen Erziehungsforderungen und Erziehungsformen fordert, und wir uns ihr widerspruchslos fügen, wird es leicht sein, die spezielle Frage zu lösen.

Statt sexueller Aufklärung sexuelle Erziehung! Statt reiner Wissensvermittlung sittliche Erziehung überhaupt zum sozialen Menschen, zum Mitmenschen.

Indem ich diese Forderungen aus dem Versagen der reinen Aufklärung ableite, trete ich als Arzt diese Aufgabe an den Erzieher und Volkserzieher ab. Wenn unsere Aufklärung und wo unsere Aufklärung auch Erfolg gehabt hat, hat sie sich auf das Vorhandensein eines sittlichen Glaubenszieles gestützt und der Blick in die Vergangenheit menschlicher Geschichte lehrte uns, daß die gemütlichen Bindungen des Menschen ein Kraftzentrum von größter Wirkung gewesen sind. Welcher Erfolg muß aber beschieden sein, wenn Wissen und Glauben, Herz und Hirn sich die Hand reichen!

Was hier als notwendige Forderung zur erfolgreichen Durchführung eines Sondergebietes der Sexualwissenschaft, des Kampfes gegen die Geschlechtskrankheiten, aufgestellt worden ist, gilt für alle Beziehungen unseres Liebes- und Geschlechtslebens. Dem Erkenntnis suchenden Forschen und dem Wissen über den Menschen muß, um dem Wissen zum Wollen zu verhelfen an die Seite treten die Forderung einer auf dieser Erkenntnis aufgebauten sittlichen Erziehung des Menschen zum Mitmenschen in der Volks- und Völkergemeinschaft.

Diskussion:

F. Rosenberger: Wenn ich Herrn *Finkenrath* recht verstanden habe, so hält er nicht sehr viel von der sexuellen Aufklärung im Kampfe gegen die Geschlechtskrankheiten und belegt seine Ansicht zum Teil damit, daß, je höher die Bildung des Menschen sei, umsomehr, fortschreitend vom Arbeiterstande bis zum Studenten der Medizin, eine Zunahme der Geschlechtskrankheiten zu beobachten ist. Daß die Zunahme der Geschlechtskrankheiten eine ganz andere Ursache hat, ist allgemein bekannt. Der Arbeiter kann viel früher als der Akademiker seinen Verhältnissen entsprechend eine Familie begründen, während der junge Akademiker und Student aus ökonomischen Gründen darauf angewiesen ist, sein Geschlechtsbedürfnis außerehelich zu befriedigen. (Zurufe: Wer sagt das? Und die Frauen?) Darauf komme ich noch zurück. — Im Gegensatz zu Herrn Finkenrath glaube ich, daß von der Aufklärungsarbeit im Kampfe gegen die Geschlechtskrankheiten noch sehr viel zu erwarten ist. Der Student in den vorklinischen Semestern weiß, so traurig die Tatsache ist — und ich verfüge darin über eine ziemliche Erfahrung —, recht wenig von den Geschlechtskrankheiten und ihren Folgen und der in den klinischen Semestern weiß nicht viel mehr. Ich hoffe doch nicht, daß Herr *Finkenrath* behaupten will, die höhere Bildung des Studenten sei umgekehrt proportional dem Verantwortungsgefühl gegenüber dem Volksganzen. Ich muß seine Worte aber fast in diesem Sinne auffassen. Er will alles von der sittlichen Ertüchtigung des Volkes erwarten. Das ist gewiß sehr schön und sehr gut, aber im Kampf um die Geschlechtskrankheiten müssen wir uns in erster Linie danach richten, was wir können, und nicht danach, was wir wollen. Wie stellt sich denn Herr Dr. Finkenrath die sittliche Ertüchtigung vom Standpunkt des Arztes, von dem aus er doch wohl gesprochen hat, vor? Etwa individualistisch, daß ich meinem Patienten in der Sprechstunde, vulgär ausgedrückt, Moral-Pauken halte? Natürlich ist zu begrüßen, daß der Arzt im Rahmen der Gesamtheit für die sittliche Ertüchtigung wirkt. Aber selbst eine Organisation wie die katholische Kirche, die doch einen starken Einfluß auf ihre Gläubigen hat und zu deren Hauptdogmen die Entsinnlichung, das Wegwenden vom Irdischen gehört, hat bei ihren Anhängern nicht die Früchte ihrer Erziehung ernten können; obwohl ihr viel stärkere geistige Machtmittel zur Verfügung stehen als jeder anderen Organisation, ist es ihr nicht gelungen, eine stärkere sittliche Ertüchtigung ihrer Zugehörigen gegenüber den Nichtgläubigen zu erzielen. Mit Ersittlichungsbestrebung allein ist nicht viel getan. Nur durch Aufklärungsarbeit im Kampfe gegen den Alkohol, gegen Schmutz und Schund in der Literatur und durch verstärkte hygienische Aufklärung können wir den Kampf gegen die Geschlechtskrankheiten erfolgreich weiterführen.

Frau *Ljepa:* Der Herr Vorredner sagt ganz richtig, die Aufklärung allein genüge nicht, um die Geschlechtskrankheiten wirksam zu bekämpfen. Er hat aber, vielleicht, weil seine Zeit beschränkt war, nicht klar darauf hingewiesen, wie er sich die moralische Ertüchtigung denkt, mit der er die effektive Bekämpfung der Geschlechtskrankheiten zu erreichen glaubt, und er hat auch darin nicht recht, wenn er sagte, man solle nur das verlangen, was man kann, nicht das was man will. Nicht recht hat er auch, wenn er meinte, die Unmöglichkeit einer moralischen Ertüchtigung sei dadurch bewiesen, daß selbst die katholische Kirche sie nicht habe durchsetzen können. Wir müssen heute unter ganz anderen Voraussetzungen eine moralische Ertüchtigung erstreben, als es früher der Fall war. Die heutige Aufklärung darf nicht mehr eine rein rationalistische sein, wie Herr Geheimrat *Moll* es früher unterstrichen hat, und ich glaube, daß ich mich nicht irre, wenn ich in dem jetzt tagenden Kongreß etwas Symbolisches sehe in der Richtung, daß die Aufklärung in der sexuellen Frage jetzt nicht mehr auf die ganz unfruchtbare rationalistische Art eingestellt wird, wie sie bisher in Übung war, sondern daß sie gemeinsam vom Pädagogen, Psychologen, Juristen und Biologen in Angriff genommen wird.

Mein Vorredner gebrauchte das Wort „Geschlechtsbedürfnis". Dazu möchte ich bemerken: das Geschlechtsbedürfnis kann bei dem Kulturmenschen in keinem Falle in der bisher gewohnten Weise so gedeutet werden, daß es ein Bedürfnis sei, das befriedigt werden muß, sei es wo und wie es will, das so stark ist, daß kein Mensch sich beherrschen kann, wenn er auch weiß, er wird sich durch die Befriedigung dieses Bedürfnisses eine venerische Krankheit zuziehen oder auf jemand, mit dem er verkehrt, eine venerische Krankheit übertragen. Wenn man die Parallele mit dem Bedürfnis nach Nahrung zieht, so ist der Kulturmensch so stark von diesen Vorstellungen beeinflußt, daß er sein Nahrungsbedürfnis niemals auf eine Weise befriedigen könnte, die im Widerspruch zu seinen ästhetischen Gefühlen und seinem Reinlichkeitsgefühl steht. Das hat man inbezug auf das Sexuelle bisher in den Hintergrund gestellt, und ich glaube, daß Sexualpädagogik und sexuelle Aufklärung vor allen Dingen darauf hin eingestellt werden müssen, daß solche Vorstellungen unbewußt als Kontrolle auch bei der Befriedigung des Geschlechtstriebes auftreten. Wenn diese Kontrolle effektiv ist, so wird diejenige moralische Ertüchtigung, die hier bezweifelt wird, ebenso natürlich erreicht werden, wie wir es jetzt als natürlich betrachten, daß wir unsere anderen Bedürfnisse nicht auf eine Weise befriedigen, wie es ein Mensch tun würde, der keine ästhetischen und ähnlichen Vorstellungen hat.

Was den Vortrag des Herrn *Dück* betrifft, so habe ich dazu das Wort nicht ergriffen, wollte aber in diesem Zusammenhange unterstreichen, daß alle Sexualpädagogik, um die Gefahren, die von der Psychoanalyse drohen, zu vermeiden — in der Beziehung schließe ich mich vollkommen Herrn Geheimrat *Moll* an —, so eingerichtet werden muß, daß sie nicht zur Entharmlosung führt. Sie muß, wie ich es nenne, eine indirekte Sexualpädagogik sein, d. h. eine Hebung und Festigung der Willensstärke und des Verantwortlichkeitsgefühls. Da möchte ich doch unterstreichen, daß ich vor den Instituten für Sexualpädagogik Angst habe, die Herr *Dück* empfiehlt, und zwar deshalb, weil mir vorschwebt, daß aus ihnen ebenso untüchtige Sexualpädagogen hervorgehen werden, wie schon allzuviel aus der psychoanalytischen Methode hervorgegangen sind. Nach meiner Meinung ist eine indirekte Sexualerziehung notwendig, nicht aber die Heranzüchtigung solcher Institute, die in kurzer Zeit ausgebildete Sexualpädagogen in die Welt schicken wollen.

Johann Ude, Graz: Vorhin ist das Wort vom sexuellen Bedürfnis gefallen.. Es ist ja richtig, daß in jedem Menschen mehr oder weniger der Geschlechtstrieb wohnt und wirkt. Aber gerade von meiner Vorrednerin ist schon hervorgehoben worden, daß der Mensch manche Bedürfnisse hat, die er eben niederdrücken muß. Der Alkoholiker hat das Bedürfnis zu trinken, und wir müssen ihm helfen, daß er es überwindet. Bedürfnisse in dem Sinne, daß sie hemmungslos befriedigt werden sollen, kenne ich überhaupt keine, da z. B. auch das fundamentalste Bedürfnis, das Bedürfnis der Erhaltung des Individuums durch das Essen und Trinken, entsprechend geregelt werden muß. Geschlechtsbedürfnisse, die die einzelnen Menschen haben, müssen ebenso geregelt sein, und hier trennen wir uns durch die Gesetze der Ethik, durch die Sittengesetze in zwei Lager. Entweder haben wir eine absolute Ethik oder wir haben sie nicht, sondern nur eine relative. Haben wir eine absolute Ethik, so haben wir die Pflicht, nach dieser Ethik auch das Geschlechtsbedürfnis so einzustellen, wie es die Gesetze der absoluten Ethik vorschreiben, und das muß auch dem physischen Können nachhelfen. Menschen, denen das physisch nicht möglich ist, gehören in Anstalten hinein, sie sind pathologisch veranlagt. (Zuruf: Das geht zu weit!) Für den, der auf dem Standpunkt der absoluten Ethik steht, geht es nicht zu weit!

Wir müssen jedoch jene äußeren sozialen Bedingungen schaffen, die es auch den jungen Menschen, auch dem Akademiker an der Universität möglich machen, ihren Geschlechtstrieb zu zügeln. Allerdings, wenn man von der Kneipe heimkehrt und dem Alkoholgenuß gefrönt hat, hat selbstverständlich der Student das „Bedürfnis", in das nächste beste Bordell zu laufen, um sein „Geschlechtsbedürfnis" zu befriedigen. Die Folgen kennen wir. Wir wissen allerdings, daß diese jungen Leute nicht früh heiraten können. Sie sollten normalerweise Gelegenheit haben, in der Einehe mit lebenslänglicher Treueverpflichtung ihren sexuellen Trieb zu befriedigen, allerdings in der Hinsicht auf Erhaltung der Art. Unsere Aufgabe wird es in erster Linie sein, jene sozialen Verhältnisse zu schaffen, die es uns ermöglichen, den Sexualtrieb in der richtigen, menschenwürdigen Weise zu zügeln. Wir brauchen dann keine Prostitution, keine Reglementierung der Prostitution, wir brauchen keine Selbstbefriedigung und dergleichen mehr, sondern der junge Mensch wird dann auch diesen Trieb in die Gewalt bekommen.

Wir müssen zwischen Wissen und Wollen trennen; das sind zwei grundverschiedene Grenzgebiete seelischer Funktionen. Das Wissen geht auf die Wahrheit, daraufhin, die Wahrheit zu erkennen. Dadurch aber, daß ich die Wahrheit erkenne, will ich sie noch lange nicht. Ich kann hundertmal sagen: Du wirst infiziert, Syphilis und Tripper droht! Das hilft alles nichts, sondern da kommt es auf das auf die Sittlichkeit eingestellte Wollen an, und dieses Wollen, das an dem richtigen Erkennen orientiert ist, wird und muß dann die Triebe meistern. Das Triebleben selber ist eine auf der Seite des Wollens gelegene Seelenfunktion des Strebens, ist ein Strebevermögen, allerdings geleitet durch sinnliche Erkenntnisse, die aber durch die Phantasie in die Sphäre des geistigen Erkennens hinaufreichen. Von hier aus hat es dann der Wille in der Hand, die Phantasie selber zu zähmen, zu meistern, abzulenken und zu anderem hinzulenken. Darum ist die Reinhaltung der Phantasie das Wichtigste und Wesentlichste, um den sogenannten Geschlechtstrieb in die Gewalt zu bekommen.

Soviel für heute; ich komme in meinem Vortrage noch auf dieses Thema zurück. Wenn gesagt worden ist, die katholische Kirche sei nicht imstande, ihre Gläubigen zu dieser reinen Auffassung zu bringen, so gebe ich das ohne weiteres zu. Aber warum denn? Sind das die echten Katholiken, die nicht nach diesen Grundsätzen handeln? Wir dürfen die katholische Lehre nicht nach denen beurteilen, die nicht danach handeln, sondern nach denen, die danach handeln, und die wahren Katholiken leben auch danach.

Die wirtschaftliche Bevorrechtung der Elternschaft im Lichte der Eugenik und der sozialen Hygiene.

Von *A. Grotjahn*, Berlin.

Die nicht mehr aufzuhaltende und deshalb am besten nach vernünftigen eugenischen und bevölkerungspolitischen Überlegungen einzurichtende Geburtenregelung wird uns in wenigen Jahrzehnten dahin führen, daß die Kinder, die geboren werden, in ihrer weitaus größten Mehrzahl von den Eltern mit Bewußtsein hervorgebracht werden, ihr Dasein also ein von den Eltern „gewolltes" ist. Damit stehen wir vor einer von Grund aus veränderten Sachlage. Denn dann ist eins der wichtigsten Erfordernisse, die Erhaltung der Gesellschaft, der Nation, überhaupt des gesamten physischen Substrates unserer Kultur nicht mehr von selbst gegeben sondern abhängig vom Willen der einzelnen Elternpaare.

Da die äußeren Zwangsmittel ihrer Natur nach zur Bekämpfung der Geburtenvorbeugung an unrechter Stelle versagen müssen, sind wir vorwiegend auf die inneren moralischen Hemmungen, auf die durch das Gewissen diktierten Beweggründe, Prävention zu treiben oder gar zu unterlassen, angewiesen. Hier liegt der Angriffspunkt des großen Problems, das nicht negativ als Bekämpfung der Geburtenvorbeugung sondern unmittelbar positiv als Geburtenregelung aufzufassen ist. Sie ist eine Forderung der Moral und durch die einfache Tatsache geboten, daß ein Gemeinschaftsleben nicht möglich ist, wenn die Gemeinschaft im Bestande ihrer physischen Substanz erschüttert ist, und sie dauernd nur bestehen kann, wenn bezüglich der Fortpflanzung Regeln befolgt werden.

Dem moralischen Bewußtsein der Gegenwartsmenschen können jedoch weder die klaren Vorschriften der katholischen noch die erheblich unklareren der protestantischen Kirche in Sachen der Geburtenprävention auf die Dauer genügen, da die Anschauungen, denen die kirchlichen Moralgebote entstammen, in Zeiten wurzeln, welchen sowohl die hochentwickelte Technik der Prävention als auch die durch das Sinken der Sterblichkeit gekennzeichnete große Änderung in der Bevölkerungsbewegung als auch endlich die materielle Beengung der Elternschaft noch fremd war. Die Eltern der Gegenwart sehen sich daher nach anderen Lehrmeistern um, nach deren Ratschlägen sie sich richten können, um ihrem Pflichtbewußtsein hinsichtlich der Fortpflanzung Rechnung zu tragen. Daß ein solches Bewußtsein vorhanden ist, kann jedoch nicht bezweifelt werden.

Mangels jeder anderen Regel ist ihr Pflichtbewußtsein allerdings nur privatwirtschaftlich orientiert. Sollen die Gefahren der Geburtenregelung vermieden und diese selbst nur in segensreicher Form sich abspielen, so müssen der Bevölkerung als Nahrung für ihr Pflichtbewußtsein Richtlinien gezogen werden, die von der Wissenschaft bestimmt werden, und zwar von der Medizin und Hygiene auf der einen, der Volkswirtschaftslehre und den Sozialwissenschaften auf der anderen Seite.

Es fehlt den Paaren, die bereits im Besitze von Kenntnis und Übung der Präventmittel sind, zum Teil jede Führung durch Sitte, Gewohnheit und Belehrung, da die Geistlichen in steigendem Maße als Ratgeber abgelehnt werden, die Behörden sich indifferent verhalten und selbst die Ärzte, die die nächsten zu dieser Führerschaft wären, diesen Fragen bis auf Ausnahmen noch völlig ratlos gegenüberstehen. Infolge dieser Führerlosigkeit hat sich der Durchschnittsbürger das Zweikindersystem geschaffen, von der naheliegenden aber grundfalschen Voraussetzung ausgehend, daß zum Ersatz eines Elternpaares zwei Kinder ausreichen und damit der Volksvermehrung Genüge geschehen sei. Das Zweikindersystem würde aber bei seiner Ausbreitung über das ganze Land, wie *Fahlbeck*[1]) ausrechnet, „selbst unter der utopischen Annahme, daß 88 von Hundert aller Frauen im gebärenden Alter verheiratet seien, jährlich eine Verminderung von ungefähr 9 auf das Tausend der Volksmenge herbeiführen, wodurch sie, wenn sie sich selbst überlassen wäre, schon nach 77 Jahren auf die Hälfte reduziert sein würde".

Man könnte zunächst daran denken, an die Stelle der Zweikinderregel die Forderung von drei Kindern zu setzen. Aber auch das würde nicht genügen. Denn die Zahl von durchschnittlich drei Kindern auf eine Ehe würde selbst bei der Voraussetzung, daß der zehnte Teil der Ehen unfruchtbar bleibt, nur die nicht völlig zureichende Geburtenzahl von 16 Lebendgeborenen auf das Tausend Einwohner ausmachen.

Überhaupt dürfte es mißlich sein, eine feste Zahl für jede Ehe zu fordern; vielmehr ist es richtiger, eine gleitende Regel aufzustellen, die nur eine Mindestzahl angibt, aber zugleich ein Hinaufgehen mit der Kinderzahl als wünschenswert hinstellt. Eine solche Regel hat der Verfasser dieser Zeilen bereits vor einigen Jahren[2]) aufgestellt. Sie kann hier unverändert wiedergegeben werden, da seither keine Kritik oder Erfahrung dem Verfasser bekannt geworden ist, die ihn veranlassen könnte, sie zu ändern. In dieser Regel ist die wirtschaftliche Bevorzugung jener Elternpaare, die über das unerläßliche Mindestmaß hinausgehen, eingefügt, da nicht die Mindestforderung sondern gerade die Mehrleistung zahlreicher rüstiger Elternpaare unter der moralischen und materiellen Anerkennung der Gesellschaft das wesentliche in dieser Regel darstellt.

Die allgemeine Befolgung dieser Regel würden den jeweilig erforderlichen Geburtenüberschuß sicher gewährleisten und dabei doch die Rationalisierung der Fortpflanzung und die Anwendung der Eugenik ermöglichen. Sie lautet:

1. Jedes Elternpaar hat die Pflicht, eine Mindestzahl von drei Kindern über das fünfte Lebensjahr aufzuziehen. 2. Diese Mindest-

1) *P. Fahlbeck*, Der Adel Schwedens. Jena 1903.

2) *A. Grotjahn*, Soziale Pathologie. Versuch einer Lehre von den sozialen Beziehungen der menschlichen Krankheiten als Grundlage der sozialen Hygiene. 1. Aufl. Berlin 1912. S. 674.

zahl ist auch dann anzustreben, wenn die Beschaffenheit der Eltern eine unerhebliche Minderwertigkeit der Nachkommen erwarten läßt, doch ist in diesem Falle die Mindestzahl auf keinen Fall zu überschreiten. 3. Jedes Elternpaar, daß sich durch besondere Rüstigkeit auszeichnet, hat das Recht, die Mindestzahl um das Doppelte zu überschreiten und für jedes überschreitende Kind eine materielle Gegenleistung in Empfang zu nehmen, die von allen Ledigen oder Ehepaaren, die aus irgendwelchen Gründen hinter der Mindestzahl zurückbleiben, beizusteuern ist.

Es ist hier nicht Raum, das kurz skizzierte „System" in den Einzelheiten auszumalen. Es sei nur bemerkt, daß in seinem Rahmen schon die gegenwärtige bescheidene Kenntnis der generativen Hygiene zur praktischen Anwendung gebracht werden könnte und zugleich Raum für alle diesbezüglichen Erkenntnisse der Zukunft und dadurch bedingte Modifikationen bleiben würde. Voraussetzung der Anwendung dieses Systems ist allerdings die allgemeine Kenntnis und Beherrschung der Präventivmaßnahmen, die ja ohnehin von Tag zu Tag unaufhaltsame Fortschritte macht. Es ist nur noch nötig, von den unzähligen Mitteln jene durch ärztliche Empfehlung herauszuheben, die ungefährlich und dabei zuverlässig sind. An diese Stelle sei nur noch darüber gesagt, daß diese Bedingungen nach dem gegenwärtigen Stande der Technik durch die Anwendung des Kondoms (und besonders solcher aus tierischer Haut) beim Manne oder des Scheidenokklusivpessars bei der Frau am besten erfüllt werden.

Wenn durch die Anwendung der obigen oder ähnlichen Regeln die Quantität der Bevölkerung sichergestellt und die Qualität begünstigt ist, kann die rationelle Anwendung der Präventivmittel ungestört erfolgen und ihre in vieler Hinsicht Segen stiftende Wirksamkeit entfalten. Dann kann endlich eine vernünftige Pause zwischen zwei Geburten zur Volkssitte werden. Dann hört die unsinnige Vielgebärerei in den Schichten auf, die am wenigsten Mittel, Raum und Zeit für die Aufzucht haben. Dann kann der Arzt aus Gründen der Eugenik das Verbot weiterer Schwangerschaften ebenso skrupellos anwenden wie jedes andere therapeutische Mittel, dann wird überhaupt jene völlige Trennung des beabsichtigt folgenlosen von dem beabsichtigt fruchttragenden Geschlechtsverkehr verwirklicht werden können, die allein das gesamte geschlechtliche Leben zu sanieren berufen ist.

In Deutschland wurden im letzten normalen Jahre vor dem Kriege, also im Jahre 1913, im ganzen Reiche 27,7 in den Orten mit über 15 000 Einwohner (Stadt) 24,6, in den Orten mit unter 15 000 Einwohner (Land) 29,3 Lebendgeborene auf das Tausend der Bevölkerung gezählt. Während der Kriegsjahre betrug der Gesamtverlust mehr als 6 000 000, nämlich 2 000 000 Kriegsgefallene und Vermißte, rund 700 000 Mehrgestorbene und etwa 3 600 000 ausgefallene Geburten. In den Nachkriegsjahren hob sich trotz großer Häufigkeit der Eheschließungen die Geburtenziffer nicht wieder auf die des Jahres 1913, sondern betrug im Jahre 1920 nur 25,9 und im Jahre 1921 nur 26,1, um dann im Jahre 1922 auf 23,7, im Jahre 1923 gar auf 21,7 und im Jahre 1924 auf 21,1 Lebendgeborene auf das Tausend der Bevölkerung zu sinken.

Es empfiehlt sich, zum vollen Verständnis der Tragweite dieser Zahlen sich darüber Rechenschaft abzulegen, was die Zahl von 20 Lebendgeborenen als Geburtenziffer für ein Volk bedeutet. Da bei den Völkern Mitteleuropas die durchschnittliche Lebensdauer in den letzten Jahren vor dem Kriege ungefähr 50 Jahre betrug, so würden bei einer stationär gedachten Bevölkerung 20 Todesfälle auf das Tausend der Einwohner kommen und somit 20 Lebendgeburten zu ihrem Ersatz bedürfen, d. h. eine Geburtenziffer von 20 bedeutet nichts mehr und nichts weniger als die Zahl, unter die eine Bevölkerung von normaler Altersklassenbesetzung nicht sinken darf, wenn sie sich nicht vermindern soll. Es ist wichtig, das festzuhalten, damit nicht eine Sterblichkeit unter 20 über die Gefahren des Geburtenrückganges hinwegtäuscht. Wenn z. B. die deutschen Großstädte im Jahre 1923 bei einer Geburtenziffer von 14,2 eine Sterblichkeit von 11,9 also immer noch einen jährlichen Geburtenüberschuß von 2,3 auf das Tausend der Bevölkerung aufweisen, so darf uns das nicht über die Regelwidrigkeit dieser Bevölkerungsbewegung und den bedenklichen Tiefstand der Geburtenzahl hinwegtäuschen. Denn für das Gesamtvolk müssen wir daran festhalten, daß die auf die Dauer nicht unter 20 sinken darf, wenn nicht die Erhaltung der Volkszahl infrage gestellt sein soll.

An dieser Mindesterhaltungszahl von 20 sind wir also in Deutschland heute bereits angelangt. Es ist aber mehr als wahrscheinlich, daß der Geburtenrückgang auch an dieser Stelle noch nicht Halt machen wird. Denn die großstädtische Bevölkerung hat bereits niedrigere Zahlen erreicht, und sie ist es, die den Weg zeigt, den über kurz oder lang auch die übrige Bevölkerung wenigstens annäherungsweise gehen wird. Hatten doch die 46 Großstädte des Deutschen Reiches im Jahre 1923 nur noch 14,2, Berlin sogar nur noch 10 Lebendgeborene auf das Tausend ihrer Einwohner aufzuweisen, obgleich hier die Angehörigen der fortpflanzungsfähigen Jahresklassen erheblich stärker vertreten sind als in der übrigen Bevölkerung.

Ob die Vermehrung der Bevölkerung wünschenswert ist oder nicht, mag im einzelnen Falle Gegenstand des Streites sein. Einstimmigkeit wird jedenfalls darüber herrschen, daß sie nicht abnehmen darf. Die Entvölkerung eines Landes ist stets ein bedenklicher Zustand, zumal auch die Qualität der Bevölkerung unter einer Quantitätsverminderung Veränderungen zu erleiden pflegt. Denn gleichwie Baum und Strauch nur dann durch Beschneiden gekräftigt und in die gewünschte richtige Form gebracht werden können, wenn überschießendes Wachstum vorhanden ist, so muß sich auch die Bevölkerung vermehren, wenn natürliche Auslese, soziale Siebung und eugenische Auswahl ihre günstige Wirkung auf die Erhaltung und Verbesserung der Art entfalten sollen. Es ist daher wünschenswert, daß die Bevölkerung einen Auftrieb hat, d. h. einen Überschuß der Lebendgeburten über die Todesfälle. Zur Bemessung der jeweilig richtigen Bevölkerungsmenge empfiehlt es sich daher, eine Bestandserhaltungsziffer und eine wünschenswerte Vermehrungsziffer zu unterscheiden. Letztere wird sich nur ungefähr nach den Möglichkeiten der Verdichtung und Expansion eines

Volkes sowie seinen Bedürfnissen schätzen lassen, während erstere sich, wie bereits bemerkt, auf 20 bei einem durchschnittlichen Lebensalter von 50 Jahren stellt.

Als Bestandserhaltungsz a h l kann man die Zahl bezeichnen, die angibt, wieviel Kinder eine nicht überhaupt unfruchtbare Ehe durchschnittlich aufziehen muß, damit der Bestand der Bevölkerung bei Nichteinrechnung der Unehelichen erhalten bleibt. Ihre Berechnung ist schwieriger als die obiger auf das Tausend der Bevölkerung bezogenen Richtzahl. Nimmt man an, daß in einer normal zusammengesetzten Bevölkerung von je 1000 Geborenen etwa 300 vor dem durchschnittlichen Heiratsalter stehen, 8 v. Hundert der Heiratsfähigen ledig bleiben und 10 v. Hundert aller Ehen kinderlos sind, so müssen nach *L. v. Bortkiewicz* [1]) auf jede überhaupt fruchtbare Ehe nicht weniger als durchschnittlich 3,46 Kinder fallen, wenn der Bestand der Bevölkerung erhalten bleiben soll. Diese Berechnung enthält nicht nur die stärkste Verurteilung des Zweikindersystems sondern auch den Hinweis, daß zur Bestanderhaltung auch drei Kinder nur dann ausreichen, wenn j e d e s nicht gänzlich unfruchtbare Elternpaar drei Kinder mindestens über das fünfte Lebensjahr aufzieht. Da aber unzählige Elternpaare sich mit weniger als drei Kinder begnügen werden und in manchen Fällen auch aus zwingenden Gründen begnügen müssen und außerdem zahlreiche Kinder vor dem fünften Lebensjahre sterben, so ist ohne weiteres klar, daß nicht nur das W a c h s t u m eines Volkes sondern auch schon die E r h a l t u n g d e s B e s t a n d e s davon abhängt, ob eine große Anzahl von Elternpaaren „kinderreich" sind, d. h. m e h r als drei Kinder aufziehen. Daraus folgt weiterhin, daß eine ausgleichende Fürsorge für die bei der ungleichen Kinderzahl auch ungleiche wirtschaftliche Belastung den kinderreichen Familien nicht nur aus Gründen der Billigkeit und der Notstandslinderung zu gönnen ist, sondern ihnen auch aus zwingenden Gründen der Erhaltung des Bevölkerungsbestandes und damit unserer Volkskraft gewährt werden muß.

Der W i l l e z u m K i n d e ist in der Gegenwart schweren Erschütterungen ausgesetzt. Die Freude am Kinde reicht bestimmt nicht aus, um ihn starke Hemmungen überwinden zu lassen. Bei allen Völkern, bei denen sich der Geburtenrückgang bemerkbar macht, kommt es deshalb darauf an, dem Willen zum Kinde ideelle und materielle Stützen zu verschaffen [2]). Zu den ideellen gehört in erster Linie eine stärkere Erfüllung des moralischen Bewußtseins der Elternpaare mit der Forderung, sich in ausreichender Weise an der Aufzucht von Nachkommen zu beteiligen, falls nicht bestimmte Zeichen schwerer Belastung vorliegen.

Zwanglos läßt sich der Geburtenrückgang zurückführen 1) auf die Verfeinerung und Verallgemeinerung der Methoden der Geburtenprävention, 2) auf den ungewöhnlich hohen Anreiz zu ihrer Benutzung, den die gegenwärtig der Elternschaft besonders ungünstigen sozialen und privatwirtschaftlichen Lebensbedingungen ausüben und

---

1) *L. v. Bortkiewicz,* Art. „Bevölkerungspolitik", B. I. der Schmoller-Festschrift, Leipzig 1908.

2) Vgl. *A. Grotjahn,* Die Hygiene der menschlichen Fortpflanzung. Versuch einer praktischen Eugenik. Berlin 1926. 344 S.

3) auf die Ahnungslosigkeit der Bevölkerung über die dysgenische Wirkung einer maß- und regellos angewandten Geburtenvorbeugung. Von diesen Gedankengängen muß man sich bei der Erörterung von Maßnahmen leiten lassen, mit denen beabsichtigt wird, ihn an rechter Stelle zum Halten zu bringen.

Die moralische Forderung, die den einzelnen Ehepaaren bestimmte Verpflichtungen auf dem Gebiete der Fortpflanzung auferlegt, muß also ergänzt werden durch die soziale Forderung an die Gesellschaft und ihre Organe, den Ehepaaren durch die wirtschaftliche Bevorrechtung der Elternschaft die Erfüllung ihrer generativen Pflichten zu ermöglichen, eine Forderung, die auch in den §§ 119 und 155 der Verfassung des neu geordneten Deutschen Reiches vom 11. August 1919 grundsätzlich anerkannt worden ist.

Eine materielle Begünstigung kann durch kleine und große Mittel erfolgen. Zu den kleinen gehört z. B. die Berücksichtigung der Kinderzahl bei den mannigfachen Leistungen der kommunalen Wohlfahrtspflege. Ihre Aufzählung und Schilderung kann hier umsomehr unterlassen werden, als es selbstverständlich ist, daß alle diese Mittel der Begünstigung der unbemittelten kinderreichen Familie außer wegen ihres sachlichen Wertes schon deshalb begrüßt werden müssen, weil sie das öffentliche Interesse für die kinderreichen Familien wachzuhalten geeignet sind.

Zu den großen und wirklich eindrucksvollen Mitteln gehört die Berücksichtigung des Familienstandes bei der Gehaltszahlung der Angehörigen aller festbesoldeten Berufe, also den Beamten, den Angestellten und den Arbeitern in beamtenähnlichen Stellungen. Es handelt sich hier um eine Bevölkerungsschicht, deren Einkommen sich nicht nach dem Gewinn aus einem größeren oder kleineren geschäftlichen Unternehmen und auch nicht nach dem Spiel von Angebot und Nachfrage auf dem Arbeitsmarkte richtet, sondern von wenigen neutralen Stellen aus nach sorgfältigen Überlegungen, Beratungen und Verhandlungen geregelt wird. Die unmittelbare Wirkung der privatkapitalistischen Wirtschaftsform auf die Lebenshaltung der Familie ist also für diesen Teil der Bevölkerung ausgeschaltet. Gelingt es, die zentralen Stellen, von denen aus die Gehälter festgesetzt werden, von der Zweckmäßigkeit oder der dringenden Notwendigkeit zu überzeugen, die Gehälter nicht lediglich nach Vorbildung, Leistung und Dienstalter zu bemessen, sondern dabei auch den Familienstand in fühlbarer Weise zur Geltung zu bringen, so würde damit eine materielle Begünstigung der Elternschaft geschaffen sein, die ihre Wirksamkeit auf einen erheblichen Teil der Bevölkerung, wahrscheinlich ein volles Fünftel unseres Volkes, erstreckte. Die Art, in der die Beamten gegenwärtig angestellt und besoldet werden, bildet geradezu eine Aufmunterung zur Beschränkung der Kinderzahl. Die dysgenischen Lebensbedingungen häufen sich bei dem akademisch vorgebildeten Teile der Beamten, welche Studienzeit, Vorbereitungsdienst und Wartezeit ein Alter erreichen lassen, in dem der Wille zur Verheiratung oder gar zu einer kinderreichen Familie bereits sehr abgeschwächt ist. Dazu kommt noch, daß zur Spätehe Genötigte mehr als Berufsangehörige, die früh heiraten können, an Geschlechtskrankheiten erkranken und damit die Zahl der unfruchtbaren Ehen vermehren helfen.

Richtige Einsicht und guter Wille bei den maßgebenden Faktoren vorausgesetzt, ließe sich die Gehaltszahlung ohne besondere Schwierigkeit so gestalten, daß Verheiratung und jede Geburt eines Kindes einen finanziellen Vorsprung vor den im gleichen Range und Dienstalter stehenden ledigen oder kinderarmen Kollegen bedeuten würde. Eine Mehrbelastung des Fiskus braucht damit gar nicht einmal verbunden zu sein, da bei gleichbleibender Gesamtsumme der Ausgaben für Besoldung nur die Kinderreichen auf Kosten der Ledigen und Kinderarmen ein Mehr bezögen. Erfreulicherweise schwebt dieser Vorschlag, den der Verfasser bereits vor dem Kriege vertreten hat, gegenwärtig nicht mehr so in der Luft wie damals, sondern vermag sich an Bestehendes anzuschließen. Denn Notstand und Währungsverfall zwangen in der Nachkriegszeit die Berücksichtigung des Familienstandes aus dem Unterstützungswesen auf die Besoldungsregelung der Beamten und Angestellten und sogar auf das Lohnsystem der Arbeiter zu übertragen. Einer nationalen und an eugenischen Gesichtspunkten orientierten Bevölkerungspolitik erwächst jetzt die Aufgabe, dafür zu sorgen, daß diese Gepflogenheit nicht wie andere Kriegs- und Nachkriegsmaßnahmen wieder abgebaut, sondern zu einer Maßnahme zur Hintenanhaltung des Geburtenrückganges ausgebaut wird.

Bei weitem größer noch als die Schicht der Beamten und Angestellten ist die der Lohnarbeiter. In der Nachkriegszeit ist auch bei ihnen versucht worden, den Familienstand bei der Lohnbemessung zu berücksichtigen. Diese Soziallöhne, wie man sie mit einer wenig treffenden Bezeichnung genannt hat, haben sich jedoch nicht bewährt. Namentlich die Spitzenverbände der Arbeitnehmer bekämpften sie, weil sie nach den bisherigen Erfahrungen zum Herabdrücken des Lohnes überhaupt geführt hätten. Ganz gleich, ob man sich dieser Ansicht anschließt oder nicht, so muß doch zugegeben werden, daß ein bedeutender grundsätzlicher Unterschied zwischen dem Gehalt des Festbesoldeten und dem Lohn des Arbeiters besteht. Jenes ist eine Unterhaltsrente, die der Beamte erhält, um sich ohne Sorge um seinen und seiner Familie Lebensunterhalt den dienstlichen Verpflichtungen widmen zu können, dieser ist der Entgelt für eine Arbeitsleistung, die entweder nach Stunden oder nach dem Ergebnis als Zeit- oder Akkordlohn bemessen wird. Jenes wird von einer behördlichen Zentralstelle festgesetzt, dieser ist den Schwankungen von Angebot und Nachfrage auf dem Arbeitsmarkt ausgesetzt. Deshalb können auf die Dauer nur solche Arbeiterkategorien einen nach der Kinderzahl abgestuften Lohn erhalten, die wie etwa die Staats- und Gemeindearbeiter sich in einer festen Position befinden und von den Schwankungen des Arbeitsmarktes nicht berührt werden. Den freien Arbeiter zwingt jedoch nicht selten die Konjunktur zum Wechsel der Arbeitsstelle. Seine Beweglichkeit und Freiheit, die Arbeitsstellung bei Darbietung günstigerer Lebens- und Arbeitsbedingungen wechseln zu können, ist durch eine starke Familie ohnehin sehr beschränkt. Sie würde es noch mehr werden, wenn der Arbeitgeber genötigt ist, für den Kinderreichen mehr Lohn zu zahlen als den Ledigen oder Kinderarmen. Namentlich Mittel- und Kleinbetriebe werden sich nach diesem

Gesichtspunkte ihr Personal so vorteilhaft wie möglich aussuchen, sodaß die beabsichtigte bevölkerungspolitische Wirkung in ihr Gegenteil verkehrt wird. Allerdings hat in einigen Industrien der Arbeitgeber durch die Familienzuschläge zur Errichtung von Ausgleichskassen geführt, in welche die Arbeitgeber gleichmäßig Beträge einzahlen, die dann als Kinderzuschläge zur Auszahlung kommen. Doch auch diese Regelung hat sich infolge ihrer Schwerfälligkeit und Umständlichkeit nicht bewährt, da sich der Lohn nicht wie das Gehalt des Beamten von Zeit und Leistung trennen läßt und je nach der Art des Betriebes als Zeit- oder Akkordlohn oder als eine Verbindung beider in Erscheinung treten muß. Die Soziallöhne sind denn in Deutschland auch unter Zustimmung von Arbeitgebern und Arbeitnehmern fast überall wieder abgebaut worden und dürften, wo sie noch bestehen, kaum mehr zu halten sein, soweit es sich nicht um Staats- oder Gemeindebetriebe handelt.

Doch sollte man sie nicht mit den Kinderzuschlägen bei der Gehaltszahlung mit ihren auf einer gesunden Grundlage und ganz anderen Voraussetzungen beruhenden Anfängen einer Gehaltszahlung nach der Kinderzahl verwechseln.

Wir müssen also darauf verzichten, in einer Berücksichtigung des Familienstandes bei der Lohnzahlung ein ebenso gutes Mittel zur Anfachung des Willens zum Kinde zu sehen, wie sie es bei der Gehaltszahlung der Festbesoldeten unter der Voraussetzung kräftiger Abstufung sein würde. Und doch ist bei der großen Masse der arbeitenden Bevölkerung ohne Zweifel eine planmäßige wirtschaftliche Begünstigung der Elternschaft ganz besonders nötig. Denn das stete Sinken der Geburtsziffer in den Großstädten und Industriegegenden beweist, daß die überreichliche Produktion von Kindern, die den besitzlosen Bevölkerungsschichten den Namen Proletariat (von den lateinischen proles Nachkommenschaft) eingetragen hat, bereits aufgehört hat. Es ist also höchste Zeit, nach Mitteln Umschau zu halten, den Willen zum Kinde auch in der besitzlosen, handarbeitenden Bevölkerung anzufachen. Es liegt nahe, in der Gewährung von Beihilfen an kinderreiche Familien ein solches Mittel zu sehen.

Diesen Weg hat man in Frankreich beschritten. Das grundlegende Gesetz vom 14. Juli 1913 sieht dort monatliche Geldunterstützungen vor, die an das Familienhaupt gezahlt werden. Neben der Bedürftigkeit ist der Besitz der französichen Staatsangehörigkeit und einer Mindestzahl von drei Kindern erforderlich. Das zweite große Gesetz der Unterstützung der kinderreichen Familie ist die am 20. August 1923 veröffentlichte Lex Lachachenal. Er gewährt jeder in Frankreich wohnenden Familie mit mehr als drei legitimen oder legitimierten Kindern unter 13 Jahren eine Familienbeihilfe ohne Rücksicht auf die Frage der Bedürftigkeit. Drittens gewährt ein Erlaß vom 13. April 1919 und das Finanzgesetz vom 30. April 1921 für jedes Kind französischer Staatsangehörigkeit vom dritten ab eine Geburtsprämie. Außerdem bestehen Lohn- und Rentendifferenzierung, Begünstigung im Wohnungswesen und bei der Ableistung der Militärdienstpflicht sowie Ermäßigung auf der Eisenbahn und anderen Verkehrsmitteln für kinderreiche Familien[1]. Es muß abgewartet werden, ob Frankreich finanziell imstande ist, den an sich richtigen Weg, allen Kinderreichen Beihilfen zu gewähren, bis zur Zahlung von wirklich für die Lebenshaltung ins Gewicht fallenden Beträgen fortzusetzen und damit auch eine spürbare bevölkerungspolitische Wirkung zu erzielen. Es würde dazu allerdings einer Anspannung der Steuerschraube bedürfen, die gewiß durch das Ziel gerechtfertigt werden kann, aber doch eine allen bisherigen Erfahrungen widersprechende Steuerwilligkeit voraussetzt.

Auch in Deutschland haben die Erörterungen über den Geburtenrückgang dazu geführt, ein ähnliches Beihilfensystem wenigstens theoretisch zu erörtern. So hat im Jahre 1916 Reichsgerichtsrat *A. Zeiler* eine mit vorbildlicher Gründlichkeit ausgearbeitete Beihilfenordnung veröffentlicht[2]. Zu bemängeln ist jedoch am *Zeilerschen* Entwurf, daß er als eine rein theoretische Konstruktion in der Luft schwebt und sich an keiner Stelle einer bereits eingebürgerten Institution ausschließen läßt, es sei denn an die wenig beliebte Steuerbehörde. Mehr Erfolg verspricht es, an eine Institution anzuknüpfen, die in Deutschland bereits festgewurzelt ist und der wir jahraus jahrein fast zwei Milliarden opfern, ohne das Gefühl zu haben, dadurch besonders belastet zu sein. Es ist das soziale Versicherungswesen, dessen Zweige als Kranken-, Unfall-, Invaliden-, Witwen- und Erwerbslosenversicherung bereits den größten Teil unserer Bevölkerung erfaßt. Es würde keinen unüberwindlichen Schwierigkeiten begegnen, das Werk durch Anfügung einer Elternschaftsversicherung zu krönen. Nicht die Gewinnung einer Berechnungsgrundlage oder die Organisation der Elternschaftsversicherung würde Schwierigkeiten bereiten, sondern lediglich die Vorbereitung der öffentlichen Meinung auf ihre bevölkerungspolitische Unerläßlichkeit.

Bereits in dem bestehenden Versicherungswesen finden sich Ansätze, die als Ausgangspunkte einer umfassenden Elternschaftsversicherung benutzt werden können. Es ist die Witwen- und Waisenversicherung und die Wochenhilfe. Bei jener spielt bereits die Kinderzahl die ausschlaggebende Rolle, bei dieser die Erleichterung der anläßlich einer Geburt entstehenden materiellen Lasten. Beide Einrichtungen sind zur Zeit in wenig glücklicher Weise an die Kranken- und Invalidenversicherung angehängt. Man trenne sie ab und verselbständige sie zu einer Elternschaftsversicherung, in die schrittweise von unten beginnend die verschiedenen Schichten nach Maßgabe ihres Einkommens einzubeziehen sind. Jeder Ledige möge den vollen Versicherungsbeitrag zahlen. Der kinderlose Ehemann zahlt drei Viertel, der Vater eines Kindes zwei Viertel, der zweier Kinder ein Viertel des Beitrages. Vom dritten Kind ab erlischt die Beitragspflicht und vom vierten an erhält der Familienvater aus der Elternschaftsversicherung einen Zuschuß zur Kindererziehung[3].

[1]) Vgl. *H. Harmsen*, Die französische Sozialgesetzgebung im Dienste der des Geburtenrückganges. Veröff. aus d. Geb. d. preuß. Medizinalverwaltung 1925. Bd. 19, H. 2.

[2]) *A. Zeiler*, Gesetzliche Zulagen für jeden Haushalt. Plan und Begründung einer Beihilfenordnung. Stuttgart 1916.

[3]) Vgl. *A. Grotjahn*, Hygiene der menschlichen Fortpflanzung. Versuch einer praktischen Eugenik. Berlin 1926. 344 S.

Man kann mit 8 Millionen Beitragszahlern und 1,5 Millionen Zuschußempfängern in Deutschland rechnen. Werden die Kosten in dieser oder ähnlicher Weise nach den Erfahrungen der Kranken- und Invalidenversicherung aufgebracht, so würden wir ungleich leichter zu einem im bevölkerungspolitischen Sinne wirksamen, rechtlich gesicherten, wirtschaftlichen Bevorrechtung der Elternschaft gelangen, als durch ein reines Beihilfensystem, das sich schließlich doch wie in Frankreich an die Armenpflege anlehnen müßte und dadurch von vornherein zur Wirkungslosigkeit verdammt sein würde.

Es empfiehlt sich, einen Normalsatz auf das Hundert des monatlichen Einkommens festzusetzen, der ganz oder in Bruchteilen zu zahlen ist, je nachdem die Kinderzahl hinter der einer Normalfamilie zurückbleibt, weil die Zahlung des Versicherungsbeitrages nicht als Strafe für eine Unterlassung gedacht ist, sondern lediglich als eine teilweise Abgeltung für die Familienlasten, die die Kinderreichen mehr zu tragen haben als die anderen. Ob auch andere Familienmitglieder als Kinder, wie etwa mittellose pflegebedürftige Verwandte, in Anrechnung zu bringen sind, muß bei einem gesetzgeberischen Durcharbeiten der Einzelheiten entschieden und durch Sonderbestimmungen geregelt werden. Der Volkswohlstand bleibt bei der Aufbringung der Kosten in Gestalt von monatlichen Versicherungsbeiträgen, die durch Klebemarken einzuziehen wären, unberührt; denn es findet ja nur eine Verlagerung der Ausgaben statt. Der innere Markt wird aber an Kaufkraft sehr gewinnen, da erheblich mehr lebensnotwendige und nützliche Waren angefordert werden dürfen als vorher.

Endlich ist noch ein Gesichtspunkt zu erwähnen, dessen Beachtung uns ganz besonders veranlassen sollte, die Form einer sozialen Versicherung einem reinen Beihilfswesen vorzuziehen. Dieses ist ein lediglich finanzielles, der direkten Beeinflussung der Bevölkerung entbehrendes fiskalisches Verfahren, während eine Elternschaftsversicherung als gleichberechtigter Zweig den übrigen Versicherungszweigen zur Seite tretend, ohne weiteres die Möglichkeit bietet, ärztliche und hygienische Leistungen mit den geldlichen zu verbinden, wie das zum großen Segen für die Volksgesundheit in der Kranken-, Unfall- und Invalidenversicherung selbstverständlich geworden ist. Die Abspaltung eines Bruchteiles der Einnahmen würde ausreichen, z. B. freie Entbindung in eigenen Anstalten und besonders eine sorgfältige eugenische Beratung in allen sexuellen und generativen Fragen des Ehelebens durch besondere Beratungsstellen zu gewähren. Die Gehaltszahlung nach dem Familienstande bei den Festbesoldeten und die obligatorische Elternschaftsversicherung bei der gesamten übrigen Bevölkerung sind in der Tat die wichtigsten Mittel, die wirtschaftliche Begünstigung der Elternschaft in den Dienst der Bevölkerungspolitik und der Eugenik zu stellen und die dysgenische Wirkung einer privatkapitalistischen Wirtschafts- und Denkweise auf die menschliche Fortpflanzung abzuschwächen oder gar in ihr Gegenteil zu verkehren.

Numerische Veränderung im Bestande der Geschlechter (Frauenüberschuß).

Von *Hans Guradze*, Berlin.

Die Frage nach dem numerischen Geschlechtsverhältnis d. h. der gegenseitigen zahlenmäßigen Stärke von männlichen und weiblichen Lebenden ist wichtig sowohl in sexualwissenschaftlicher, wie auch allgemein in soziologischer und wirtschaftlicher Hinsicht. Gerade jetzt, wo das Problem Paneuropa stark im Vordergrunde steht, ist unsere Frage bedeutungsvoll. Man denke nur an den internationalen Arbeitsprozeß, an dem doch — besonders bei der Regelung der täglichen Arbeitszeit — beide Geschlechter mitwirken, ferner, damit im Zusammenhange stehend, an den internationalen Wettbewerb. Der Fragenkomplex ist so vielseitig, daß ich mich teilweise kurz fassen muß. Besonders gilt dies von Andeutungen über geschlechtliche Begleiterscheinungen, herbeigeführt durch das Hineindringen der Jugend in das Erwerbsleben. Hier ist vor allem für die jungen Mädchen körperliche Wohlgestalt oft ein zweifelhafter Vorzug im Kampf ums Dasein, da diese Wohlgestalt leicht unter Drohung auf Verlust der Stellung gemißbraucht werden kann. —

In Deutschland, um ein Beispiel anzuführen, kamen vor dem Weltkriege, nämlich 1910, auf 100 männliche Einwohner überhaupt: 103 weibliche. Besonders im heiratsfähigen Alter war eine nur ganz geringe Abweichung der Geschlechter vorhanden, sodaß im Großen und Ganzen die Ehemöglichkeit allgemein gewährleistet war. Im Jahre 1919, infolge des Krieges, kamen in Deutschland auf 100 männliche Personen überhaupt 110 weibliche, und 1925 noch ihrer 107. Der Rückgang erklärt sich mit aus der Rückwanderung früher ausgewanderter Männer. Über das heiratsfähige Alter liegen z. Zt. neue Zahlen von 1925 aus einigen Groß- und Mittelstädten vor. So belief sich in Bremen im Alter von 26—40 Jahren das numerische Geschlechtsverhältnis auf 119, d. h. auf 100 Männer dieser Alterklasse kamen 119 Frauen gegenüber nur 94 in 1910. Dieser 19% Frauenüberschuß ist also von der Ehe ausgeschlossen und muß wohl zumeist, soll er nicht straucheln, in einen soliden Beruf hineinsteigen. Über diese Verschiebung der gegenseitigen Zahlen der Geschlechter äußern sich, soweit eben die Zahlen bereits vorliegen, die statistischen Ämter, auch die in neutral gebliebenen Staaten, auf der ganzen Linie gleichlautend. So liest man aus München im dortigen Wirtschafts- und Verwaltungsblatt 1926 S. 109: „In München, wie wohl auch in allen anderen deutschen Großstädten, ist 1925 im Vergleich zur Zählung von 1910 die Bevölkerung zu einem erheblich größeren Teile als früher weiblich geworden; sie ist infolge der außerordentlichen Vermehrung der Eheschließungen in stärkerem Maße verheiratet als früher; die Ehen sind aber viel kinderloser als vorher, und im Zusammenhange damit ist die Bevölkerung der Großstädte durchschnittlich wesentlich älter als 1910. So waren 1910 in Prozent der Münchner Einwohnerschaft 52,4 weiblich, 1925 aber 53,2. Ledig waren von der Münchener Einwohnerschaft 1910: 58,2%, 1925 hingegen nur 50,5%, verheiratet waren 1910: 35,4%, 1925 aber 41,8%." So weit München. Ganz ähnlich, fast wortgetreu, lauten die Berichte aus Nürnberg, Mannheim, Hamburg, Zürich usw. Was die eben berührten Eheschließungen anlangt, so stellte sich ihre Zahl in Preußen — um nur ein Beispiel anzuführen — 1913 auf 7,8 auf 1000 der Bevölkerung. Die Ziffer sank infolge des Krieges auf 4,2 in 1916, stieg dann über 13,3 in 1919 auf 14,5 in 1920, sodaß man wohl von einer Eheschließungsinflation sprechen kann, wobei es sich natürlich mit um nachgeholte Eheschließungen handelt. Nunmehr erfolgt Rückgang auf 7,2‰ in 1924, womit die Vorkriegsziffer ungefähr erreicht ist. Aber parallel mit der Zahl der Eheschließungen stieg auch die der Ehescheidungen. So entfielen wieder in Preußen Ehescheidungen auf 1000 stehende Ehen: 1913: 15,05, 1921: 35,52 (Höhepunkt), 1923: 28,93, 1924: 30,05, also immer noch doppelt so viel, als 1913. Auch die neutralen nordischen Länder berichten über die Zunahme der Ehescheidungswelle!

Daß so die Eheschließungen mit mindestens einem geschiedenen Partner zunehmen müssen, ist klar. In Preußen belief sich ihre Zahl in 100 aller Eheschließungen: 1913 auf 2,8, in 1923 auf 6,8. Auch das Heiratsalter hat stark zugenommen, so in Preußen: bei den Männern von 28,9 Jahren in 1913 auf 29,8 Jahre in 1924, bei den Frauen entsprechend von 25,7 Jahren auf 26,4 Jahre, oder von 1913—1924 bei den Männern um 10,8 Monate, bei den Frauen um 8,4 Monate. Daß die Ehen außerdem so wie so kinderloser geworden sind, ist bekannt.

So steht einer nur kleinen Schicht von Kindern und Jugendlichen beiderlei Geschlechts ein starkes Kontingent Erwachsener gegenüber, das die Jugend zumeist nicht versteht und umgekehrt auch von ihr nicht mehr verstanden wird. Hieraus ergeben sich starke Konflikte in der Familie, die um so heftiger werden, als nicht nur der Mann, sondern auch die Frau in den Beruf hinein muß. In Deutschland stieg die Mitgliederzahl der reichsgesetzlichen Krankenkassen, d. h. der Orts-, Land-, Betriebs- und Innungskrankenkassen von 1913—1923: bei den Männern um 18,5%, bei den Frauen um 68,0%. Numeri loquuntur! In den Großstädten werden die Ausmaße oft noch krasser. Dieses Hineindringen der Frauen, auch der verheirateten, in den Beruf hat auch Einfluß gehabt auf die Erkrankungshäufigkeit. So belief sich wieder bei den deutschen reichsgesetzlichen Krankenkassen die Zahl der entschädigten Krankheitstage (also vom 4. Erkrankungstage ab) bei einem Mitglied:

Jahr	Männer	Frauen
1888—1892	5,9	5,4
1913	8,4	9,1
1922	8,7	11,2
1923	6,4	7,9

Hierbei spielt höchst wahrscheinlich der große Zuzug verheirateter Frauen zur außerhäuslichen Erwerbsarbeit mit. Viele dieser Frauen melden sich wohl möglichst oft und lange krank, um eben ihre häusliche Arbeit ohne große Geldeinbußen verrichten zu können. Nach der ausgezeichneten Morbiditätsstatistik der rheinischen Krankenkassen übersteigt erst vom 3. Lebensjahrzehnt ab die weibliche Erkrankungshäufigkeit die männliche und verschwindet nach dem 4. Lebensjahrzehnt, was mit der eben ausgesprochenen Vermutung, die verheiratete Frau sucht möglichst die Hausfrauen- und Muttertätigkeit mit der außerhäuslichen Berufstätigkeit durch geeignete Krankmeldung bei der Krankenkasse zu vereinigen, gut stimmt. Bei den gewerblichen und industriellen Unfällen steht nach den Berichten der Internationalen Rundschau der Arbeit (z. B. Iuli 1926 S. 608) die Frau im allgemeinen besser da als der Mann: sie ist vor- und umsichtiger im Befolgen der Unfallverhütungsvorschriften. Es sei mir gesattet hier auf einen Parallelismus beim Kleinkindalter hinzuweisen; auch hier ist das weibliche Kleinkind, vielleicht wegen seiner besonderen Art, Unfällen weniger ausgesetzt, als das männliche (vgl. meine „Statistik des Kleinkinderalters" in Tugendreichs „Handbuch der Kleinkinderfürsorge"). Diese bereits im weiblichen Kleinkinderalter vorhandene geringere Gefährdung durch Unfälle scheint sich durch das ganze Frauenleben hindurchzuziehen.

Jedoch haben die weiblichen Selbstmorde, wohl mit infolge der Zunahme der weiblichen Erwerbstätigkeit, Steigerung erfahren. So entfielen Selbstmorde in Preußen auf 100 000 Lebende bei den Männern 1913: 33,2, 1924: 34,2, bei den Frauen 11,3 und 12,0%. Das bedeutet prozentuale Zunahmen von 1913—1924: bei den Männern um 3,6, bei den Frauen um 6,2. Vielleicht ist die Frau den Lebensunbillen, besonders im Kampfe ums Dasein bei der Arbeit, weniger gewachsen, als der Mann. Was endlich den deutschen oder europäischen Wettbewerb mit anderen Ländern und Kontinenten betrifft, die im Gegensatz zu Europa, wo jetzt alle Länder Frauenüberschuß in stärkerem Ausmaße als früher haben, also z. B. den Wettbewerb mit Amerika, das als Einwanderungsland Männerüberschuß hat, so ist zunächst die Lohnfrage wichtig. Es ist zu fürchten, daß durch das Hineindringen der Frau ins Erwerbsleben die Löhne gedrückt werden und so weitere Proletarisierung entsteht. Ferner ist allgemein die Frau mehr rezeptiv oder reproduktiv gerichtet, als der produktivere Mann, besonders in Kunst und Wissenschaft, sodaß auch hier unsere bisherige deutsche Weltgeltung bedroht erscheint. Andererseits hat zu allen Zeiten die Frau in sozialer und kultureller Hinsicht bahnbrechend gewirkt. Gerade das dürfte den eventuellen rein wirtschaftlichen Nachteil des Frauenüberschusses ausgleichen können. Die Frauen sind jetzt numerisch zweifellos das stärkere Geschlecht in Europa. Mögen sie diese neue Frauenemanzipation weise ausnutzen zum Segen der Menschheit.

The Comparative Value of Current Contraceptive Methods.

By *Norman Haire*, London.

This paper is based on more than 4000 cases seen in the last six years. Many of the patients have been under regular observation from time to time during the whole of that period, some during shorter periods; some I have seen on several occasions, some only once or twice. In all cases I have gone carefully into the patient's previous history, especially the gynaecological and marital history. Where possible I have interviewed the husband as well as the wife. I enquire if any contraceptive has been used before, and if so, what kind, and over what length of time, and with what care and regularity.

Where Contraceptives are to be used it is desirable that a medical man or woman should advise the best method for the particular case. No nurse or other non-medical person is competent to make the necessary examination, and form a decision as to what method is best for a given patient, and then properly instruct the patient in the use of that method. It is desirable that the patient should return to the doctor at intervals for supervision, and this is particularly desirable from the point of view of research. The doctor should endeavour to note the effect of the contraceptive on the physical and mental health of the patient, and so obtain much-needed data. I want to point out here the extreme difficulty of obtaining exact data on contraceptives; the patients are frequently unintelligent, and more often unobservant, and are quite unable to give definite answers to some of the questions. They may have used a particular method irregularly, or two or more methods in different combinations at different times. Whatever method they have used, they may have used it carelessly. Often, they do not tell the truth.

On this chart I show the percentage of failures I have found with different methods. And I present the chart to you with certain qualifying remarks. Now, as a considerable percentage of these people came to me for the purpose of obtaining contraceptive information, it will be obvious that among them there were many who had tried contraceptives before and found them unsatisfactory. It follows that among these patients there will be found a greater number of cases in which any given contraceptive has failed, than in an equal number of patients chosen at random from among the contraceptive-using public. And the period over which the method or methods were used, varies from a single occasion to as much as twenty years. While these numbers cannot, therefore, be regarded as sufficiently exact for statistical purposes, I believe them to be useful as indicating the comparative value of various contraceptives, as shown by a study of a large number of cases.

Method	Failure
Safe Period . . .	100 %
Coitus Interruptus .	69.5 %
Holding back . . .	100 %
Quinine suppositories	70.8 %
Douche	73.5 %
Condom.	51.14%
Cervical pessaries .	87.5 %

In this paper I do not discuss the indications for Contraception, but only the technique. Let us suppose that a doctor has a patient, whom he has advised that she must avoid pregnancy. What methods of avoidance are available? And with regard to each method, is it harmless, is it reliable, is it easy?

Sexual abstinence.

To prevent pregnancy one must prevent the spermatozoa from coming in contact with the ovum. Obviously a very sure way to do this is to abstain from sexual intercourse altogether, and this method of contraception is warmly advocated by many people. Regarding sexual abstinence in its purely medical aspect, I believe that there are a minority of persons who are able to abstain from sexual intercourse for long periods, without any apparent harm resulting. Such people I regard as being abnormal, their sexual appetites being but feebly developed. In the majority of adults of both sexes, in whom te sexual appetite is developed to what may be described as a normal intensity, I believe that long-continued abstention from sexual intercourse produces more or less severe psychical and even physical disorders. This may even apply to persons who have had no previous experience of sexual intercourse. In the case of married persons already habituated to coitus, and living in intimate relationship with their partners and so subjected to more or less continual sexual stimulation, prolonged sexual abstinence is usually, I think, definitely harmful.

Safe period.

Certain people who disapprove of other methods of family limitation, advise limitation by the confinement of intercourse to what is known as the tempus ageneseos or Safe period. It was formerly thought that ovulation and menstruation were nearly or quite coincident, and that copulation just before or after the menstrual period was likely to prove fertile, while copulation during the middle fortnight of the intermenstrual period was absolutely or comparatively safe. Thus Raciborski believed that a woman could not be impregnated by intercourse occuring between the eighth day after one menstrual period and the eighth day before the next. Capellman recommended as a safe period those days between the fifteenth day after the end of one menstrual period and the fourth day before the beginning of the next. Soranos, a gynaecologist of the days of antiquity, had given the same prescription.

Dr. *Amand Routh*, consulting obstetrician to the *Charing Cross* Hospital, London, stated in his evidence before the Birth Rate Commission 'There is no doubt whatever that the majority of women conceive either just before or just after the period'. Sutherland in his 'Birth Control' (1922) speaks of 'the midmenstrual period, when, although conception may occur, it is less likely to occur than at any other time'.

Hensen, however, in his Physiologie der Zeugung in *Herrmann's* Handbuch der Physiologie, considered that the first day after menstruation was very favourable for conception, and that in 248 cases where the last date of copulation was known, 80 per cent, were fertilised within ten days after the end of menstruation. But on no day was the possibility of fertilisation excluded.

Feoktiestow made a curve showing that the frequency of conception on the last day of the period and the first, ninth, eleventh, and twenty-third days after, were in the proportion of 48. 62. 13. 9. 1. Thus the probability on the twenty-third day was still $^1/_{62}$ of the maximum.

Hassler considered 240 cases where the date of the fruitful coitus was exactly known, and stated that in 82 this coitus had taken place in the 14 days after the last menstrual period.

Siegel published a paper in the Münchener Medizinische Wochenschrift in 1916, stating that a series of investigations made by him during the war showed that the likelihood of fertilisation increases from the first day of menstruation, reaching the highest point six days later. The fertile period remains almost at the same height till the 12th or 13th day, and then declines gradually till the 22 nd day, after which there is absolute sterility. In 1917, as a result of further investigations, *Siegel* reported that he had been mistaken in assuming that any part of the intermenstrual cycle was absolutely infertile.

In the presence of these various conflicting theories, all of which cannot simultaneously be correct, it is evident that at present no reliance is to be placed on any, 'safe period' though possibly some days may be less favourable to fertilisation than others.

The safe period, if any, will probably be found on further investigation to differ in different women, and even in the same woman under different conditions of health, climate, nutrition, and physical and psychical environment.

Besides, most couples are unwilling to abstain from the fundamental relationship underlying marriage, during one half, or more, of every month.

I have never yet seen a single case in which the Safe Period was successful, over a period of years, in preventing pregnancy.

Prolonged Lactation.

Some people believe that a woman is unable or unlikely to fall pregnant while suckling her last child, and women frequently keep their babies on the breast for periods varying up to two years for this purpose. I have never known it to be permanently successful, though it does seem to render impregnation less likely. It is frequently harmful to both mother and child.

Artificial methods.

We now come to the so-called artificial methods of contraception. I do not believe that we know at present of any one-hundred per cent. perfect contraceptive method, though certain precautions seem to be almost perfect. In cases where parenthood is absolutely and permanently undesirable, I recommend sterilisation, preferably by ligature and section of the sperm ducts in the male or by removal of both Fallopian tubes in the female; in cases where it is relatively or temporarily undesirable I recommend the use of an occlusive pessary manufactured according to my prescription and known variously as the Mensinga Pessary, the Dutch Pessary, or the Haire Pessary, in combination with a contraceptive jelly [1]). In the absence of possibility of using this method some of the other methods are certainly better than no method at all, but on the other hand some methods are definitely harmful and most are more or less unreliable.

Coitus interruptus.

Perhaps the commonest of all attempts at Birth Control is Withdrawal or Coitus interruptus. This consists of the removal of the penis from the vagina before ejaculation. This is quite uncertain, because the fluid which exudes from the meatus during sexual excitement, before ejaculation proper, may often be shown microscopically to contain spermatozoa, so that even if the penis is withdrawn before ejaculation the female may still become pregnant. Further, many men do not possess the requisite amount of self control and may not withdraw in time to prevent a drop of semen from reaching the vagina. Again, if the semen is spilt on the external genitals of the female, some of the spermatozoa may find their way into the vagina and thence to the uterus and so give rise to pregnancy. If a second connection occurs after a short interval, some of the ejaculate from the first connection may be carried into the vagina and cause pregnancy. I have found coitus interruptus to fail in 69,5 per cent. of cases. A great practical disadvantage of this method is that it spoils sexual satisfaction for many men and even more women.

But the main objection to withdrawal depends on its evil affects on the health. In the male the habitual practice is frequently followed by an anxiety neurosis, which generally clears up when the habit is discarded. In many men it tends gradually to cause ejaculatio praecox or a partial or complete impotence. Its effect on the woman varies. If she usually gets the orgasm in spite of withdrawal, the only ill-effects are psychic, due to her anxiety lest her husband should not withdraw in time. But if this anxiety is sufficient to prevent her obtaining orgasm, or if her husband withdraws before she has had time to reach her climax, she is left with her pelvic organs congested, unrelieved by the detumescence which normally accompanies the sexual crisis. If this occurs regularly, the woman may gradually come to suffer from a chronic pelvic congestion which may manifest itself by general pelvic tenderness dyspareunia, dysmenorrhea, menorrhagia, metrititis, salpingitis, and oophoritis. A large proportion of gynaecological troubles are due to lack of sexual satisfaction in the woman, and a great many gynaecological operations could be avoided if men and women were taught early enough that a woman should have complete sexual satisfaction each time she has sexual connection.

Holding back.

Similar evil results in the woman follow the practice of holding back, or deliberate attempts at prevention of the orgasm. Many persons, and indeed, many doctors, are under the impression that, in the absence of the female orgasm, fertilisation cannot occur. This idea is quite erroneous, and the method is not only harmful, but in my experience has failed sooner or later in 100% of cases.

Chemical contraceptives.

Chemical contraceptives may be used in the form of greasy vaginal suppositories, as effervescing or non-effervescing tablets, as oils, ointments, or jellies, or in watery

[1]) The pessary and jelly are obtainable from W. van de Hagt, Postbox 446, Rotterdam. Holland, and E. Rudersdorf and Co., G. m. b. H., Frankfurt a. Main, 1. Deutschland.

soluton. They all aim at killing the spermatozoa by chemical action, and some aim at washing away the spermatozoa in addition. But all share the disadvantage that they can affect the semen only while it is in the vagina. It is believed that at the moment of orgasm some or all of the semen may be aspirated into the uterus. If this is so, any semen so aspirated directly into the uterus will not have been completely in contact with the chemical contraceptive in the vagina, and so will be immune from its action. Further, we know of few substances which will certainly kill spermatozoa, and which at the same time are innocuous to the tissues.

The vagina normally contains an organism, known as Doederlein's Bacillus, which produces lactic acid and acts as the policeman of the vagina, keeping out harmful organisms. The normal reaction of the vagina is therefore acid. Spermatozoa cannot live ganism. The normal reaction of the vagina is therefore acid. Spermatozoa cannot live in an acid medium, and nature has therefore provided the woman with a secretion of alkaline mucus, which is poured out during intercourse, to neutralise the reaction in the vagina and so provide the most favourable environment for the life and activity of the spermatozoa. If we wish to kill the spermatozoa, we have only to restore the acid reaction; and it seems only common-sense to use lactic acid, to which the vagina is accustomed, in preference to any other. Most of the chemicals which are commonly recommended for use as douches kill or damage Doederlein's bacillus and thereby lower the resistance to pathogenic organisms. I believe that Lysol, Mercurial and Hypo-chloride douches very commonly give rise to inflammation and discharges, and I have recently seen severe discharges following the use of Chinosol.

Vaginal suppositories.

Suppositories are most often seen in the form of the so-called 'quinine-suppository', or 'quinine pessary'. This consists of a small amount of cocoa-butter or gelatine, in which is incorporated a small amount of quinine. One of these is placed in the vagina shortly before intercourse, and is supposed to melt and spread over the vaginal interior, ready to kill the spermatozoa as soon as they are shed. The quinine suppository cannot affect any semen aspirated directly into the uterus. Further, a large manufacturer of these suppositories tells me that it is difficult to ensure the equal mixing of the quinine and the cocoa-butter. In the process of manufacture the quinine, being heavy, tends to sink, so that those suppositories made from the lower part of the batch may contain too much, and those from the upper part too little, quinine or none at all. By some methods of manufacture this may be overcome. Many quinine suppositories are made with such a high melting point that they do not readily dissolve at body temperature, and one patient tells me that she has found the remains of a quinine pessary still undissolved when she douched the vagina the morning after it had been inserted. On account of their tendency to become liquid at a tropical temperature these pessaries are quite useless in climates like that of India or any other tropical country. In London, and I have no doubt elsewhere as well, many so-called quinine suppositories are deliberately manufactured without any quinine or other contraceptive content, in order to afford an additional profit to the dealers. I learn this from one of the biggest manufacturers of quinine suppositories in England. Finally, the odour and greasiness or stickiness of a cocoa-butter suppository are distasteful to many people, though in a woman with deficient vaginal secretion the greasiness may be an advantage.

Foam tablets.

Foam tablets are unsatisfactory. It is difficult to manufacture a tablet that is not either so little compressed that it will easily crumble when touched, or else so tightly compressed that it dissolves slowly and with difficulty. If the woman is deficient in vaginal secretion, it often does not dissolve at all, and I have myself on several occasions found the remains of a foam tablet still undissolved in a woman's vagina as much as three days after intercourse. They must be packed very carefully, each one being separately covered with tinfoil, for if packed, as they usually are, in a bottle or phial, they quickly absorb moisture from the air when once the package has been opened. Foam tablets are uncertain if used alone, but they may be quite useful in combination with an occlusive pessary.

Quinine in oil.

A mixture of oil and quinine is sometimes used. This has little advantage over the quinine suppository, and needs the use of a special syringe in addition.

Ointments.

Ointments are often used, quinine and boracic ointments being perhaps the most usual. While I think they are very little use alone, I regard them as useful when employed as an additional safeguard in combination with a suitable occlusive pessary or condom, and I used to advise boracic ointment to be employed in this way.

Contraceptive jellies.

Contraceptive jellies are much used, but no reliance is to be placed on them if used alone, though they are useful if employed in combination with a good occlusive pessary.

Mr. Porter, of Cambridge, had a sample of one German jelly analysed, and found it to contain 80% of glycerine of starch, and 20% boric acid. I had another sample of a similar preparation from the same firm analysed, and it was found to consist of a tragacanth mucilage (18 grains of tragacanth to the ounce of water), containing a trace only of boracic acid, and a large number of vegetable organisms, including diatoms and algae, and a smaller number of animal organisms, small fleas, etc. Apparently this sample had been badly prepared. The jelly is contained in a collapsible tube like an ordinary tooth paste tube. When the cap is removed a long glass nozzle is screwed on, the nozzle is inserted into the vagina, and an inch or two of the jelly is squeezed into the vaginal fornices.

Lactic acid jelly.

I have had a jelly prepared containing lactic acid 1%, boracic acid, which does not seem to harm Doederlein's bacillus, glycerine and starch powder. This is the best chemical contraceptive I know; but I do not regard it as thoroughly reliable if used alone, for one cannot be sure that it comes in contact with the whole of the semen, and I therefore recommend it in combination with the occlusive pessary, which I will describe in detail later.

K. P. O.

I have here a vaginal speculum fitted with a plunger, and with a small space at the internal end which is filled with a contraceptive ointment or jelly. The instrument is then inserted into the vagina and the plunger pushed home. The contraceptive is supposed to be distributed in the fornices by this procedure. I have little practical experience of the instrument, but it seems to me to be unreliable and difficult for the average woman to use.

Douches.

Watery solutions of chemical contraceptives are used in two ways. They are used, firstly, as douches. Here the chemical action of killing the spermatozoa is supplemented by the mechanical action of the douche in washing away the semen. Douching often fails to prevent conception even if carried out immediately after intercourse; because it can only affect any of the semen which is left in the vagina, and can have no effect at all on any semen which has entered the uterus at orgasm. But the necessity for getting out of a warm bed and using a douche, immediately after connection, is not only extremely unromantic, but, I believe, physiologically harmful, in that it disturbs the natural rest that should follow intercourse. Further it is not to be expected that a woman will always get up out of a warm bed on a cold night to prepare hot water for a douche. In the case of the lower middle classes and the poor, who often have insufficient privacy and very imperfect sanitary and heating conveniences, it is almost out of the question. Frequent douching with almost any of the commonly used spermaticidal solutions often gives rise to vaginal inflammation and discharge. Finally, douching after intercourse can only affect semen remaining in the vagina, and does not act on any semen which has entered the uterus at the time of orgasm. If douches are employed as an accessory to the use of a good occlusive pessary they are really valuable; and for this purpose I recommend a solution of soap in water, or lactic acid 1%. The former acts as a spermatacide by virtue of its alkalinity. The douche is used to wash away the semen which has been kept from entering the os uteri by the occlusive pessary.

Sponge or tampon.

Watery solutions are also used in combination with an occlusive tampon or sponge which is soaked and then inserted into the vagina with the object of covering the external os. If the tampon is too small it is obviously easy to push it into one of the vaginal fornices so that it fails to cover the os; if it is large enough to ensure that the whole of the vault is covered, its bulk usually causes discomfort and interferes with sexual satisfaction. The physical nature of an animal sponge renders it difficult to keep clean. If this method is to be used at all, an artificial rubber sponge, which can be boiled, or a cotton wool tampon, which must be used ouly on one occasin, is preferable. In Germany, Krull's tampon is very popular. A sponge about the size of a small apple is cleaned and dried and laid on a piece of gauze which is wrapped loosely round it, leaving room for the sponge to swell, and a thread is attached. It is wetted with water and squeezed out, then saturated with a 20% solution of boric acid and pushed into the vagina through Krull's Introducer, which is really only a special sort of vaginal speculum. The thread hangs out of the vagina so that the sponge may be easily removed the morning after coitus.

Mechanical devices.

Condom.

There are a number of mechanical devices which aim at mechanically preventing the semen from reaching the uterus. The commonest and best known of these is the sheath or condom. This is a sheath adapted to fit over the penis, and made from rubber or from animal gut. It receives the semen at emission, and is sometimes provided with a special receptacle at the end for this purpose. Such sheaths should always be tested by blowing up with air or filling with water before and after use, to discover whether they have any tiny holes; the rubber ones frequently burst. The best are seamless and made from the coecum of a sheep or other similar animal, and recently quite good ones have been prepared much more cheaply from the other parts of the gut as well. They must be subjected to special treatment during manufacture, to make them spermproof. I recently ordered 12 gut sheaths from a good firm and every one contained one or more holes. The gut sheaths are wetted before use and interfere very little with sexual satisfaction. The rubber ones diminish sexual satisfaction so greatly that most men object to using them, and some women find them actually painful. This diminution of satisfaction is much decreased if a little lubricant is smeared on the inside and outside of the sheath.

Female sheath.

Another rubber device is known as the female sheath. This is a stout sheath, which is lubricated inside and out, and pushed into the vagina. It has a sort of apron which covers the external genitals of the female. It is certainly a very reliable preventive, but interferes with sexual satisfaction so greatly that it is quite unsuitable for general use.

Persons suffering from venereal diseases should, if they will not abstain from sexual intercourse altogether, use a condom or female sheath, or both.

Intrauterine pessaries.

There are a number of intrauterine pessaries of different types. Perhaps the best known is called variously the 'Gold Pin', 'Wishbone', 'Butterfly', or 'Brooch Pin', It is usually made of gold and silver, or gold and platinum, and I know of at least one case where it was actually studded with diamonds. It consists of a button-like plate moulded to fit over the front of the cervix, with a hollow central rod of closely wóund wire which fits like a stem into the cervical canal. At the end this gold wire is continued to form two diverging arms which are held together during the process of introduction, and then spring apart and retain the apparatus in position. It must presumably be inserted by a doctor. It is often left in position for a year or more. As it is hollow it permits the escape of the menstrual discharge. It also allows the entrance of septic organisms or other matter from without, and may actually facilitate the entry of the spermatozoa. Indeed, it was first introduced for facilitating impregnation in cases of stenosis of the cervix, and is not a preventive of conception. Conception often takes place in spite of it, and if the pessary remains in position abortion generally follows. This pessary often gives rise to pathological conditions including inflammation of the cervix, uterus, and tubes, and has caused pyometra, pyosalpinx, and even fatal peritonitis. It is a very dangerous instrument. It is quite unreliable as a contraceptive. My personal experience of this instrument is very limited.

In Germany, and elsewhere, a much cheaper pessary consisting of a glass button, with strands of silkworm-gut to form a stem, is used for the same purpose. This is open to much the same objections. There are several types of stud pessary, made of gold, silver, aluminium, glass, bone, ebonite, or other material. The base of the stud remains in the vagina in contact with the cervix, and the stem occupies the cervical canal and protrudes more or less into the uterine cavity. These are supposed to prevent the entrance of spermatozoa or other matter from without inwards, but to permit of the easy escape of the menstrual fluid or other discharges from the uterus. These studs have failed in many cases, and have often given rise to inflammation, discharges, and dysmenorrhea. My own experience of them is very small.

Cervical caps.

Many attempts have been made to invent a satisfactory cervical cap. One of the best known is the Kafke Cap. This is a small cup-shaped metal instrument made in twenty-four different sizes. The Doctor has a trial set made of aluminium. He chooses the size which most nearly fits the cervix of the patient and then places on the cervix a similar size but made of silver. This is supposed to adhere tightly and prevent the entry of spermatozoa. It is left in position until the woman expects her next menstrual period; she then endeavours to remove it herself, and if she does not succeed she must go again to the Doctor for him to remove it. In any case she must visit him after the period to have it replaced. This method is very satisfactory to a commercially-minded doctor, because it ensures him one visit or even two regularly each month, but this renders it impracticable for most women. If the cap fits tightly it dams back the discharge which should normally escape from the uterus at the moment of female orgasm, as well as any pathological discharges which may exist when the cap is fitted, or may supervene during the following weeks. The pressure gradually produces a change in the shape of the cervix, so that after a time the cap does not fit accurately. It may give rise to inflammation or ulceration of the cervix. In the majority of cases it does not fit accurately, and allows the spermatozoa to pass. If the cap remains on the cervix at all it will prevent the ejaculation of semen into the uterus at the moment of orgasm, but the spermatozoa may penetrate into the uterus after coitus. The use of a reliable and harmless spermatacide such as a jelly or suppository in conjunction with Kafke's Cap might prevent this penetration. If ill-fitting, the cap is easily dislodged during coitus, and then lies loose in the vaginal vault, serving no useful purpose at all.

As so many women have a cervix rendered asymmetrical by previous pregnancy, some gynaecologists take an actual cast of the cervix as the dentist does of the mouth, and have a special cap made to fit each individual case. This is troublesome and unsatisfactory, for the cervix may soon change its shape, or wither as a result of the pressure of the cap, or from the development of a Nabothian follicle, or from any other cause; and then it would be necessary to make a new cap.

In order to eliminate the necessity for the regular monthly visit to the doctor, another cap — the Hygibe — has been invented — This is similar to the Kafke cap, but it has a hinged trap-door which is supposed to be opened by the woman's finger-nail, at the onset of menstruation, and closed again when it has ceased. It is very difficult for the woman to find this trap-door, and the pull required to open it generally dislodges the cap altogether. The spermatozoa can find their way through the trap-door even when it is shut; and like all other metal foreign bodies, this instrument may give rise to new inflammation or aggravate an existing one.

Rubber cervical caps.

A small cap made of rubber strengthened by a rubber covered metal rim, is sold under the name of the 'Guaranto'. This is supposed to adhere by suction, but a very slight movement suffices to dislodge it even if it has been properly placed in the first instance.

A great deal has been written about the action of suction with regard to cervical pessaries, but I believe that it is all erroneous. You probably played in childhood with a leather sucker to which you attached a string. If this was moistened and pressed fast to a stone or any other heavy object, but forming a vacuum between the sucker and that object, you could lift the latter. You can do the same with a leather sucker on the palm of your hand as long as you hold your hand stiff. But now flex your hand, the vacuum is destroyed and the sucker falls off. So with the cervix. If ever the cap is attached to the cervix by suction, the movements of coitus almost invariably destroy the vacuum so that the small cap is extremely likely to fall off or be knocked off into the vagina,

There are a small number of small rubber caps of slightly different form, but of the same main type, and all are unsatisfactory. On the same principle are constructed a number of 'small occlusive pessaries', or 'small Check pessaries', of which perhaps the best known is the Pro-Race advocated by Marie Stopes. These consist of a small cap of rubber with a thickened rim, and may best be compared to a diminutive copy of the man's hat known in England as a Bowler and in America as a Christie. This cap is supposed to fit on the cervix as a thimble does on the finger, and to adhere to it by suction. The device is made in three sizes. I have had a wide experience of this type of pessary, and until five years ago used to recommend it, but in my experience it was very unsatisfactory. The majority of women find it very difficult to fit at all, owing to the ignorance of their own anatomy. One patient of mine, who is herself a medical woman with two children and quite normal, is unable to use it even with her professional knowledge of her own anatomy. Further, the cervix is so often scarred or misshapen by previous confinements that even a gynaecologist cannot fit one accurately. In the few cases where this type of pessary is applied correctly and fits accurately, it prevents the escape of discharge from the cervix, damming back the secretions which are liberated at the female orgasm as well as any unhealthy discharges which exist. In the presence of the latter, absorption may occur, with consequent danger to the woman's health.

I have no personal experience of the Mizpah pessary, which seems to me little different from those just described, except that the cup and ring are separable.

Vaginal occlusive pessaries.

In Germany and Holland, I have seen a number of rubber occlusive pessaries of complicated shape, known as the "Graziella", the "Earlet", the "Matrisalus", etc. All these are difficult for the woman to place herself, and unreliable.

I also saw an occlusive pessary in Berlin made of celluloid. It is a very shallow cup, made in five different sizes varying from 50 to 70 millimetres in diameter. It is incompressible, and so difficult to introduce and adjust. It is introduced vertically, and when in the vagina is turned so that it lies obliquely across the vaginal canal occluding the os. I have no personal experience of this instrument, and could find nobody to recommend its use except the manufacturer, who naturally had a bias in its favour.

The best contraceptive in my opinion is an occlusive pessary modelled on that invented by Mensinga. These are now used largely in Holland, and England, and are known as the 'Mensinga', 'Dutch', or 'Haire' pessary. The same type of pessary, but with a spiral spring is known as the Ramses. The spiral spring easily twists into a figure of eight if it meets with any obstruction during introduction [1]). I have made for me a simple hemispherical rubber diaphragm, fortified by a flat watch-spring in the circumference. It is compressible for introduction, and is inserted so that the convex side is towards the cervix and the concavity towards the vaginal opening. The spring rests anteriorly behind the public bone, and posteriorly on the back wall of the vagina, high up. The spring and the muscular walls of the vagina adapt themselves mutually, even during the movements of coitus, with which it in no way interferes. The whole of the vault of the vagina is occluded, and the semen denied access to the os during coitus. But when used alone, a small percentage of failures occurs, because it is possible, though not easy, for a spermatozoon to find its way, after coitus, round the edge of the pessary between the pessary and the vaginal wall. So I began to advise that the pessary should be lubricated with boric ointment; so that, if a sperm cell attempted to get round the edge of the pessary its movement would be mechanically hindered

---

1) And is therefore unreliable.

by the grease and it would be killed by the boracic acid. This was more satisfactory, but the grease in the ointment destroyed the rubber, so I devised a non-greasy lactic acid jelly to be used instead of the boracic ointment. This contraceptive jelly bears the name of Contraceptalene, and both sides of the pessary are smeared with it before insertion. Once the pessary is in position neither the woman nor her husband is conscious of its presence, and it does not decrease sexual satisfaction for either party. It is made in seventeen different sizes, varying from 50 to 90 millimetres in diameter, the sizes 60 to 70 being most commonly used. It is essential that it should be fitted in the first instance by a doctor, because if a size too large or too small is chosen it will not protect adequately. The patient is then shown how to place it in position, and most women find this quite easy. I have found only four women who could not, or would not, learn to use it. It may be inserted before going to bed at night. If intercourse takes place the woman need not rise to take any precautions. but may go to sleep without fear. The next morning as soon as she gets out of bed, she should douche with soapy water, then remove the pessary and douche with soapy water again. And here it may be opportune to point out that a douche should always be taken lying down. If the woman sits or stoops, the muscles are pressed together, and the water does not get right up to the vault of the vagina.

The patient must be warned not to leave the pessary in the vagina for weeks or months. Opponents of contraception have sometimes raised the objection with this pessary that if it is left in for a long period it may give rise to a vaginitis. To this I would reply that if a set of false teeth is kept in the mouth without removal for cleansing purposes for weeks or months it is certain to cause local inflammation. But in either case the inflammation is due to misuse of the apparatus, and no sensible person would condemn the use of false teeth or the pessary, both of which are quite harmless and very beneficial if properly used.

The presence of a retroversion or retroflexion makes the insertion of this pessary a little more difficult, but if the woman be then told to push it backwards more than upwards the difficulty will generally be easily surmounted.

Severe perineal tears may render it impossible for any pessary to stay in. In such a case the pathological condition should of course be treated, and after a perineal repair the pessary may be fitted.

A most important point, and one which I have never seen referred to in any discussion of contraceptives is this: a woman wearing any sort of occlusive pessary must be warned against severe constipation. A distended rectum bulges into the vagina and renders difficult the introduction of any occlusive pessary. I cannot sufficiently stress the insecurity attendant on severe constipation.

I am frequently asked how a doctor is to decide the correct size of a pessary for any given case. This is a matter of experience and every one will make mistakes at first, but the best rule I can give is this: — Fit the biggest size which will go into the vagina without causing any discomfort to the patient.

This combined method of occlusive pessary plus contraceptive jelly is perfectly harmless and undoubtedly the most reliable method available at present, but in the presence of a torn perineum it is not advisable because in such circumstances one cannot depend on its being retained in position. If a patient with a torn perineum comes to me for contraception I advise her, of course, to have the perineum repaired, but in the meantime I tell her to use the contraceptive jelly smeared on a tampon of cotton wool, which has been wrung out in lactic acid.

Sterilisation.

In certain cases it may be necessary or desirable to ensure absolute and permanent sterility. There are many diseased people who are definitely unfit for parenthood, and many others who are relatively unfit. I understand that sterilisation may be effected by the application of X rays, but that at present the ultimate results of this method are uncertain.

I made some investigations into the possibility of immunisation of the female against spermatozoa by the hypodermic or intra-muscular injection of graduated doses of semen. This has been carried out in animals without any ill-effects, so I tried it on myself and then on 20 women volunteers. The semen was obtained in most cases from the husband, but in some cases where the husband was unhealthy the semen was that of a healthy man, produced by masturbation and received in a sterile glass basin at blood heat. It was covered and allowed to stand until the turbidity had disappeared and the semen had become clear. It was then diluted with 100 times its volume of sterile water, and in a water bath it was brought to boiling point and kept at that temperature for five minutes. One drop of this diluted solution was injected and the dose repeated at weekly intervals increasing by one drop each time. The course consisted of twelve injections. None of the women became pregnant while receiving these weekly injections, but three conceived within a few weeks of ceasing the injections. It would therefore appear that, at least with my technique, this treatment has only a temporary effect. It is possible that some other investigator with a greater knowledge of laboratory methods might have better results. The injections are attended with no ill-effects and scarcely even any local discomfort. Some women seem to experience an improvement in general health after these injections. This is possible due to the absorption of some element of the semen, and analogous to the improvement noted by Sir Arbuthnot Lane, Stoddart and others, following the administration of extracts of male sexual glands to women.

I myself am at present inclined to regard surgical methods of sterilisation as the best available. Bilateral vasectomy in the man is infallible as a sterilising agent, and the operation is so simple that I sometimes do it under a local anaesthetic. The patient need not be absolutely confined to bed, but should rest for three or four days after the operation. I ligature the sperm-duct in two places an inch or two apart and remove the intervening portion. In the female I effect sterilisation by complete removal of the Fallopian tubes. This is not a very serious operation with modern aseptic surgery, but it entails rest in bed for a couple of weeks. Dr. *Dickinson* of New York has devised a minor operation which closes the uterine openings of the Fallopian tubes by intrauterine cauterisation.

Vasectomy and salpingectomy are quite harmless and do not at all decrease sexual desire, potency, or pleasure. The male still has an ejaculation which to the naked eye appears normal, but under the microscope is seen to lack spermatozoa.

In conclusion, I should like to stress the necessity for the study of contraception by the medical profession. Only when methods have been employed by large numbers of people and the results carefully observed and tabulated, is it possible to form a reliable opinion as to the comparative values of various contraceptive procedures. Local, national, and even international medical conferences are vitally necessary for the mutual discussion of individual experiences, and I hope to see considerable time devoted to this question at future medical conferences in various countries. Only recently in England have the medical journals opened their pages to the discussion of contraceptives, the Lancet leading the way in July 1922 with a two page report of the Contraceptive section of the International Birth Control Conference, and the Practitioner following in July 1923 with a special number devoted to Contraception.

Unless our profession devotes far more attention to the problem of Contraception, the Birth Control movement will remain in the hands of unqualified lay persons, quacks and charlatans, and non-medical "Doctors" who write erotic treatises on Contraception, conveying misleading information in a sexually-stimulating form.

Syphilisrückgang und Salvarsan.

(Autoreferat.)

Von *J. Jadassohn*, Breslau.

Um bei den immer wiederholten Angriffen (allerdings vor allem von der Seite der „Naturheilkundigen" usw.) auf die Salvarsantherapie die Meinung der Fachleute — wenigstens in Europa — zu eruieren, und um möglichst Authentisches über den vielbesprochenen Rückgang der Syphilis zu erfahren, hat J. (mit Übergehung der deutschen und österreichischen Ärzte, deren Ansichten über das Salvarsan ja bekannt sind) eine „paneuropäische" Enquête veranstaltet und von den befragten 51 Fachärzten aus 19 Ländern (aus den meisten also von mehreren) Antwort erhalten. Fast ausnahmslos haben sich die ausländischen Syphilidologen der Erklärung der Deutschen Dermatologischen Gesellschaft aus dem Jahre 1923 angeschlossen, in welcher die hervorragende Bedeutung des Salvarsans zur Bekämpfung der Syphilis als Volkskrankheit und seine relativ große Ungefährlichkeit bei Vorsicht in Fabrikation und Anwendung betont wurde. Die frische Syphilis ist in 14 Ländern unbestritten zurückgegangen; in Italien konstatieren von 7 Ärzten 6 einen Rückgang; in Rußland gibt die Regierung eine Statistik, die eine Abnahme beweist, 3 Ärzte äußern sich zweifelhaft bis negativ, einer positiv. In Ungarn und Bulgarien ist der Rückgang unsicher. In Frankreich ist er von 1919 bis 1923 um etwa 50% unleugbar. In den letzten Jahren ist von *Jeanselme* ein Wiederansteigen in Paris und anderen Centren konstatiert worden, das er auf die enorme Einwanderung von Arbeitern und auf die Verdrängung des Salvarsans durch Wismut zurückführen will. Die Abnahme — meist auf 1919 bis 1925 berechnet — ist sehr verschieden stark (z. B. in Dänemark, Belgien und Schweden $^4/_5$, England, Schweiz, Türkei $^1/_2$, in Holland etwa $^3/_4$, in Italien $^1/_3$). Gegenüber der Vorkriegszeit fehlen die Zahlen meist, doch ist der Rückgang auch dieser gegenüber sehr deutlich: in Spanien, in Dänemark, in der Schweiz und nach dem Regierungsbericht in Rußland (in 19 Gouvernements fast $^2/_3$).

Die Gonorrhoe hat in 16 Ländern entweder nicht abgenommen oder sogar zugenommen, oder auch sie hat abgenommen, aber bei weitem Maße nicht wie die Syphilis (das wird auch in Deutschland von einzelnen Orten berichtet). Die Frage, worauf der Rückgang der Syphilis zurückzuführen ist, wird fast ausnahmslos dahin beantwortet, daß das Salvarsan in erster Linie oder ganz hervorragend daran beteiligt ist. Dafür spräche vor allen Dingen die Differenz zwischen der Syphilis (bei der diese neue, die Ansteckungsquellen durch Verhinderung der kontagiösen Frühsymptome unterdrückende Behandlung eingeführt wurde) und der Gonorrhoe, bei welcher die Therapie wesentliche Fortschritte nicht gemacht hat. Daneben wird die Bedeutung der Volksaufklärung, der besseren Ausbildung der Ärzte, der Schaffung neuer Behandlungsstätten usw. mehr oder weniger hoch eingeschätzt.

Die Frage, ob durch das Salvarsan ein Einfluß auf die Frequenz von Tabes, Paralyse, Aortitis im günstigen oder ungünstigen Sinne schon zu konstatieren sei, wird von den meisten dahingehend beantwortet, daß es dazu noch zu früh sei. Einzelne betonen, daß sie nie einen gut und von Anfang an mit Salvarsan behandelten Fall gesehen hätten, in dem diese Späterkrankungen aufgetreten seien. Nirgends ist eine Vermehrung, speziell der Paralyse aufgetreten, welche in Zusammenhang mit Salvarsan gebracht werden könne.

Die Enquête beweist jedenfalls, daß in ganz Europa die Fachärzte von der Bedeutung des Salvarsans zur Bekämpfung der Syphilis als Volkskrankheit überzeugt sind.

Zur Frage über die eugenische Unfruchtbarmachung.

Von *B. Matjuschenko*, Prag.

Unter eugenischer Sterilisation versteht man, zum Unterschied von Kastration, die künstliche Unfruchtbarmachung Minderwertiger, unter Beibehaltung sowohl der äußeren Geschlechtsteile, wie auch der Geschlechtsdrüsen. Im engeren Sinne versteht man unter Sterilisation oft nur die operative Unfruchtbarmachung durch Vasectomie bzw. Salpingectomie. Das Operationsverfahren wurde vom Chikagoer Arzte *Ochsner* i. J. 1899 ausgearbeitet und drei Jahre später von *Sharp* im Staate Indiana (Nordamerika) in der Verbesserungsanstalt Jeffersonville praktisch angewandt. Dank der Energie *Sharps* und den Erfolgen seiner Operationen kam in Indiana 1907 ein Gesetz zustande, das zum ersten Male die künstliche Sterilisation offiziell gestattete.

Von da ab bis zum 1. Januar 1926 sind insgesamt in 23 Staaten von Nordamerika, also fast in der Hälfte aller Staaten Nordamerikas ähnliche Gesetze eingeführt worden. Es wurden dort bis jetzt insgesamt 6244 Personen sterilisiert; hiervon $^2/_3$ aller Fälle entfallen nur auf einen Staat — Kalifornien. Es ist noch zu bemerken, daß über 3000 dieser Fälle nur in den letzten 5 Jahren durchgeführt sind. Nach der gründlichen Übersicht von *Laughlin* kann festgestellt werden, daß durch die Operation keinerlei Schädigungen der Gesundheit eingetreten sind, im Gegenteil, es konnte auch eine Besserung des Allgemeinbefindens der Operierten verzeichnet werden.

Es ist nicht meine Aufgabe an dieser Stelle auf die Einzelheiten des Einflusses der Vasectomie (bzw. Salpingectomie) auf den Organismus einzugehen, wie sie auf Grund zahlreicher Beobachtungen und Experimente nach *Steinach* festgestellt sind. Für eugenische Zwecke genügt es zu betonen, daß dem Sterilisationsverfahren k e i n e s c h ä d l i c h e n Wirkungen anhaften.

Aber auch die amerikanische Praxis (über 6000 Fälle) ist noch weit davon entfernt, daß man von ihr schon heute ein praktisch durchgreifendes Resultat erwarten könnte.

Die öffentliche Meinung in Amerika steht zur Sterilisationsfrage im allgemeinen ziemlich indifferent; sie interessiert sich vielmehr für die Gesetze, welche die Immigration nach Amerika beschränken und regulieren sollen.

Die europäische öffentliche Meinung hat sich, mangels eigener Erfahrungen, überhaupt noch nicht kristallisieren können. Jedoch ist in der jüngsten Zeit ein reges Interesse an dieser Frage in europäischen Staaten zu bemerken.

So hat das Schwedische Staatliche Eugenische Institut im Jahre 1922 einen ausführlichen Gesetzentwurf ausgearbeitet, der die eugenische Sterilisation zulassen soll. In Deutschland, nämlich in Sachsen, ist es, auf Anregung von *Dr. Boeters,* zu einer breiten Diskussion über die Sterilisierungsfrage gekommen und im Jahre 1924 wurde vom Sächsischen Gesundheitsamt ein Entwurf eines eugenischen Gesetzes ausgearbeitet, der von den Sächsischen Ministerien des Innern und der Justiz dem Reichsministerium für Justiz befürwortend weitergegeben wurde. Nach Sächsischem Beispiel „beschäftigten sich die verschiedenen deutschen Regierungen und Körperschaften mit dieser Frage". (*Stemmler* 1926). Ebenso ist in anderen Ländern (Tschechoslowakei, Jugoslavien, Ukraine, Rußland, Italien, Polen u. a.) die Erörterung dieser Frage im Gange.

Auch die Tatsache, daß sich unter den Vorträgen unseres Kongresses drei mit dieser Frage beschäftigen, ist ein Beweis für das Wachsen des Interesses an der eugenischen Sterilisation in Europa.

Aber die weiten Kreise der Öffentlichkeit in Europa stehen zur Frage der Sterilisierung nicht nur indifferent, sondern auch etwas voreingenommen feindlich.

Die wichtigsten Einwände, die gegen die Sterilisation gewöhnlich erhoben werden, sind folgende:

1. Man sieht in der Sterilisation eine Einschränkung der persönlichen Freiheit. Das gilt aber natürlich nicht von der freiwilligen Sterilisation. Was die obligatorische Sterilisation anbelangt, so steht diese Frage im Zusammenhange mit einer prinzipiellen juristischen Frage über das Recht des Staates zur Einschränkung der persönlichen Freiheit des Individuums im allgemeinen Interesse. Obwohl die Meinungen der Juristen in dieser Frage noch nicht vollkommen geklärt sind, neigt doch die größte Zahl der Juristen zur positiven Lösung der Frage. Andererseits wissen wir, daß die Staatsbehörden überall die ganze Reihe verschiedener Maßnahmen haben, die die Freiheit des Individuums wesentlich einschränken: dies ist bei den Verwandtenehen, den Ehen mit Geisteskranken, Zwangsisolation usw. Viele sind der Meinung, daß solche Maßnahmen eine viel weitgehendere Einschränkung ausüben, als es bei der Sterilisation der Fall ist.

2. Es wird weiter eingewendet, daß wir bei dem heutigen Stande unserer eugenischen Kenntnisse nicht mit Sicherheit vorausbestimmen können, daß die Nachkommen gewisser minderwertiger Eltern, im konkreten Falle, auch minderwertig sein müssen. Diese Einwände gelten aber nur teilweise, weil wir schon beim gegenwärtigen Stande unserer Kenntnisse in einer großen Zahl der Fälle eine wohlbegründete Prognose stellen können. Wenn wir auch in den anderen Fällen nur mit gewisser Wahrscheinlichkeit die Minderwertigkeit voraussehen können, ist das eher ein Argument für als gegen die Sterilisation, weil sich auch viele sonstige unserer praktischen Maßnahmen nur auf eine mehr oder weniger wahrscheinliche Begründung stützen.

3. Oft wird der Sterilisation vorgeworfen, daß sie eine Gefahr für die Kultur bedeutet, denn wie bekannt ist, können von Psychopaten und Geisteskranken Genies geboren werden. Es wird aber gewiß niemand sagen, wie es auch mit Recht *Lenz* bemerkt, daß es möglich ist von den Nachkommen der Psychopaten mehr Genies zu erwarten, als von anderen Leuten. Indessen werden jährlich Millionen von Kindern infolge künstlicher Einschränkung der Befruchtung nicht

geboren, deren Nichtgeborenwerden oft von vielen als berechtigt angesehen wird, und unter diesen ist bestimmt auch ein gewisser Prozentsatz von genialen.

Wir sehen also, daß die Haupteinwände gegen die Sterilisationsmethode nicht von so großer Tragweite sind, als daß sie uns von der praktischen Durchführung der Sterilisierung abschrecken müßten. Wir müssen aber stets in Betracht ziehen, daß alle einschränkenden Methoden der negativen Eugenik, im Vergleiche zur positiven Eugenik, nur eine untergeordnete Rolle spielen.

Weiter muß im Auge behalten werden, daß die Sterilisation nicht das einzige, sondern eines der Mittel darstellt, welche gegen die Vermehrung der Minderwertigen angewandt werden könnten.

Jetzt kommt noch die Frage, an welchen Personen die eugenische Sterilisation angewandt werden könnte.

Die amerikanischen Gesetze und auch die amerikanische Praxis zeigen in dieser Beziehung eine große Buntfarbigkeit. Wir finden dort als Indikation: Geisteskrankheit, Epilepsie, schweren Alkoholismus, Gewohnheitsverbrechertum und auch Syphilis, Prostitution usw.

Die neuen Gesetze beschränken sich häufig auf die allgemeine Bestimmung, daß die Indikation zur Durchführung der Sterilisation bei einer konkreten Person durch eine Sachverständigenkommission festgestellt werden muß. Wie *Laughlin* bemerkt, hat sich das Verfahren als vollkommen ausreichend erwiesen.

Die deutschen Autoren neigen meistens auch zu derselben Meinung, ein Teil aber wünscht die Sterilisationsindikation näher zu bestimmen. So hält *Stemmler* die Sterilisierung als angezeigt bei: Dementia praecox, manisch-depressivem Irresein, genuiner Epilepsie, schweren Formen von Alkoholismus, Huntingtonscher Chorea, angeborenem Schwachsinn, angeborenen Verbrechern, insbesondere Gewohnheits- und Sittlichkeitsverbrechern. Unseres Erachtens wäre es besser, die Entscheidung über die Durchführung der Sterilisation einer dazu bestimmten Sachverständigenkommission zu überlassen, in welcher sowohl Psychiater, wie auch Eugeniker und Juristen vertreten sein sollten.

In Amerika macht man außer der freiwilligen Sterilisationsoperation auch Zwangssterilisation nach den Gerichtsentscheidungen.

In Europa kann man diesen Weg nicht gehen. Ehe unsere eugenischen Kenntnisse nicht weit fortgeschritten sind, ehe die öffentliche Meinung nicht genug vorbereitet ist, besteht für uns vorläufig nur die Aufgabe, die Hindernisse zum Rechte auch zur Durchsetzung der Sterilisation in bestimmten konkreten Fällen zu beseitigen. Auch kann bei uns vorläufig nur die Rede sein von einer freiwilligen Sterilisation, die mit Einwilligung der betreffenden Person oder bei Unmündigen mit Einwilligung des gesetzlichen Vertreters, und in beiden Fällen mit Zustimmung der entsprechenden Behörde, vorgenommen werden kann.

Bei dieser Ansicht über die Sterilisation, kann dieselbe nicht nur als zulässiges, sondern auch als ein zweckmäßiges Mittel unter den anderen Mitteln der praktischen Eugenik angesehen werden.

Ihre praktische Anwendung kann nur bei kulturell fortgeschritteneren Völkern in Betracht gezogen werden. Voraussetzung aber ist eine durchgreifende Propaganda, damit die öffentliche Meinung durch das Sterilisationsverfahren nicht von den wichtigeren Ideen der Eugenik abgewendet wird.

Über den Einfluß des Krieges und der Revolution auf den Gesundheitszustand des ukrainischen Volkes.

Von *B. Matjuschenko*, Prag.

Die Frage über die Veränderungen, die unter dem Einfluß des Krieges und der Revolution in dem Gesundheitszustande des ukrainischen Volkes eingetreten sind, dürfte von Interesse sein nicht nur für die Ukrainer selbst, sondern auch für die breiteren Kreise der Forscher auf dem Gebiete der Gesellschaftsbiologie. Erstens aus dem Grunde, weil das Studium dieser Veränderungen, die an einem ziemlich großen Volke zu erheben sind, zur Klärung der Frage über den Einfluß derartig wichtiger sozialen Ereignisse, wie Krieg und Revolution auf die Gesundheit der Bevölkerung und ihren Fortpflanzungsprozeß im allgemeinen beitragen kann. Außerdem sind die Gesundheitsschäden, die das ukrainische Volk erlitten hat, sehr ausgesprochen und darum als Forschungsgegenstand für die Frage der Wirkung genannter sozialen Ereignisse besonders geeignet.

Bevor wir auf die Besprechung der eingetretenen Veränderungen eingehen, muß in aller Kürze der Zustände in der Vorkriegszeit gedacht werden.

Die Gesamtzahl der Ukrainer auf dem Gebiete der 9 Gouvernements des ehemal. Rußland, Ost-Galiziens, Bukowinas und Karpathenlandes, wurde vor dem Kriege auf ca. 40 Millionen berechnet; 90 Prozent davon lebten am Lande.

Vor dem Kriege war das ukrainische Volk eines der gesündesten Völker Europas. Es hatte eine hohe Geburtenzahl (42.5 ‰ und eine durchschnittliche Sterblichkeit (22,0 bis 24,0 ‰) also kleiner als die der Russen zum Beispiel), wodurch der Geburtenüberschuß sehr hoch war und, was es für ihn sehr charakteristisch war, eine sehr konstante Tendenz des Zuwachses zeigte (cca 18 pro mille jährlich).

Von den körperlichen Maßen wäre die bedeutende Körperlänge (169 cm bei Männer) und der hohe Brustumfang (der größte in Europa) hervorzuheben (88,3 cm).

Die Verbreitung aller sozialen Krankheiten war gering. So betrug die Sterblichkeit an Tbc cca 20—25 ‱; die venerischen Krankheiten waren im ganzen auch wenig verbreitet. Insbesondere war eine massenhafte Verbreitung von Lues, die in einigen Gebieten des zentralen Rußland bis 90 Prozent der ganzen Bevölkerung heimsuchte, in der Ukraine gänzlich unbekannt.

Der Alkoholkonsum war durchschnittlich 2,0 bis 2,5 Liter reinen Alkohols pro Kopf jährlich, also 5—6 mal niedriger als in Deutschland und 7—8 mal niedriger als in Frankreich.

Akute Infektionskrankheiten kamen immer vor, aber die Gesamtzahl der Krankheitsfälle, zum Beispiel von Typhus, betrug nicht über einige 10 000 pro Jahr.

Vom ersten Tage des Weltkrieges angefangen (und teilweise bis jetzt), war die ukranische Bevölkerung einer ganzen Reihe schädlicher Einflüsse ausgesetzt, die sehr viele sowohl quantitative, wie auch qualitative Veränderungen brachten.

Etwa 4 Millionen Ukrainer haben den Frontkampf in russischen oder in österreich. Armeen mitgemacht. Die Zahl der an der Front Gefallenen ist auf 15 Prozent zu schätzen, was rund 600 000 ausmacht. Der Geburtenausfall ist auf ca. 1,200.000, die Mehrsterblichkeit der Zivilbevölkerung auf ca. 400 000 Menschen zu schätzen, sodaß die gesamten Kriegsverluste der Bevölkerung etwa 2 300 000 ausmachen.

Die Gegenauslese der biologisch wertvollsten Elemente, die durch die Ausmerzung im Kampfe zum Ausdrucke kam, wurde noch dadurch verstärkt, daß die Ukrainer dank ihren guten physischen Eigenschaften, besonders in der russischen Armee, ein erhebliches Kontigent von Unteroffizieren und Garde- und Sturztruppen lieferten.

Den ganzen Weltkrieg hindurch war das westukrainische Gebiet (Wolhynien, Ostgalizien, Bukowina) der Schauplatz der militärischen Operationen, mit allen wohlbekannten schweren Folgen eines solchen Zustandes für die Zivilbevölkerung. Der Strom von Hunderttausenden Flüchtlingen durchzog das ganze Territorium der Ukraine und brachte die verschiedenen Seuchen mit, die sich unter der Zivilbevölkerung verbreiteten.

Von Ende 1917 bis 1921 tobte in der ganzen Ukraine ein heftiger nationaler und Bürgerkrieg. Die Kampfmethoden waren zwar von denjenigen des Weltkrieges ganz verschieden, es wurde aber mit einer außerordentlichen Grausamkeit gekämpft. Brandlegung von ganzen Dörfern, Massakren in der Zivilbevölkerung, Massenkastrationen der Gefangenen wurden zur alltäglichen Erscheinung. Der Tscheka-Justiz sind Tausende Menschen. insbesondere Intellektuelle, zum Opfer gefallen. In allen, meistens freiwilligen, militärischen Formationen dieser Periode fielen in erster Reihe die aktivsten wertvollsten Elemente. Die Gegenauslese dauerte fort und war eigentlich noch schlimmer.

Infolge des sozialen und wirtschaftlichen Ruins und des Mangels elementarer Lebenshygiene verbreiteten sich die Seuchen in einem Ausmaße, daß alle modernen epidemiologischen Vorstellungen weit überschritt. Bloß in den Jahren 1918—20 erkrankten nach den minimalsten Berechnungen über 9 500 000 Menschen an Flecktyphus und Rekurrens. (4 858 386 an Flecktyphus und 4 841 953 an Rekurrens) In den Jahren 1921—22 kam ein neues Übel — die Hungersnot. Dieselbe war keine bloß elementare Erscheinung, sondern eine notwendige Folge der bolschewistischen Revolution selbst. Die ungeheuren Naturalsteuern, die Reduzierung der Saatfläche, die Vernichtung des lebendigen Inventars waren die Gründe gänzlicher Hilflosigkeit der Bevölkerung im Kampfe mit der Hungersnot, die nach der Mißernte entstanden ist.

Die ganze südliche Ukraine, mit einer Bevölkerung von rund 10 Millionen, litt an Hungersnot, die gleichzeitig mit der im Wolgagebiete Rußlands ausbrach. Offiziell aber wurde der Hunger in der Ukraine erst nach 9 Monaten anerkannt und erst dann ließ die Sowjetregierung die Hilfsaktion der „Ara", „Nansen" und andere Organisationen in die Ukraine zu. Das ist auch der Grund einer besonders durchgreifenden Wirkung der Hungersnot in der Ukraine. Der Hungerzustand der Bevölkerung war so groß, daß nicht nur alle möglichen Brotsurrogate, Graswurzeln usw., sondern auch vollkommen ungenießbare Gegenstände, wie Holzrinde, Riemen, Schuhsohlen usw., von Leuten verzehrt wurden. Anthropophagie, Necrophagie wurden zu alltäglichen massenhaften Erscheinungen. Die Sterblichkeit in den einzelnen Hungerkreisen betrug bis zu 50 Prozent der Bevölkerung *(Kohan-Fawr)*. Infolge der Hungersnot ist ein großer Teil der Bevölkerung zugrunde gegangen, die zurückgebliebenen Massen der hungernden Bevölkerung haben sehr tiefe Schädigungen ihrer Gesundheit erlitten.

Von einer sozialen Auslese dürfen wir bloß in der ersten Hungerperiode sprechen; mit weiterem Fortschreiten der Hungersnot spielte sie keine Rolle mehr, weil es zu einer vollkommenen Nivellierung der wirtschaftlichen Lage der Hungernden kam. Es war ein Zustand eingetreten, wo auch die Bestbefähigte einfach mangels jeder Nahrungsmittel nicht mehr in der Lage war, sich selbst zu erhalten. Darum kann auch von einer biologisch wirksamen Auslese kaum die Rede sein. In dem Punkte kann ich der Meinung von *Lenz* nicht zustimmen.

Es handelte sich dort vielmehr um eine nicht selektorische Elimination, ähnlich wie bei verschiedenen Elementarkatastrophen (wie z. B. Erdbeben, Orkanen u. a.).

Die durchgreifende Wirkung des Hungers auf den Organismus ist durch eine ganze Reihe von Studien (*Stefko, Ivanovsky* u. a.) dargestellt worden, die starke anatomische und anthropologische Veränderungen bei der hungernden Bevölkerung festgestellt haben.

Die Verbreitung der akuten Infektionskrankheiten (Typhen, Cholera, u. a.) während der Hungersnot wurde viel geringer als vor dem Hunger: zum Teil infolge der früheren Durchseuchung, zum Teil infolge der Unbeweglichkeit der hungernder Bevölkerung.

In dem nächsten Jahre aber (1923) verbreitete sich in ungeheurem Maße eine neue Seuche — Malaria, die wieder hauptsächlich die Südukraine heimsuchte. Sie dauert bis jetzt und gibt eine jährliche Zahl der Erkrankungen von 700 000 bis 1 000 000.

Die totale Verarmung der Bevölkerung, die Verminderung der Widerstandskraft infolge des Hungers und der Infektionskrankheiten, haben zu einer riesigen Verbreitung der Tuberkulose geführt. Die Tuberkulose-Sterblichkeit wurde 4—5 mal größer als vor dem Kriege. Besonders groß ist die Kindersterblichkeit an Tuberkulose. Die Lage der Kinder in Hungergebieten überhaupt ist außerordentlich schwer geworden. Hunderttausende von Kindern sind Waisen geworden und wanderten hilflos im Lande herum. Nach statistischen Angaben beträgt auch heute die Zahl von obdachlosen Kindern etwa 200 000. Eben aus diesen Kindern rekrutiert sich die große Anzahl von jugendlichen Verbrechern, die besonders in den letzten Monaten von den Sowjetorganen als eine akute und große öffentliche Gefahr bezeichnet werden.

Eine kolossale Verbreitung haben die venerischen Krankheiten, insbesondere Lues erlangt. Als eine neue Erscheinung muß die Verbreitung von Lues und Gonhorrea am Lande angesehen werden. In über 75 Prozent der Erkrankungen handelt es sich um eine sexuelle Infektion, wobei eine auffallend große Zahl von schweren sekundären Formen hervorzuheben ist, im Gegensatz zu der früheren Verbreitung hauptsächlich gumoser Formen. Es entwickelte sich, als auch eine neue Erscheinung im Lande, die Landprostitution. Die Zahl der Prostituierten beträgt nach statistischen Angaben in einzelnen Kreisen des Landes von 1 bis 2 Prozent aller Frauen über 15 Jahren. Bei den Massenuntersuchungen der obdachlosen Mädchen im Alter von 8—16 Jahren war die Zahl von deflorierten bis 80 Prozent festgestellt, die Zahl der venerisch erkrankten bis 30 Prozent. (Fedorovsky).

Was den Alkoholismus anbelangt, so verfügt man heute nicht über genaue Angaben des Alkoholkonsums pro Kopf jährlich. Es ist aber eine wohlbekannte Tatsache, daß die häusliche Produktion des Branntweines aus Getreide eine ungeahnte Verbreitung erlangt hat.

Bevölkerungszahl in der Ukraine (in den Grenzen der gegenwärtigen Sowjet-Ukraine):

			Männer		Frauen
1914	—	27,680,400	101,3	:	100
1920	—	26,070,000			
1924	—	27,628,381	100,0	:	116,5

Die Bevölkerungsbewegung:

Bezirke	auf 1000 Einwohner									im Durchschnitt		
	1920			1921			1922			1910 — 1914		
	Geburten	Todesfälle	Geburten-überschuß	Geburten	Todesfälle	Geburten-überschuß	Geburten	Todesfälle	Geburten-überschuß	Geburten	Todesfälle	Geburten-überschuß
Wolhynien .	25,0	30,0	— 5,0	30,7	20,2	+ 8,5	37,7	17,5	+ 20,2	38,3	21,9	+ 16,4
Donetz . .	17,6	30,0	— 12,4	24,4	31,1	— 6,7	23,2	34,5	— 11,3	52,0	29,4	+ 22,6
Katerynoslaw	21,7	26,2	— 4,5	29,8	40,5	— 10,7	23,7	80,2	— 56,5	47,8	23,5	+ 24,3
Kiew . . .	22,0	37,2	— 15,2	26,9	27,7	— 0,8	30,2	29,8	+ 0,4	39,9	24,2	+ 15,7
Odessa . .	21,6	20,6	+ 1,0	26,3	34,2	— 7,9	23,2	66,9	— 43,7	43,6	27,4	+ 16,2
Podolien . .	22,3	37,0	— 14,7	31,9	29,1	+ 2,8	32,9	23,9	+ 9,0	35,7	22,4	+ 13,3
Poltawa . .	22,6	27,7	— 5,1	29,3	27,2	+ 2,1	28,6	23,9	+ 4,7	39,9	21,0	+ 18,9
Charkiw . .	24,6	32,9	— 8,3	29,0	34,3	— 5,3	26,0	26,6	— 0,6	45,5	25,4	+ 20,1
Tschernyhiw	20,6	31,9	— 11,3	29,8	19,9	+ 9,9	29,4	15,9	+ 13,5	39,2	22,7	+ 16,5
	22,0	31,6	— 9,6	28,4	30,9	— 2,5	27,7	37,3	— 9,6	42,5	24,3	+ 18,2

Mangel der elementarsten hygienischen Kultur hat zur Verbreitung verschiedener sog. „Schmutzkrankheiten“ (Trachoma, Scabies u. a.) beigetragen.

Infolge aller dieser Einflüsse des Krieges und der Revolution, hat der Fortpflanzungsprozeß der Bevölkerung schweren Schaden erlitten, und zwar sowohl durch die Verminderung der Geburtenzahl, wie auch durch die Zunahme der Sterblichkeit. Die Zahl der Aborten, nach gegenwärtigen statistischen Angaben, beläuft sich auf bis 45 Prozent aller Schwangerschaften, sowohl in den Städten, wie am Lande. Die Zerstörung des Familienlebens, die Leichtfertigkeit der Eheschließungen und der Scheidungen, die Auflockerung der sexuellen Moral haben auch zur Verminderung der Geburtenzahl beigetragen. Die dem ukrainischen Bauer so eigentümliche Kinderlust ist infolge schwerer Lebensbedingungen verloren gegangen. Besonders schwere Verluste hat die Elite des Volkes, seine Intelligenz, erlitten. Ein großer Teil ist zugrunde gegangen, die Fortpflanzung der Zurückgebliebenen ist so gut wie eingestellt.

Das stete Anwachsen der Sterblichkeit dauerte unaufhörlich bis zum Jahre 1924. Erst von diesem Jahre angefangen nähert sich die Sterblichkeitsziffer den Vorkriegszeitverhältnissen.

Die Abnahme der Geburten in den Jahren 1920—1922 ging von 42,5 auf 22,0 pro mille zurück, die Sterblichkeit stieg von 22 auf 37 pro mille. Statt des konstanten jährlichen Überschusses plus 18 pro mille ist ein Verlust von minus 7 bis 9,6 pro mille jährlich zu verzeichnen.

Die Gesamtzahl der Bevölkerung in den Grenzen der gegenwärtigen Sowjetukraine war im Jahre 1914 27,680 000; jetzt beträgt sie 27 628 000 (also dasselbe, eher noch weniger als früher). Wenn wir den konstanten Koeffizienten des Zuwachses des ukrainischen Volkes in Betracht ziehen (1,8 Prozent), so müßte die gegenwärtige Gesamtzahl der Bevölkerung mindestens 34 000 000 betragen. Es sind also die allgemeinen Verluste auf mindestens 7 000 000 zu schätzen. Außer diesen quantitativen Verlusten, welche unter günstigen Lebensbedingungen in relativ kurzer Zeit ausgeglichen werden können, dauert die qualitative Schädigung des Volkes weiter an. Lues, Alkoholismus, die Geburtenbeschränkung werden wohl noch lange Zeit fortwirken, so daß eine Reihe von Generationen zur Beseitigung der qualitativen Verluste erforderlich sein wird.

Diskussion:

Ullmann: Meine Damen und Herren, gestatten Sie, daß ich als Kritiker vier Minuten spreche, zwei kritische und zwei aufbauende Minuten.

Zu den Ausführungen möchte ich bemerken, daß die Frage der Totgeburten viel interessanter ist, wenn man sie weiter ausbaut und mit dem Kapitel der Rassenmischung in Verbindung bringt. Ich habe auch für die Gründe dafür, daß mehr Knaben totgeboren werden als Mädchen im *Brugsch-Levy'schen* Handbuch Unterlagen angegeben. Für die Ausführungen des Herrn *Guradze* bin ich sehr dankbar. Was er über Unfälle sagt, stimmt vollständig überein, z. B. mit den Erfahrungen des Psycho-therapeutischen Instituts in dieser Frage, ebenso mit den graphologischen Erfahrungen. Auch in der Graphologie kann man solche Sicherheiten bei den Frauen nachweisen.

Zu der Statistik der Selbstmorde, die zugenommen haben, und die als Ausfluß des Berufslebens gedeutet werden, möchte ich sagen, daß auch die Syphilis enorm zugenommen hat und vor allem die Paralyse, die früher eine rein männliche Krankheit war, heute viel mehr bei Frauen nachgewiesen wird als bei Männern.

Herrn *Matjuschenko* muß ich sagen: ich glaube, viele Zahlen, die er nennt, stimmen nicht, z. B. was die Größe, den Brustumfang und die Verbreitung der Tuberkulose und Syphilis betrifft. Welche Bevölkerungsschichten hat er denn verglichen? Stadt oder Land? Hat er bei dem Vergleich zwischen Russen und Ukrainern, die beide verschiedenen Bevölkerungsschichten angehören, wirklich vollständig gleiches Material mit gleichem verglichen?

Was mich hier hergerufen hat, sind die Veränderungen, von denen *Matjuschenko* spricht, aber nicht die akuten, sondern die biologischen. Und dann möchte ich Ihnen drei Dinge sagen, die aufzuklären Sie mir helfen möchten. Das erste betrifft die Frage der Pathologie der Rassen und insbesondere der Juden. Ich habe in der Zeitschrift für Demographie und Statistik? im Archiv für Bevölkerungspolitik einen Aufsatz geschrieben über die Mortalität der Juden, und ich glaube nachweisen zu können, daß die Pathologie der Juden der Pathologie der kapitalkräftigen Bevölkerung entspricht. Diese Frage läßt sich vor allem in den östlichen Ländern klären, wo die Juden bis vor Kurzem wirklich im Ghetto gelebt haben und nun plötzlich in andere Bevölkerungsteile hinauskommen.

Die zweite Frage ist die Zunahme des Karzinoms. Es handelt sich hier nicht um eine Zunahme der ärztlichen Diagnostik. Die dritte ist die Zunahme der Diabetes in allen Ländern. Ich versuche in allen Ländern, die Bevölkerungsstatistik in unseren Kreisen populär zu machen und die Ergebnisse der Bevölkerungsstatistik für unsere klinischen Betrachtungen heranzuziehen. Ich bitte um Ihre Mithilfe!

B. Matjuschenko, Prag: Herr Dr. *Ullmann* sagt, die Ziffern und Angaben in meinem Referat stimmen nicht. Dafür, ob sie in Wirklichkeit stimmen oder nicht, übernehme ich keine Verantwortung. Die Ziffern sind in den offiziellen Publikationen des Kommissariats für Volksgesundheit in Charkow veröffentlicht worden, und jede Ziffer und jede Position in meinem Referat habe ich aus diesen Publikationen, insbesondere aus der „Prophylaktischen Medizin", genommen. Ich möchte noch beifügen, daß Herr Dr. *Brückner*, der hiesige Vertreter des Moskauer Kommissariats für Volksgesundheit der russischen Sowjetrepublik, welcher mit den Verhältnissen in der ukrainischen Sowjetrepublik näher nicht vertraut ist, gerade heute im Gespräch mit mir dieselben Zweifel, wie Herr Dr. *Ullmann*, geäußert hat. Ich habe ihm aber die amtlichen Quellen meiner Angaben vorgelegt und dadurch seine Zweifel beseitigt. An den amtlichen statistischen Angaben habe ich durchaus keine Änderungen vorgenommen.

Psychologische Begutachtung jugendlicher Zeugen in Sexualprozessen.

Von *Albert Moll*, Berlin.

Was hier William *Stern* soeben ausgeführt hat, mag dem oberflächlich Hörenden überzeugend scheinen, der tiefer Nachdenkende kann nur einzelnes als richtig ansehen. Herr *Stern* hat vollkommen recht in der Ablehnung der gehäuften Vernehmungen durch alle möglichen Instanzen, wenn es sich um Kinder und Jugendliche handelt. Er hat nicht recht, wenn er diese Gefahren gerade für diese Kategorie von Zeugen so sehr betont, daß man glauben müßte, bei Erwachsenen sei es im wesentlichen anders. Ich gehe deshalb weiter: dieselben Gefahren drohen dem Rechtssucher auch von erwachsenen Zeugen; denn auch hier ist die Häufung der Vernehmungen, ebenso die Vernehmung nach längerer Zeit, wie sie besonders in der Hauptverhandlung erfolgt, sehr bedenklich. Es drohen dieselben Gefahren, die gerade den gewissenhaften Zeugen in der Hauptverhandlung nur ganz lückenhafte Aussagen über die Tatbestände machen lassen. Herr *Stern* hat ferner Unrecht, wenn er in weiter Ausdehnung die Richter für so unfähig hält, nicht suggestiv zu fragen, daß ein Fachpsychologe zur Seite gestellt werden müßte. In meiner 34jährigen Tätigkeit als gerichtlicher Sachverständiger in Berlin und vielfach außerhalb habe ich in dieser Hinsicht die außerordentlichen Fortschritte der heutigen Richter, verglichen mit denen der früheren Zeit erlebt. Ich gebe zu, daß es auch heute noch einzelne Richter gibt, denen die kriminalpsychologische Fähigkeit, sich den Zeugen gegenüber richtig einzustellen, abgeht, denen die Einfühlung fehlt, und bei denen wir die Suggestivbefragung zu tadeln Gelegenheit haben. Ich könnte sogar Namen nennen, aber die Mehrzahl der deutschen Richter ist nach meinen Erfahrungen keineswegs so naiv, wie man aus dem Vortrage des Herrn *Stern*, und aus seinen sonstigen Veröffentlichungen schließen könnte. Man darf auch nicht vergessen, daß dem Richter in vielen Fällen die Fähigkeit zur richtigen Befragung nicht fehlt, sondern daß oft die Ungeduld, der Mangel an Zeit, die Fehler erzeugt. Die Menge der Prozesse, die Unruhe, die sich ihrer wegen der noch zu verhandelnden Straftaten bemächtigt, läßt ihnen nicht immer Zeit zu der korrekten, vom Standpunkt der Kriminalpsychologie zu fordernden Befragung. Deswegen wird in vielen Fällen ein Hauptpunkt einer Besserung nicht darin liegen, daß man psychologische Sachverständige zuzieht, als vielmehr in der rücksichtslosen Bekämpfung jeder Überlastung unserer Richter.

Aber auch darin wird man *Stern* beistimmen müssen, und das gilt nicht nur für Kinder und Jugendliche, daß nicht im Vorverfahren ungeeignete Personen die Vernehmungen vornehmen. Hier müssen wir aber doch deutlich unterscheiden. In Berlin ist die Zahl der tüchtigen Kriminalkommissare und anderer Kriminalbeamten so groß, und sie haben fast immer einen solchen Schatz von Erfahrungen gesammelt, daß sie nicht schlechter als ein geschulter Fachpsychologe, nicht schlechter als ein psychologisch geschulter Jurist die Vernehmungen führen. Auf dem Lande mag das mitunter natürlich anders liegen. Deshalb muß man allen Vorschlägen zustimmen, die überall ein gutes Personal zur Vernehmung, besonders im Anfangsstadium, fordern. Daraus folgt aber nicht, daß man psychologische Sachverständige mit solchem Amte betraut; denn gerade, wo die geeigneten Beamten fehlen, werden auch die psychologischen Sachverständigen nicht zur Stelle sein. Oder glaubt jemand ernstlich, daß, wenn in irgendeinem Dorfe von Pommern oder der Provinz Brandenburg, oder an ähnlichen Stellen eine Straftat gemeldet wird, man dann sofort psychologische Sachverständige zur Verfügung haben wird? Gerade da werden sie fehlen, wo auch heute die geeigneten Beamten für das erste Verhör fehlen. Die Reformvorschläge, die von anderer Seite schon gemacht worden sind, um geeignete Verhörsbeamte stets am Anfang zur Verfügung zu haben, verdienen deshalb die größte Beachtung; eine größere, als die Forderung, Fachpsychologen als Sachverständige zuzuziehen. Wenn Herr *Stern* ernstlich die praktischen Verhältnisse berücksichtigt, wird er auch zugeben müssen, daß, wenn diese Forderungen erfüllt werden, er weit eher den Segen seiner berechtigten Kritiken erfahren wird, als wenn er jetzt immer wieder die Fachpsychologen nicht nur als Sachverständige zuziehen will, sondern sogar fordert, daß ihnen als Mitwirker richterliche Funktionen übertragen werden. Ich bin an sich ferner der Ansicht, daß man sich möglichst vor Mußbestimmungen hüten soll, da dies doch zu sehr in die Kompetenzen der Richter eingreift. Ja, es würde vielleicht dem Richter sogar das Verantwortungsgefühl genommen werden, in dem wir einen Hort des Rechts und damit die Grundlage des Rechtsgefühls des Volkes sehen müssen. Und wenn in dieser Beziehung Mängel bestehen, müssen wir für bessere Erziehung und bessere Ausbildung der Richter Sorge tragen, etwa wie es *Marbe* anstrebt. Ebenso könnte man selbstverständlich an einen Ausbau der Strafprozeßordnung denken, wie sie von demselben gelehrten Psychologen angestrebt wird. Die Frage der psychologischen Sachverständigen im *Stern*'schen Sinne scheint mir doch sehr bedenklich.

Wer ist psychologischer Sachverständiger im Sinne *Sterns?* Die Universitätspsychologen wissen meist besser im Laboratorium und in der Theorie Bescheid als in der Praxis. Ich will damit ihre von mir überaus hochgeschätzten Arbeiten nicht herabsetzen. Ja, ich bekenne offen, daß mir ein großer Teil dieser Fachpsychologen wegen ihrer außerordentlichen Bereicherung der Wissenschaft besonders verehrungswürdig erscheint. Sie verlangen auch gar nicht, als gerichtliche Sachverständige herangezogen zu werden.

Wie wäre nun die Stellung des Psychiaters zum Psychologen? Auf den Psychiater können die Richter nicht verzichten. Ja, ich gebe auch hier zu, daß es einzelne Richter gibt, die für psychiatrische Fragen kein hinreichendes Verständnis haben. Das liegt gewöhnlich aber nicht am Psychiater, sondern ebenfalls an der mangelhaften Vorbildung dieser Richter, die sich heute nur noch vereinzelt finden, während sie noch vor zwei oder drei Jahrzehnten nach meiner Erfahrung sich in größerer Zahl vorfanden. Soweit es sich um die Aussagefähigkeit bei Sittlichkeitsdelikten handelt, wird der Psychiater in pathologischen Fällen zur Begutachtung von Zeugen oft unentbehrlich sein. Aber die Übergänge zwischen Psychopathen und Normalen sind so labil, daß die große Gefahr besteht, bei Erfüllung der *Stern*'schen Forderungen auch psychiatrische Fälle durch Fachpsychologen begutachtet zu sehen. Ja, daß dies bereits geschieht, läßt sich ohne weiteres nachweisen. Dabei muß festgehalten werden, daß der stets psychologisch geschulte Psychiater viel häufiger in der normalen Psychologie auf voller Höhe steht, weil er sie studiert hat und studiert haben muß, als der psychiatrisch nicht geschulte Psychologe. Dabei muß auch festgehalten werden, daß es sehr bedeutende Psychologen gibt, die von der Psychiatrie überhaupt ausgegangen sind. Im übrigen sind es hauptsächlich die pathologischen oder die Grenzfälle, die vor Gericht die größten Schwierigkeiten machen.

Es gab einen Juristen, den ich heute noch für den besten Sachverständigen halte, den ich kenne und kannte: *Hans Groß*. Er erklärte nicht einfach, das Kind sei ein schlechter Zeuge, weil es suggerierbar ist, sondern er sagte: für die und die Sache ist der Knabe ein guter Zeuge, für andere ein Mädchen. Für bestimmte Erlebnisse auch das Mädchen, während es für andere Erlebnisse als Zeugin versage. Daneben kann das Mädchen aber auch eine gefährliche Zeugin sein, wenn es nämlich in den Mittelpunkt des Prozesses tritt, was bei Sittlichkeitsdelikten oft der Fall ist; eine gute Zeugin ist es, wenn es sich um Beobachtungen handelt, an denen es gar nicht interessiert ist. Aber auch da spielt nicht die Fremdsuggestion die Hauptrolle, sondern das eigene Phantasieleben der Mädchen, und andererseits kann ich Hans Groß nur beistimmen, wenn er den gutgearteten, gescheiten Knaben für den besten Zeugen hält, den es gibt. Jedenfalls ist ein Jurist oft ein unendlich besserer psychologischer Sachverständiger als der Fachpsychologe.

Es wird häufig darauf hingewiesen, daß die Suggeribilität besonders gefährlich ist. Das bestreite ich nicht ohne weiteres. Aber es gibt doch Möglichkeiten, die Gefahren der Suggeribilität auszuschalten, und zwar durch Schulung der Richter für solche Vernehmungen. Wer kann ernstlich behaupten, daß die Fachpsychologen im allgemeinen die Suggestivfragen häufiger vermeiden werden als die Richter, zumal da doch gar nicht bestritten werden kann, daß die meisten Fachpsychologen mit den Problemen der Suggestion sich kaum beschäftigt haben, und der größte Teil von ihnen auch aus der Praxis die Suggestion viel weniger kennt, als der entsprechend geschulte Jurist und Kriminalbeamte?

Zweierlei ist aber gegenüber den Gefahren der Suggestion bei Kindern festzuhalten. Erstens: der Umstand, daß die Suggeribilität nur e i n e Fehlerquelle bildet, und daß es auch noch andere Fehlerquellen gibt, z. B. mangelhafte Beobachtungsfähigkeit. Und zweitens: andere Fehlerquellen bei Erwachsenen, z. B. gerade die mangelhafte Beobachtungsfähigkeit Erwachsener wiegt oft die geringere Suggerierbarkeit bei weitem auf.

Ich habe erst kürzlich Versuche mit mehr als zweihundert erwachsenen Personen gemacht, wobei ich wieder einmal erkannte, wie schlecht Erwachsene beobachten. Ich bin überzeugt, daß sehr viele Kinder und Jugendliche bei einer Prüfung der Beobachtungsfähigkeit viel besser abschneiden werden als die Erwachsenen, und ich nehme mich etwa nicht aus. Wer sich mit der Aussagefähigkeit Erwachsener beschäftigt hat, wird eine Fülle von eigenem und fremdem Material aus der Praxis kennen, das diese Gefahren erweist.

Als sich seinerzeit auf der Avusbahn in Berlin das furchtbare Automobilunglück ereignete, das unter den Wettfahrern mehrere Opfer forderte, schrieb in einer großen Berliner Zeitung der Chefredakteur über das Verhalten der Zuschauer: „Die Zuschauer der Tribüne waren so erstarrt, daß nicht einmal ein Entsetzensschrei sich losrang, und drüben liefen schon Sanitäter und Bahnbeamte herbei usw.“ Und auf derselben Seite dieser Zeitung schrieb der Feuilletonredakteur, wohl des Gottes voll: „Es spritzen tausend Schreie durch die Tribünen, unfaßlich schnell usw. . . . . . Frauen sind in Ohnmacht gefallen, und Männer haben gebrüllt.“ Jener meint also, und ich habe keinen Zweifel, daß er Recht hat, alle seien so gelähmt gewesen, daß sie nicht schrieen, während der Feuilletonredakteur tausend Schreie hörte. Als bei dem Hitlerputsch in München behauptet wurde, daß aus einem Panzerlastkraftwagen auf dem Odeonsplatz geschossen worden sei, erklärte der als Zeuge vernommene Generalmajor von Kreß: Diese Persönlichkeiten seien das Opfer einer Täuschung oder der allgemeinen Aufregung geworden. Er bietet den Eid aller beteiligten Soldaten des beschuldigten Wagens an, daß im Laufe des Tages auch nicht ein einziger Schuß aus diesem Wagen abgegeben worden ist. Lesen Sie in den „Irrtümern der Strafjustiz und ihre Ursachen“ von *Sello* den Fall des eines Ritualmordes beschuldigten Hilsner und vergleichen Sie damit *Sellos* Kritik, die sich auf die Aussagen Sachverständiger aufbaut. Was dort auf die Entfernung von 676 Meter angeblich gesehen worden ist, kann, wie ein bekannter Augenarzt (Silex) zeigte, in solcher Entfernung überhaupt nicht beobachtet werden.

Ich könnte die Zahl der falschen Aussagen von Erwachsenen um ein erhebliches vermehren, und wende mich gegen den von *Stern* und anderen immer wieder betonten großen Unterschied zwischen Erwachsenen und Kindern. Ich stimme im wesentlichen *Hans Groß* bei, wenn er meint, die Annahme der Unglaubwürdigkeit der Kinder und der Jugendlichen komme daher, daß man die Erwachsenen auf ihre Unglaubwürdigkeit nicht genügend geprüft hätte. Ich habe das schon früher, wie schon erwähnt, getan, aber auch in letzter Zeit mehrfach. Und obschon ich es von früher wußte, war ich auch jetzt darüber erstaunt, wie oft die Erwachsenen versagten, und zwar bei Dingen versagten, die wohl manches normale Kind hätte beantworten können. Ich möchte deswegen darauf hinweisen, daß in vielen Dingen Kinder und Jugendliche viel besser beobachten als Erwachsene, übrigens, worauf mich ein deutscher Gelehrter hinwies, daß auch studierende Frauen im chemischen Laboratorium oft bessere Beobachter sind als ihre männlichen Kollegen. Die Gründe, die dieser Gelehrte annimmt, sind außerordentlich interessant, aber so kompliziert, daß ich leider nicht darauf eingehen kann. Ich will nur allgemein bemerken, daß die Fähigkeit, richtig zu beobachten, nicht etwas mit der Intelligenz im allgemeinen zu tun hat. Jedenfalls ist die Suggestion nur eine Fehlerquelle, und wenn die Beobachtungsfähigkeit in dem einzelnen Falle eine größere Rolle spielt als die Suggestion, so wird sehr häufig das Kind ein viel besserer Zeuge sein als der Erwachsene.

Auch die Suggestion ist durchaus nicht immer bei Jugendlichen so groß, wie man nach *Sterns* Arbeiten annehmen könnte. Ich will einen Prozeß erwähnen, der sich vor einiger Zeit hier in Berlin abgespielt hat. Ein junges Mädchen von sechzehn Jahren beschuldigte seinen Stiefvater, mit ihr unzüchtige Handlungen begangen zu haben, als sie 8—14 Jahre alt war. Der Untersuchungsrichter wendete sich an mich mit der Frage, ob ich bereit wäre, mich von dem Standpunkt des Psychiaters aus über die Glaubwürdigkeit des Mädchens zu äußern. Ich bemerke bei dieser Gelegenheit, daß gerade die Untersuchung der Zeugen, unter Umständen die rein ärztliche, verbunden mit der speziell psychiatrischen, die natürlich die Bekanntschaft mit den Methoden der Psychologie voraussetzt, hierbei in Frage kommt. Das ist auch ein Grundfehler von *Stern*, daß er auf solche Untersuchungen anscheinend wenig Gewicht legt, und gerade sie sind ein Kernpunkt in dem ganzen Fragenkomplex. Wir Ärzte, die wir als Sachverständige schon über eine Tradition verfügen, sind gewohnt, den Fall individuell zu behandeln, und nicht mit einigen Allgemeinheiten zu erledigen. Es genügt nicht, daß man allgemein sagt: Jugendliche sind suggeribel, oder die Unglaubwürdigkeit von Kindern ist allgemein bekannt. Man muß den einzelnen Fall prüfen, und das habe ich auch in dem angedeuteten Fall getan. Das Mädchen wurde mir zugeschickt. Ich untersuchte es, und gab mein Urteil dahin ab, daß psychiatrische Gründe für die Unglaubwürdigkeit nicht vorliegen. Das tat ich, obwohl das Mädchen intellektuell unter dem Durchschnitt stand, vielleicht sogar von manchem schon als schwachsinnig bezeichnet worden wäre. Mindestens stand das Mädchen aber an der Grenze, wobei ich sie allerdings noch nicht für schwachsinnig erklärte. Aber ein

Kollege von mir, der von der Verteidigung in beiden Instanzen geladen war, und den Verhandlungen beiwohnte, sagte mir in der zweiten Instanz, nachdem das Mädchen vernommen war, sie sei doch offenbar debil.

In der ersten Instanz war der Angeklagte zu $1^1/_2$ Jahren Zuchthaus verurteilt worden. Ich erschrak, als ich das Urteil hörte. Denn wenn ich auch nicht die Unglaubwürdigkeit des Mädchens annahm, so würde ich doch niemals den Mut gehabt haben, einzig und allein auf solches Zeugnis hin zu verurteilen. Und das ist wohl ein Punkt, bei dem man sich auch gegen manche Richter wenden muß, wenn sie ausschließlich von der Glaubwürdigkeit einer solchen Belastungszeugin ihr Urteil abhängig machen, zumal da es doch auch viele Motive für bewußte Unwahrheiten gibt, die wir nur schwer durchschauen können. Der Angeklagte legte Berufung ein. Der Verteidiger, neben dem ich in der zweiten Instanz während der Verhandlung saß, sagte mir bei bestimmten Bekundungen des Mädchens, „Sehen Sie doch bloß diese Suggestion". Als er mir das mehrere Male gesagt hatte, erwiderte ich ihm, nach meiner Überzeugung sei im ganzen Gerichtssaal vielleicht keiner, der weniger suggeribel ist, als dieses Mädchen. Der eine von der Verteidigung geladene Sachverständige wollte in der ersten Instanz annehmen, daß dem Mädchen die unzüchtigen Handlungen suggeriert worden seien. Und es spielte sich vor Gericht in der ersten Instanz eine merkwürdige Szene ab. Der Sachverständige wunderte sich mit Recht darüber, daß die Zeugin bei dem angenommenen Delikt nicht geblutet haben soll, und, nachdem das Mädchen herausgeschickt war, bat er den Vorsitzenden, doch dem Mädchen gerade in Beziehung auf die Blutung möglichst Suggestivfragen zu stellen. Das tat der Vorsitzende; aber sie blieb dabei, sie habe nicht geblutet. Und nun wurde dem Sachverständigen gestattet, selbst die Fragen zu stellen. Er sagte zu dem Mädchen: „Sie haben doch geblutet?" — „Nein" — Sie müssen doch geblutet haben? — Nein — Aber Sie müssen doch, wenn das mit Ihnen gemacht worden ist, ein Finger oder gar das Glied bei Ihnen eingeführt wurde, geblutet haben? — Ich weiß von einer Blutung nichts." — Der Sachverständige suggerierte immer weiter, aber sie blieb bei ihrer Aussage. Nie habe ich, so weit ich mich erinnere, ein weniger suggerierbares Mädchen gesehen, als diese Sechzehnjährige, die an der Grenze des Schwachsinns stand.

Und das Mädchen hatte die volle Wahrheit gesagt. In der zweiten Instanz kamen neue Belastungszeugen hinzu, die von gleichartigen Handlungen des Angeklagten berichteten. Die Verteidigung brach zusammen, der Angeklagte legte jetzt ein Geständnis ab, indem er zugab, daß das Mädchen die volle Wahrheit gesagt, und nur in einem Punkte etwas Falsches bekundet hätte, als sie sagte, er hätte das Glied eingeführt, während es der Finger war. Aber in allen anderen Punkten, so gab er jetzt zu, hätte das Mädchen, seine Stieftochter, die Wahrheit gesagt. Das alte Urteil blieb bestehen, weil dieses späte Geständnis, das nur unter dem Druck der neuen Zeugen gemacht wurde, nicht das Recht auf mildernde Umstände gebe.

Dieser Fall ist lehrreich, weil es sich um ein Mädchen handelte, das intellektuell unternormal war. Man darf nicht vergessen, daß auch ein Mensch, der schwachsinnig ist, deshalb nicht unglaubwürdig zu sein braucht. Nicht jeder Schwachsinnige hat ethische Defekte, zu denen die Lügenhaftigkeit gehört. Und es gibt viele Schwachsinnige, die intellektuell soweit auf der Höhe sind, daß sie sehr wohl es richtig auffassen, wenn ein Mann an ihren Geschlechtsteilen spielt. Weder ein ethischer Defekt, noch ein solcher Intelligenzdefekt lag vor, der auf eine Unglaubwürdigkeit des Mädchens hingewiesen hätte, und zwar auch nicht, wenn man, wie es vielleicht andere tun würden, diese Zeugin schon zu den debilen, also den Schwachsinnigen, rechnen würde.

Im Gegensatz dazu gibt es natürlich Fälle, wo die dauernden Befragungen nicht bloß durch Polizeibeamte, sondern auch durch Schulinspektoren, Pastoren, und durch Angehörige zu Unheil führen. Ich bringe einen hierhergehörigen Fall, der in einer kleinen ostpreußischen Stadt spielte. Der Angeklagte war ein Dorfschullehrer, der offenbar sehr viele Neider hatte, da er sich und seine Kinder weit über den Durchschnitt eines Dorfschullehrers gehoben hatte. Anscheinend spielte dieser Umstand eine wesentliche Rolle, indem alles, was gegen ihn gesagt wurde, sofort von seinen Neidern für wahr gehalten und verbreitet wurde. Zehn Mädchen traten als Belastungszeugen auf. Hier konnte ich nachweisen, daß die Mädchen nicht hinreichend glaubwürdig waren. Bei jeder Belastungszeugin konnte ich zeigen, wieviel äußere Einflüsse auf ihre Aussage eingewirkt hatten, oder auch wieviel sonstige Beweise von Unglaubwürdigkeit vorlagen. Hier zeigte sich, wie Recht *Hans Groß* hatte, als er zwischen Mädchen und Knaben unterschied. Obwohl in der Klasse des Lehrers vierzig Mädchen und zwanzig Knaben waren, wurde er doch nur von Mädchen belastet, obwohl manche Handlungen ebensogut von den Knaben, wie von den Mädchen hätten gesehen werden müssen. Ich konnte schließlich auch nachweisen, daß ein ganz bestimmtes Mädchen es war, auf das alles zurückgeführt werden konnte, und dieses Mädchen X wurde sowohl durch ihren Lehrer, wie von anderen Kindern als so verlogen gekennzeichnet, sittlich als so minderwertig, daß zunächst ihre Glaubwürdigkeit erschüttert wurde. Es ließ sich wohl damals manches auf Suggestion zurückführen. Aber auch Lügen haben dabei, wie ich annehme, eine Rolle gespielt, oder doch bewußte Unwahrheiten. Das eben erwähnte Mädchen hatte, wie es so oft seitens sittlich minderwertiger, oder auch geistesschwacher oder psychopathischer Kinder der Fall ist, auf andere Kinder einen verderblichen Einfluß ausgeübt. Es kommen auch Vorgänge hinzu, die nicht ohne weiteres zur Suggestion gehören. Sie hatte z. B. einer Freundin gedroht, wenn sie, die Freundin, nicht die unzüchtigen Handlungen des Lehrers bekunde, so würde sie, die X, sagen, sie hätte ihr von den unzüchtigen Handlungen erzählt. Das andere Mädchen erklärte aber, daß sie nur wegen dieser Drohung der X. den Lehrer belastet hätte; in Wirklichkeit hätte er garnichts getan. Einen solchen Einfluß, wie ihn die X. ausübte, kann man kaum noch mit Suggestion bezeichnen. Er ist vielmehr nach unserer heutigen Auffassung von ihr zu trennen, zumal da das zweite Mädchen genau wußte, daß sie den Lehrer zu Unrecht belastete. Drohungen spielen bei solchen Belastungen auch eine Rolle, dazu kommt manchmal, aber durchaus nicht immer, ein gewisser kollektivpsychologischer Einfluß.

Auch da, wo es sich nicht um Suggestion handelt, wenigstens nicht um Fremdsuggestion, muß man zwei verschiedene Typen von Kindern unterscheiden, die phantasiereichen und die phantasiearmen. Die phantasiearmen neigen garnicht dazu, Falsches vorzubringen, und auch in der Pubertätszeit spielt bei vielen unter ihnen die Phantasie keine wesentliche Rolle. Hingegen kommen phantasiereiche Kinder selbst ohne fremden Einfluß sehr leicht zu falschen Aussagen. Man muß besser individualisieren, als es bei *Stern* geschieht. Diese phantasiereichen Mädchen sind die, die *Hans Groß* für so sehr gefährlich hält. Hier wird es aber sehr oft nötig sein, die Zeugin außerhalb des Gerichtssaales genau zu untersuchen, auch durch Befragung vieler anderer Zeugen festzustellen, wie es mit der Phantasietätigkeit steht. *Stern* legt aber auf die Untersuchung außerhalb des Gerichtssaales keinen so großen Wert. Und doch halte ich gerade diese Untersuchungen für sehr wichtig, schon um das, was wir in der Medizin gelernt haben, durchführen zu können.

Für die Individualisierung äußerst interessant ist in dieser Beziehung der bekannte, von *Placzek* (Monatsschrift für Kriminalpsychologie der Strafrechtsreform 1910, Seite 83) veröffentlichte Fall. Es handelte sich um die Frage, ob der Angeklagte mit einem 14—15 jährigen Mädchen unzüchtige Handlungen vorgenommen hatte. Der Angeklagte behauptete, das Mädchen sei zwar zu ihm gekommen, es hätte aber nicht einmal das in Frage kommende Zimmer betreten, vielmehr nur durch die offene Portiere einmal flüchtig hineingesehen. Auch das Mädchen bekundete dies. Da aber das Mädchen so viele Einzelheiten über das Zimmer beschrieb, wurde angenommen, daß das unmöglich ein Mädchen, das nur einmal flüchtig in ein Zimmer hineingesehen hatte, wissen könnte. Auf *Placzeks* Veranlassung wurde dieses Mädchen außerhalb der Gerichtsverhandlung untersucht. Das Mädchen ging in verschiedene Zimmer, und obwohl sie nur ganz flüchtig, etwa zwei Sekunden, ein Zimmer sah, konnte sie die Einzelheiten mit einer Genauigkeit beschreiben, wie sie ganz selten nur beobachtet wird. Von dem einen Testbilde *Sterns*, die Bauernstube, konnte sie von den 76 Einzelheiten 74 sofort wiedergeben. Ihre Merkfähigkeit war eben besonders groß. Und das muß um so mehr überraschen, als dieses Mädchen wohl zu den schwachsinnigen gerechnet werden konnte. Diese Untersuchung war ausschlaggebend; denn die Angaben des Mädchens über die vielen Einzelheiten, die sie in dem Zimmer des Angeklagten gesehen hatte, und die zuerst den Verdacht einer falschen Zeugenbekundung erregt hatten, wurden jetzt erklärt durch den besonderen Typ dieses Mädchens, der ein ausgesprochen eidetischer war. Auch ich habe die Frage der Untersuchung außerhalb der Verhandlung oft als außerordentlich bedeutsam kennen gelernt.

Ich muß immer wieder daran erinnern, daß mancher, wenn er mehr Erwachsene auf ihre Glaubwürdigkeit hin untersuchen würde, zu dem Ergebnis käme, daß die Glaubwürdigkeit von Kindern und Jugendlichen von der der Erwachsenen quantitativ nicht so sehr abweicht, wie heute vielfach angenommen wird. Man muß ferner beachten, daß die mangelhafte Aussage, wie sie bei gewissen Experimenten festgestellt wird, garnichts mit der Aussagefähigkeit bei Sittlichkeitsdelikten zu tun hat. Die Experimente werden meist so gemacht, daß die Kinder Einzelheiten eines Bildes, oder eines Vorganges beschreiben sollen. Man wird zugeben, daß sich dieses Experiment vollkommen von dem Vorgang unterscheidet, wie er sich vor Gericht abspielt, wenn z. B. die Frage zu beantworten ist, ob sich das Kind erinnert, daß jemand sein Geschlechtsteil berührt hat. Dieser Vorgang ist mit der Wiedergabe der Einzelheiten eines Bildes oder einer im

Experimentierraum vorgenommenen Handlung garnicht zu vergleichen. Dadurch aber, daß man sie verglichen hat, ist man vielfach zu falschen Schlüssen gekommen. Man schloß vom Laboratorium auf die Wirklichkeit, und zwar auch dann, wenn es sich um fundamental verschiedene Prozesse dabei handelt.

Ich schließe, indem ich noch einmal der Meinung Ausdruck gebe, daß den Mängeln, die Herr *Stern* in sehr verdienstvoller Weise hervorgehoben hat, durch eine gute Schulung der Richter und auch der Kriminalbeamten Rechnung getragen werden kann. Unter keinen Umständen kann ich aber zugeben, daß man alle Richter ohne weiteres einander gleichsetzt. Ganz besonders tadelt *Stern* die Berliner Richter. Er sagt folgendes[1]) (Seite 70): „Ja man könnte fast — nicht ohne eine gewisse Bitterkeit — den Satz aufstellen: Die Widerstände gegen Heranziehung des Psychologen wurden im allgemeinen um so größer, je dringender die Notwendigkeit der Heranziehung psychologischen Sachverstandes gewesen wäre — so etwa bei Staatsanwaltschaften und Gerichten kleinerer Orte, die von den Fortschritten der modernen Psychologie oft weniger berührt sind als die großstädtischen Stellen." In einer Anmerkung fügt er dann hinzu: „Auch für Berlin scheint z. B. diese Unberührtheit zu gelten." Woher hat *Stern* die Erfahrung über die Berliner Richter? Ich habe schon erwähnt, daß ich in meiner mehr als drei Jahrzehnte währenden Sachverständigentätigkeit eine vollkommene Umwandlung in der psychologischen Haltung der Berliner Gerichtshöfe habe beobachten können, wenn auch hier noch einzelne Richter rückständig sein mögen. Die Richter einer Stadt unterscheiden sich von der der anderen, aber auch Richter derselben Stadt, ja die Richter in einem bestimmten Kollegium. Auch da habe ich schon beobachtet, daß es psychologisch geschulte Richter gibt, denen ein ungeschulter wohl gelegentlich gegenübersteht. Aber diese allgemeine Herabsetzung der Berliner Richter, wie sie Herr *Stern* übt, ist ein Irrweg. Wenn wir das erreichen, daß die Richter noch besser psychologisch geschult werden, und man ihnen genügend Zeit für die Verhandlungen läßt, man ihre Nerven nicht dauernd auf die Probe stellt, dann wird man auf die psychologischen Sachverständigen in den Fragen, die heute zur Diskussion stehen, verzichten können. Ich erwähne es deshalb, weil es auch Gebiete gibt, in denen die moderne Psychologie, insbesondere auch die Psychotechnik für das Gericht von allergrößter Bedeutung sein kann. Ich empfehle denen, die von der Psychotechnik nur Einiges aus der Zeitung gelesen haben, sich mit dieser ungemein bedeutsamen, zum großen Teil von wenigen Fachpsychologen, einigen Ärzten und vielen Ingenieuren geschaffenen neuen Wissenschaft zu beschäftigen. Dann werden Sie sehen, daß auf ganz anderem Gebiete, als *Stern* annimmt, der psychologische Sachverständige von großer Bedeutung sein kann. Heute habe ich mich nur an das Thema gehalten „Psychologische Begutachtung jugendlicher Zeugen bei Sexualprozessen", und da glaube ich, werden wir gerade auf psychologische Sachverständige in dem Sinne, wie *Stern* es fordert, verzichten können.

---

[1]) Jugendliche Zeugen in Sittlichkeitsprozessen, Leipzig 1926.

Uber die Indikationen der praktischen Eugenik.

Von *Albert Moll,* Berlin.

An der Eugenik kann man auf doppelte Weise arbeiten, je nachdem man sie als Wissenschaft oder als praktische Leistung betrachtet. Zwischen beiden bestehen, wie auch bei anderen Problemen, enge Zusammenhänge. Die Wissenschaft bereitet der praktischen Leistung oft erst den Boden, während in anderen Fällen die Praxis der Wissenschaft vorauseilt. In der Therapie und in der Prophylaxe ist manches aus der Erfahrung abgeleitet, anderes aus der wissenschaftlichen Vorarbeit gewonnen. Die Salvarsanbehandlung der Syphilis ist ein Produkt wissenschaftlicher Vorarbeit und Forschung. Die Impfung mit animaler Lymphe als Schutz gegen Pocken war das Ergebnis der Empirier, indem Männer, wie *Boese,* der Schullehrer *Plett,* auch *Jenner* teils beobachteten, teils erfuhren, daß Milchmädchen, die sich an kranken Kühen mit Kuhpocken infiziert hatten, von den Pocken verschont blieben. Bei der Eugenik liegt es ähnlich. Man kann aus den Vererbungsgesetzen festzustellen suchen, unter welchen Umständen eine gute oder mehrwertige Nachkommenschaft, unter welchen eine minderwertige erzeugt wird. Man kann aber auch aus der Erfahrung Schlüsse ziehen. Wie leicht man sich aber im letzten Falle irrt, möge das lange festgehaltene Dogma von der Gefährlichkeit der Verwandtenehe zeigen. Man hatte festgestellt, daß die Deszendenz aus Verwandtenehen sehr häufig minderwertig ist: blind, taubstumm, imbezill, idiotisch usw. Doch führen solche aus der Praxis abgeleiteten Folgerungen sehr leicht zu Fehlschlüssen, und das „post hoc, ergo propter hoc" läßt oft das Wesentliche in der Kausalität übersehen. In neuerer Zeit ist oft von beachtenswerten Forschern betont worden, daß nicht die Verwandtenehe an sich schädlich ist, sondern nur diejenige Verwandtenehe, bei der beide Eltern dieselbe minderwertige Aszendenz haben, da in diesem Falle der krankhafte Vererbungsfaktor besonders deletär wirkt und so eine Schädlichkeit der Verwandtenehe an sich vortäuscht. Andererseits muß auch unser positives Wissen über die Wirkung der Erbfaktoren unterschieden werden von dem, was Schwärmer daraus herleiten. Wenn wir die Eugenik als Praxis betrachten, müssen wir also sehr vorsichtig das Wissen vom Scheinwissen unterscheiden.

In der Psychiatrie und Neurologie wissen wir schon seit langer Zeit, daß eine kranke Aszendenz in vielen Fällen bei Geisteskranken oder Nervenkranken nachweisbar ist. Und *Morel,* der diesen Wissenschaftszweig begründet hat, hat gerade aus der Erfahrung seine Schlüsse gezogen. Nachdem man die Befruchtungs- und Vererbungsvorgänge in den letzten Jahrzehnten eingehend studiert hat, und zwar besonders im Anschluß an die Wiederentdeckung der Mendelschen

Regeln, sucht man wissenschaftlich zu erforschen, unter welchen Umständen aus manchen Verbindungen eine minderwertige Nachkommenschaft hervorgeht. Es kann aber keinem Zweifel unterliegen, daß die Schlußfolgerungen für die Praxis von manchen etwas vorschnell gezogen werden. In der Eugenik als Forschungsgebiet haben wir eine Wissenschaft zu erblicken, die bedeutsame praktische Ziele erreichbar erscheinen läßt, ganz abgesehen davon, daß die Eugenik als Wissenschaft ganz unabhängig von den praktischen Konsequenzen uns zu höchster Verehrung zwingt. Man sollte aber dem Forscher Zeit lassen, ehe man vorschnell Schlüsse für die Praxis zieht, und teils gesetzliche, teils nicht gesetzliche Maßnahmen verlangt, die uns dem von Praktikern erstrebten Ziel einer wertvollen Nachkommenschaft nicht näher führen.

Der Umstand, daß die Trunksucht und die Syphilis als erblich belastende Faktoren gelten, ebenso wie andere Erkrankungen, darf nicht dazu führen, ohne weiteres in diesen Fällen mit Rücksicht auf die Nachkommenschaft die Zeugung einer solchen zu verbieten. Wie wenig berechtigt ein solches Schema ist, möge eine einfache Erwägung zeigen. Jeder Mensch hat zwei Eltern, vier Großeltern, acht Urgroßeltern. Doch kann sich diese Zahl der Aszendenten schon vermindern, wenn etwa eine nahe Verwandtschaft zwischen den Großeltern besteht; dann wird die Zahl der Urgroßeltern nicht mehr acht, sondern entsprechend weniger, weil die theoretisch errechneten Ahnen der Eltern identisch sind. Man spricht hier von einem Ahnenverlust, und dieser ist bei jedem in der Aszendenz, wenn man höher hinaufsteigt, außerordentlich groß. Das ist anders gar nicht möglich. Selbst wenn man nur bis zum Beginn der christl. Zeitrechnung zurückgeht, käme man auf eine so große Zahl, wie nie auf der Erde gelebt haben kann. Zur Zeit des dreißigjährigen Krieges hätte ein heute lebender älterer Mensch 512 Ahnen gehabt, zur Zeit der Reformation aber 8592. Wenn wir Wilhelm II, den letzten Kaiser von Deutschland nehmen, dessen Ahnentafel bekannt und errechnet ist, so hätte er in der neunten Generation theoretisch 512 Ahnen haben müssen. Infolge des Ahnenverlustes waren es aber nur 162. In der zwölften Ahnenreihe, die etwa der Reformationszeit entspricht, hat man in Wirklichkeit nur 275 Ahnen gefunden, statt der theoretisch möglichen Zahl von 4096. Ähnliches gilt natürlich auch für andere Menschen. Nehmen wir aber an, daß jemand zur Zeit des dreißigjährigen Krieges nur 162 Ahnen gehabt hätte, glaubt denn ernstlich jemand, daß diese 162 alle gesund gewesen sind? Wenn wir erwägen, wie stark früher die Trunksucht in den deutschen Städten und auf dem Lande herrschte, wenn wir die große Ausdehnung der Syphilis in früheren Jahrhunderten berücksichtigen, so wäre es absurd, anzunehmen, daß jeder von den 162 Ahnen gesund gewesen ist. Hätte man nach den Forderungen mancher heutigen Schwärmer die Fortpflanzung davon abhängig gemacht, daß kein Syphilitiker, kein Trinker, überhaupt kein erblich Belasteter unter den 162 sich als Zeugender befand, so würden wir heute zwar frei von manchem Belasteten sein, aber die Menschheit wäre im wesentlichen, wenigstens in Europa ausgestorben. Die Tatsache, daß wir trotz der erblichen Belastung so viele vertwolle Menschen finden, ist darauf zurückzuführen, daß in zahllosen Fällen eine

Regeneration stattgefunden hat, nicht aber eine fortschreitende Degeneration. Diese einfachen Erwägungen sollten schon zu größter Vorsicht bei den praktischen Schlußfolgerungen mahnen.

Nun werden allerdings oft Krankheiten angeführt, die erfahrungsgemäß familiär auftreten, d. h. bei einer auffallend großen Zahl Familienmitglieder vorkommen. *Grotjahn,* dem Besonnenheit und Vorsicht sonst nicht abzusprechen ist, bringt eine große Reihe einzelner pathologischer Zustände, die von der Fortpflanzung auszuschließen wären. Er unterscheidet deutliche Belastungen und verschleierte Belastungen. In jeder dieser beiden Hauptgruppen unterscheidet er unwesentliche, wesentliche, aber seltene, wesentliche und häufige Belastungen. Wenn man die einzelnen Fälle durchsieht, und zwar nur die wesentlichen, so ergibt sich, daß nur in seltenen Fällen eine nachgewiesene Indikation für die Nichtfortpflanzung gegeben ist. Er selbst gibt zu, daß die wichtigste Untergruppe der deutlichen Belastung, d. h. die Fälle, die wesentlich und zugleich häufig sind, so gut wie garnicht besetzt ist, wenn man nicht einige Erbübel, die er zu den seltenen rechnet, z. B. Taubstummheit, angeborener Katarakt hinzunimmt. Er [1]) schließt daraus, daß die wichtigsten Erbübel nicht bei den deutlichen, sondern bei den verschleierten Belastungen zu finden sind.

Nun unterscheidet er auch hier, wie schon erwähnt, die unwesentlichen verschleierten Belastungen, die wesentlichen, aber seltenen, die wesentlichen und häufigen. Ich kann nicht finden, daß unser Wissen bei den Hauptgruppen, die er annimmt, heute schon so gesichert ist, daß man daraus einen Schluß auf die Notwendigkeit, die Fortpflanzung auszuschließen, ziehen darf. *Grotjahn* rechnet hierher z. B. die psychopathologische Konstitution, auf deren Grundlage Alkoholismus, Kriminalität, Landstreichertum und soziales Sonderlingswesen aller Art entstehen kann. Ich werde später zeigen, daß die Annahme, dadurch eugenische Ziele zu erreichen, irrig ist, und daß sehr häufig die psychopathische Konstitution der Aszendenz zur Zeugung von Genies geführt hat. Dasselbe bezieht sich auf die Homosexualität, auf die epileptische Konstitution, während bei anderen Gruppen das vorliegende Material ebenfalls nicht genügt, um die Indikation der Nichtfortpflanzung zu rechtfertigen. Ich bestreite nicht, daß man in einzelnen Fällen von der Fortpflanzung abraten wird, z. B. bei der amaurotischen Idiotie, bei der Chorea Huntington, bei der Blutkrankheit, bei der Friedreich'schen Krankheit und einigen anderen Fällen. Hier mag die Wahrscheinlichkeit, daß die Deszendenten für eine schwere Krankheit disponiert sind, so groß sein, daß der Arzt von der Fortpflanzung abraten wird. Sonst ist aber das Material noch lange nicht hinreichend gesichtet.

In den eben erwähnten Fällen handelt es sich im wesentlichen um Schlüsse, die aus der Erfahrung gezogen werden. Wenn aber jetzt bereits aus den Mendelschen Vererbungsregeln Schlüsse gezogen werden, so ist einzuwenden, daß so die Sache doch nicht so einfach liegt. Die Mendelschen Regeln, die der Vererbungsforschung einen so gewaltigen Anstoß gegeben haben, zeigen sich nur bei größeren

1) *Grotjahn* „Die Hygiene der menschlichen Fortpflanzung" Berlin 1926, S. 179.

Zahlen. Es ist sehr auffallend, daß bei einer Familie, in der man von 1637 bis fast zur Gegenwart die Frage der Richtigkeit der Mendelschen Regeln bei einer vererbbaren Krankheit, der Hemeralopie geprüft hat, und zwar bei der Familie Nougaret, wie *Hermann Werner Siemens* angibt, gerade die Mendelschen Regeln sich nicht nachweisen lassen. Alle Fehlerquellen, die dieser Forscher in Rechnung stellt, z. B. die Möglichkeit, daß in manchen Fällen das Leiden verschwiegen wurde, in anderen die Behafteten jung starben, und fälschlich als gesund angenommen wurden, kann nach seiner Ansicht die große Abweichung der wirklichen Zahlen gegenüber den Mendelschen Regeln nicht erklären. Würden aber selbst die Mendelschen Regeln für den Menschen ohne weiteres anwendbar sein, so kann für den einzelnen Nachkommen auch meistens keine Prognose gestellt werden. Nehmen wir etwa an, daß Eltern nur ein oder zwei Kinder zeugen wollen, daß aber nach der Mendelschen Regel nur 25 Prozent Wahrscheinlichkeit dafür besteht, daß eine bestimmte Erbanlage manifest wird, so besteht noch gar keine Sicherheit dafür, nicht einmal eine hohe Wahrscheinlichkeit, daß der eine Nachkomme die Folgen dieser Anlage zeigen wird.

Nun könnte man zwar einwenden, daß die Anlage wenigstens latent bleibt, mithin bei der nächsten Generation wieder dominant sein könnte. Auch dieser Schluß ist falsch; denn die Annahme, daß jede Erbanlage auf die Nachkommenschaft übergeht, sei es, daß sie manifest wird, sei es, daß sie latent bleibt, ist vollkommen falsch. Ich verweise hier auf die Ausführungen von *Richard Weißenberg*[1]). Die biologische Forschung hat gerade ergeben, daß allmählich Erbfaktoren ausgeschaltet werden; denn sonst müßten sich diese in geometrischer Progression vermehren. Vom biologischen Standpunkt aus drückt *Weißenberg* das in folgender Weise aus: „Nur auf eines der Fundamente des Kernidioplasma können und müssen wir hier noch eingehen, da es sich mit unserem engeren Thema berührt, es betrifft dies die sogenannte Reduktion des Chromatins. Eine einfache Überlegung lehrt nämlich, daß es unumgänglich ist, eine Einrichtung anzunehmen, durch die einer Verdoppelung der Erbmasse, die im Laufe der Generationen bei jeder neuen Befruchtung stattfinden müßte, vorgebeugt wird. Bestände eine solche Einrichtung nicht, so würde bald das Idioplasma in den Keimzellen keinen Platz mehr finden. Für das Chromatin besteht nun tatsächlich, wie sich an der Zahl der Chromosomen leicht kontrollieren läßt, eine Reduktionseinrichtung, die eine Summierung verhütet."

Wir sehen also, daß die biologisch-theoretische Betrachtungsweise genau dasselbe ergibt, wie die Erfahrung, d. h. die Annahme, daß die gesamten Erbmassen bei der Nachkommenschaft vorhanden sind, ist falsch, und so erklärt es sich auch, daß wir kaum je in der Lage sind, auch nur mit einiger Wahrscheinlichkeit etwas über die Beschaffenheit der Nachkommenschaft zu sagen.

Hinzu kommt folgendes: Wir können nicht, wie es *Mendel* bei seinen Versuchen mit der Vererbung von Farben getan hat, das Seelen-

[1]) *Richard Weißenberg*, Zeugung und Sexualität in ihren anatomischen und biologischen Grundlagen (Handbuch der Sexualwissenschaften, herausgegeben von *Albert Moll*, 3. Auflage, Leipzig, 1926, Seite 17 ff.)

leben des Menschen in Elemente zerlegen. Wenigstens wird jeder derartige Versuch in der Praxis versagen. Die Mischungen einzelner Elemente, aus denen sich das Seelenleben zusammensetzt, kennen wir nicht. Kaleidoskopartig treten sie bei der Zeugung zusammen, und wir sind nicht in der Lage, bei seelischen Eigenschaften vorauszubestimmen, wie die Erbfaktoren sich mischen werden. Man hat das Wunder „Goethe" erklären wollen, indem man seinen Stammbaum untersuchte und sich bemühte, festzustellen, woher diese eigenartige Mischung gekommen ist, die bei dem Zusammentreten des Samenfadens seines Vaters und des Eies seiner Mutter auftrat. *Robert Sommer* hat in mühevoller Arbeit alles, was er über die Vorfahren und Blutverwandten Goethes ermitteln konnte, zusammengestellt. Er glaubt, diejenigen Vorfahren gefunden zu haben, von denen die Elemente für diese einzige Mischung stammten. Warum aber damit bei dem Zeugungsakt, der Goethe brachte, gerade die Erbanlagen dieser wenigen Personen manifest wurden, diese Frage hat noch niemand beantwortet. Und was wir hier bei Goethe sehen, sehen wir auch bei allen anderen Mischungen. Ja, dasselbe zeigt sich auch in körperlichen Eigenschaften. Wenn heute in einer Familie ein Albino geboren wird, nehmen wir zwar an, daß irgendwo in der Aszendenz ein Albino als Erbfaktor vorhanden war. Wir können aber den Stammbaum weit zurückverfolgen, auch in den Seitenlinien, und wir finden den vererbenden Albino nicht. Oder der Riesenwuchs und Zwergwuchs, wobei ich natürlich rhachitische und ähnliche Fälle ausschließe, kommen oft in Familien vor, wo niemals auch nur ein ähnlicher Fall festgestellt wurde. Wir werden auch da vermuten müssen, daß doch wohl ein solcher Fall einmal vorhanden war; mehr aber wissen wir nicht.

Es ist charakteristisch, daß die Eugeniker von der Regeneration oft so wenig Notiz nehmen, daß sich mitunter nicht einmal ein Abschnitt über Regeneration in den Arbeiten über Vererbung und Degeneration findet. Wir können der Belastung die Entlastung gegenüberstellen, wie es *Reibmayr,* einer von den wenigen Vererbungsforschern getan hat. Die Stärke der Regeneration geht schon aus dem hervor, was ich oben über die große Ahnenzahl gesagt habe, die jeder von uns vor mehreren Jahrhunderten gehabt hat. Unter welchen Umständen ein degenerierter Elter bei Hinzutritt eines gesunden Elters vollkommen gesunde Nachkommenschaft zeugt, ist uns im wesentlichen noch verschlossen. Die Verhältnisse sind aber sehr kompliziert. Der verdiente Genealoge *Lorenz* hat darauf hingewiesen, wie aus der Ehe Philipps des Schönen und Johanna der Wahnsinnigen pathologische und nichpathologische Stämme hervorgegangen sind; einerseits Karl V, dessen Enkel der schwachsinnige Don Carlos war, und andererseits vier Töchter, die, wie *Lorenz* sagt, zu den gescheitesten, verständigsten und gebildetsten Frauen des damaligen Zeitalters gehörten. Die Erkrankung von Don Carlos wird auf Johanna die Wahnsinige zurückgeführt, und doch sind andere Abkommen von ihr von Krankheit freigeblieben. Jedenfalls kann, ohne daß wir die Gründe kennen, eine Regeneration bei Hinzutreten eines gesunden oder doch nicht degenerierten Partners in der folgenden Generation eintreten. Überall stehen wir aber hier vor Rätseln, und es wird die Aufgabe der Eugenik als Wissenschaft sein, diese Rätsel zu lösen. Wenn das geschehen sein wird, dann wird die Eugenik auch als praktische Leistung einen hohen Wert erhalten.

Die psychopathischen Züge Wilhelm II, des letzten deutschen Kaisers, der zum Vater einen Mann, den späteren Kaiser Friedrich hatte, der doch in jungen Jahren ein Muster von Gesundheit und guter Konstitution war, und eine Mutter, von der wir auch über psychopathische Züge kaum etwas wissen, sind nicht ohne weiteres durch Degeneration im gewöhnlichen Sinne erklärbar. Wohl aber wird, und sicher mit Recht, darauf hingewiesen, daß das Zusammentreten von zwei anscheinend gesunden Stämmen zu einer pathologischen Nachkommenschaft führt, während das Zusammentreten jedes dieser beiden Stämme mit einem andern Stamm, der vielleicht sogar psychopathische Züge aufweist, eine gesunde Nachkommenschaft zeigt.

Auf den Naturheilungsprozeß will ich hier nur kurz hinweisen, obwohl der Begründer der modernen Degenerationslehre, *Morel,* Behauptungen aufgestellt hat, die gerade auf einen Naturheilungsprozess hinweisen. Er meinte nämlich, daß die Degeneration in wenigen Generationen so fortschreite, daß schon in der vierten Generation Unfruchtbarkeit, z. B. durch Idiotie oder andere Entwicklungshemmungen, auftritt. Ich will auf diesen Punkt nicht eingehen, weil die Sache doch nicht so schematisch, wie sie *Morel* ursprünglich annahm, liegt. Aber auf die Tatsache sei hingewiesen, daß ein kranker Stamm oft schnell ausstirbt.

Und nun eine weitere Frage: Welches ist überhaupt eine unerwünschte Nachkommenschaft? Die Tatsache, daß nach den Regeln, die heute schon einige Eugenik-Schwärmer aufstellen wollen, eine große Reihe menschbeglückender Genies nicht geboren worden wären, kann nicht bestritten werden. Wenn freilich dieselben Praktiker behaupten: natürlich solle die Eugenik nicht so weit gehen, daß man die Zeugung von Genies verhindert, so mögen sie sich doch einmal klar aussprechen, wie sie unterscheiden können, ob von schwer erblich belastenden Eltern Genies oder Verbrecher oder Psychopathen geboren werden. Beethoven war der Sohn eines Trinkers und einer tuberkulösen Mutter.

Hier kommen wir auch zu Weltanschauungsfragen. Ich kenne einen Herrn, der mir gesagt hat, selbst auf die Gefahr hin, daß weder Beethoven, noch ein Dutzend andere Genies gezeugt worden wären, müsse man den eugenischen Indikationen bei der Zeugung folgen. Vielleicht wird es aber doch Kulturmenschen geben, denen ein Beethoven lieber ist, und denen er selbst das Vorhandensein von zehntausenden Idioten aufwiegt. Und wenn ein sonst vorsichtiger Forscher meint, ein solches Genie würde doch in ein paar hundert Jahren nur einmal geboren, so ist dem entgegenzuhalten, daß man meistens garnicht weiß, ob aus einer Verbindung ein Genie oder ein Imbeziller hervorgehen wird. Würde man aber den Forderungen unserer eugenischen Praktiker Folge leisten, dann würde die Zeugung eines Mannes wie Beethoven selbst in hundert Jahren unmöglich sein. Es handelt sich aber gar nicht einmal nur um Beethoven. Dostojewski und Viktor Scheffel, Robert Schumann und Tschaikowski, Schopenhauer und Renan, Andersen und Zola, wohin wir blicken, sehen wir die enge Verwandtschaft von Genie und Irrsinn, von Genie und Epilepsie, ja von größtem Talent und Verbrechertum. Selbst Goethe soll pathologische Züge gehabt haben; jedenfalls war seine Schwester manisch-depressiv. Hätte man annehmen können, daß von den Eltern eine manisch-depressive Tochter gezeugt wird, so hätte man bei den Eltern die Zeugung von Nachkommen unmöglich machen müssen, und dadurch hätte man auch die Zeugung Goethes verhindert.

Das Verbrechertum ist deswegen noch besonders erwähnenswert, weil man auch glaubt, durch die Eugenik die Zeugung von Verbrechern zu verhindern. Man weist auf die größten Verbrecher der Jetztzeit hin, z. B. Haarmann, Denke, Landru. Es ist notwendig, auf diese Dinge hinzuweisen; denn unsere Eugenik-Dilettanten machen sich heute schon allzu breit. Es wird notwendig sein, gerade die Stammbäume von Genies noch eingehend zu verfolgen, etwa von Bismarck und Moltke, von Hindenburg, Schiller, Brahms, Mommsen, Virchow, Helmholtz, Liebig und vielen anderen, ehe man Dilettanten gestattet, weiter ihre, weder durch die Wissenschaft noch durch die Erfahrung genügend gestützten Ratschläge zu geben. Die Annahme, daß die großen Verbrecher aus solchen degenerierten Stämmen hervorgehen, daß bei ihren Eltern Indikationen für die Nichtfortpflanzung bestanden, ist ebenfalls durch die Erfahrung nicht gestützt. Es ist richtig, daß viele Verbrecher aus Verbrecherfamilien hervorgehen, oder aus psychopathischen Stämmen. Aber wieviel hier auf die Umwelt und wieviel auf die Vererbung kommt, ist überhaupt noch nicht festgestellt. Es werden leicht Fehlschlüsse gemacht. Hat man doch auch häufig darauf hingewiesen, daß unter den Verbrechern sich auffallend viele unehelich geborene befinden, ohne daß man der Frage genügend Bedeutung beigemessen hätte, ob das nicht an der mangelhaften Erziehung liegt, die so vielen Unehelichen zuteil wird. Sie werden oft zu ganz fremden Leuten gegeben, deren Auswahl nicht etwa nach der Befähigung, Kinder zu erziehen, oder nach der Liebe zu solchen erfolgt, sondern nach materiellen Grundsätzen oder nach der Bequemlichkeit, auch wohl nach der Wahrscheinlichkeit, mit der man das uneheliche Kind vor Freunden, Bekannten und Verwandten verstecken kann. Wie oft wird vor Gericht festgestellt, daß die schweren Verbrecher aus anständigen Familien stammen, in denen weder verbrecherische Instinkte, noch eine wesentliche Degeneration gefunden wird! Wenn aber auch eine solche festgestellt wird, so darf man doch nicht vergessen, daß hier besonders geschnüffelt wird, weil der Verteidiger natürlich eine etwaige Degeneration als Milderungs-, wenn nicht gar als Strafausschließungsgrund geltend machen will. Ich habe gelegentlich, als ein Sachverständiger von der Degeneration eines Angeklagten sprach, etwa folgendes gesagt: Bringen Sie mir zehn beliebige Menschen von der Straße, und bei neun will ich Ihnen feststellen, daß dieselbe Degeneration bei ihnen besteht, wie bei dem Angeklagten. Jedenfalls fehlt einstweilen jeder Beweis dafür, daß die großen Verbrecher von solchen Eltern stammen, die man, selbst nach den modernen Lehren unserer praktizierenden Eugeniker von der Fortpflanzung hätte ausschließen müssen.

Aus allen diesen Gründen stehe ich den Versuchen, heute schon dafür Indikationen zu stellen, in welchen Fällen man die Fortpflanzung verhindern soll, außerordentlich skeptisch gegenüber. Ähnlich skeptisch hat auch *Bonhoeffer* sich ausgesprochen, der nur in wenigen Fällen glaubt, die Fortpflanzung ausschließen zu dürfen.

Fragen wir uns nun, welche Wege für die praktische Eugenik offen stehen, so kommt in erster Linie der Präventivverkehr in Frage. Er ist ohne ernstliche Eingriffe möglich. Doch will ich auf die Methoden hier nur ganz kurz eingehen. Die Unterbindung der Samenstränge beim Mann, der Eileiter beim Weib dürfte bei der heutigen Operationstechnik als an sich ungefährliche Operation anzusehen sein, obwohl eine absolute Sicherheit dafür, daß diese Eingriffe gefahrlos sind, nicht besteht. Besonders, wenn man sie auf dem Lande, oder etwa beim Manne, ambulant vornimmt, glaube ich, wird man unter Umständen doch von einer absoluten Gefahrlosigkeit nicht sprechen können. Die Kastration ist heute im wesentlichen aufgegeben. Ob die Kastration bei Erwachsenen so harmlos ist, wie einzelne behaupten, bezweifle ich. Wir wissen noch nicht genügend darüber, wie weit aus der Kastration auch bei der erwachsenen Person beachtenswerte seelische oder körperliche Veränderungen folgen. Auf jeden Fall haben wir mit der Tatsache zu rechnen, daß ein Minderwertigkeitsgefühl bei manchen auftritt, — dies kann übrigens auch bei der Unterbindung der Samenstränge oder Eileiter der Fall sein — und daß ein solches Minderwertigkeitsgefühl im allgemeinen nicht eine gute Mitgift zu sein pflegt. Es ist mir auch bekannt, daß manche Kastrierte sich später überaus unglücklich fühlten, und es schwer bereuten, daß sie die Zustimmung gegeben hatten. In einem mir bekannten Falle, wo es sich um eine einseitige Kastration handelte, empfand der Betreffende später ebenfalls tiefe Reue, aber aus einem anderen Grunde. Es handelte sich um einen Transvestiten, dem ein Arzt einen Hoden abkaufte. Der seines Hodens Beraubte bereute später, daß er das Kaufobjekt so billig gegeben hatte, während der Arzt als Zwischenhändler so sehr viel verdient hätte.

Auf die neueren Versuche von *Haberland,* sogar medikamentös die Befruchtungsmöglichkeit bei der Frau auszuschließen, will ich hier nicht eingehen, da es zu weit führen würde, auch nicht auf die Behandlung mit Röntgenstrahlen. Ebenso will ich auf die Einrichtungen, die man für die praktische Eugenik zum Teil getroffen, zum Teil vorgeschlagen hat, hier nur ganz kurz hinweisen. Kurz möchte ich aber auf die Verwechselung von Eheberatung und Eheberatungsstellen aufmerksam machen. Ich halte Eheberatungsstellen für gänzlich überflüssig, da das positive Wissen heute nicht so groß ist, daß man dafür Spezialisten braucht. Abgesehen davon haben die meisten Leiter von Eheberatungsstellen durchaus nicht bewiesen, daß sie Spezialisten für Eheberatung sind, sondern sie sind durch irgend welche anderen Umstände zu ihren Stellen gekommen. Wenn sich die Eugenik so weit als Wissenschaft entwickelt haben wird, daß wir tatsächlich in der Lage sind, in vielen Fällen die Prognose für die Nachkommenschaft zu stellen, dann wird es vielleicht nötig sein, auch Eheberatungsstellen einzurichten. Heute sind sie überflüssig. Abgesehen davon, weiß im allgemeinen der behandelnde Arzt, auch der Hausarzt viel besser mit erblicher Belastung und den sonstigen Fragen, die von Bedeutung sind, Bescheid, als irgend ein fremder Arzt, dem meist die Legitimation, sich als Spezialist zu bezeichnen, fehlt. Abgesehen davon müßte ein Eheberatungsspezialist für alle Spezialitäten sein. Er muß eine Dementia praecox von der Pseudodemenz, eine zerebrale Neurasthenie von den Anfangsstadien der progressiven Paralyse unterscheiden können, was oft nicht so einfach ist. Er müßte Gynaekologe, Venerologe sein, er müßte beim Diabetes unterscheiden können, um welche Form es sich handelt. Kurz und gut, ein Eheberatungsarzt muß Spezialist für alles sein, und noch dazu muß er die Vererbungswissenschaft und vieles andere beherrschen. I c h h a b e e i n e n s o l c h e n A r z t n o c h n i c h t k e n n e n g e l e r n t. Der Austausch von Ehezeugnissen zwischen Ehekandidaten wird heute vollkommen genügen, und es sind mir Fälle bekannt, wo beide Verlobte zwei Ärzte zuzogen, jeder aber einen, den der andere Teil empfahl. Dann hatte jeder Ehepartner die Gewißheit, durch seinen Vertrauensarzt den anderen Partner untersucht zu sehen. In diesem Falle kann auch der Arzt andere Spezialisten zuziehen, wenn sein Können nicht ausreicht.

Fragen wir uns nun, woher es kommt, daß die Strömung für die praktische Eugenik heute so stark ist, und warum man nach Beratungsstellen und anderen Hilfsmitteln schreit, so ist die Antwort sehr einfach. Der Wunsch ist der Vater des Gedankens. Nach den furchtbaren Opfern des Krieges wollen alle Staaten, die am Kriege beteiligt waren, aber auch die anderen, eine möglichst vollkommene Nachkommenschaft erzielen. Und hilfesuchend sehen sie sich um, wie das möglich ist. Und wenn der Wunsch der Vater des Gedankens ist, fehlt gewöhnlich die nötige Kritik, um zu unterscheiden, was wirklich geleistet werden kann, und was man geleistet zu sehen wünscht.

Ich habe von Weltanschauungen gesprochen, wenn es sich darum handelt, ob man lieber tausende von Idioten in Kauf nimmt, wenn nur ein Genie gezeugt wird. Hier kommen aber auch politische und Lebensanschaungsfragen hinzu. Die einen wollen die Sozialisierung des ärztlichen Berufes und sehen in den populären Eheberatungsstellen einen Fortschritt nach dieser Richtung, und auch ein gutes Propagandamittel. Leider haben uns bis heute noch nie diese Kreise mitgeteilt nach welchen Grundsätzen die Ärzte der Beratungsstellen ausgesucht werden.

Es kommt hinzu, daß viele geneigt sind, überhaupt aus theoretischen Arbeiten vorschnell Schlüsse zu ziehen, ein Irrtum, der sogar großen Männern begegnen kann. Ich erinnere hier nur an die Entdeckung des Tuberkulins. Eine Großtat vom wissenschaftlichen Standpunkt, aber eine schwere Enttäuschung für die, die aus dieser Großtat glaubten, damals einen wesentliches Heilmittel herleiten zu dürfen.

Kurz und gut, wir sehen, daß Motive bestehen für die vorschnelle Übertragung der eugenischen Forschung in die Praxis. Aber wenn diese Motivierung auf falschen Grundlagen beruht, müssen wir darauf hinweisen. Schließlich sei erwähnt, daß doch die früheren Leistungen der Deutschen und vieler anderer Völker auch ohne Durchschneidung der Samenfäden und ohne Kastration gut gewesen sind. Ja, ich möchte mit Rücksicht auf das Genie und die großen Talente es fast als unentbehrlich ansehen, daß wir mit psychopathischen Personen zu rechnen haben. Ich glaube, daß die psychopathischen Konstitutionen unentbehrlich sind für das Genie, unentbehrlich sind für hohe

Talente. Jedenfalls ist es Sache der kritischen Forscher, ihre Stimmen zu erheben und sich nicht von Schlagwörtern der Tagespresse hinreißen zu lassen, und lieber geduldig abzuwarten, ob aus der theoretischen Wissenschaft eine auf sie gegründete eugenische Praxis hervorgehen wird. Sollte dies der Fall sein, so werden wir es mit größter Freude und Dank begrüßen. Sollte uns die Hoffnung täuschen, was ich für möglich halte, so werden wir darauf, auf diesem Weg die Menschheit zu verbessern, verzichten müssen.

Es gibt aber doch andere Wege, die heute schon viel wichtiger sind, als was uns dilletierende Eugeniker in Aussicht stellen. Das ist der Aufstieg von unten nach oben. Die oberen Klassen sind zum Teil degeneriert, und es ist notwendig, ihnen frisches Blut von unten zuzuführen. Das frische Blut wird im wesentlichen aus den kulturell gehobenen Mittelstandskreisen kommen. Ist es nicht geradezu bewundernswert, wieviele von den größten Wissenschaftlern und Genies aus evangelischen Pfarrhäusern oder aus anderen Schichten des Mittelstandes hervorgegangen sind? Auch den Arbeiterkreisen wird man den Aufstieg erleichtern müssen, und wenn sich auch nirgends so viele Widerstände zeigen, wie in diesen Kreisen selbst, die meines Wissens von den vielen Bildungsmöglichkeiten nicht den Gebrauch machen, den wir wünschen, so haben wir doch dafür zu sorgen, daß auch aus diesen Kreisen denjenigen, die nach oben streben, und die hierfür die nötige Begabung haben, nicht aus alten Vorurteilen heraus Schwierigkeiten in den Weg gelegt werden. Wenn es uns gelingt, die Mittelstandskreise, und, soweit sie danach ernstlich streben, auch die unteren Kreise nach oben steigen zu lassen, wo es ihnen möglich ist, ihre Gaben zur Auswirkung zu bringen, dann haben wir für eine Besserung unseres Volkes viel mehr gewonnen, als wenn einige tausend Menschen ihrer Zeugungsfähigkeit beraubt werden, wobei man in Wirklichkeit gar nicht weiß, weshalb, wieso und warum. Denn nur deshalb, weil einige unkritische Dilettanten heute schon die weitgehendsten Indikationen stellen, dürfen wir nicht die Fortpflanzung beschränken oder unmöglich machen. Hierzu gehören ganz andere Vorarbeiten, als sie bisher geleistet sind. Denn gerade in der Wissenschaft gilt das alte Wort: „Lang und steil ist der Pfad, der uns zu dem Gipfel hinanführt“.

Eugenic Sterilization.

By *Paul Popenoe*, Pasadena (California).

Eugenic sterilization was begun at the Indiana Reformatory as early as 1899. The first law on this subject was adopted by the state of Indiana in 1907, but allowed to fall into disuse two years later because of the personal opposition of the governor.

In 1909 similar statutes were enacted by Washington, California, and Connecticut. Since then, sterilization laws have been adopted at one time or another by 23 of the 48 states, and are still on the statute books in 19 of these, namely: California, Connecticut, Delaware, Idaho, Iowa, Kansas, Maine, Michigan, Minnesota, Montana, Nebraska, New Hampshire, North Dakota, Oregon, South Dakota, Utah, Virginia, Washington, and Wisconsin.

In some of these states the law has never been put into effect. In others a few hundred sterilization operations have been performed. The only state which has proceeded vigorously is California, where the number of operations has now passed 5,000.

The California law applies specifically to inmates of state hospitals for the insane or the feebleminded, who have been legally committed and are about to be discharged. The medical superintendent of each hospital is authorized to sterilize, at his own discretion, any such patient whose condition seems to be due to inheritance and likely to be transmitted to offspring. The director of the State Department of Institutions and the secretary of the State Board of Health must approve the operation, after having reviewed the facts. It is then compulsory on the patient.

The actual practice is usually to perform no operation unless with the consent of responsible relatives. The patient's own consent is not considered necessary since, being insane or feebleminded, he is usually not competent legally.

In some cases it is not possible to find any relatives to give consent. This applies especially to foreign-born patients (Mostly Mexicans), and to the professional vagrants who, taking advantage of the mild winter climate of Southern California, come here in large numbers in the autumn of each year. Many of these hoboes are feebleminded, a large part are also mentally diseased (perhaps one-fifth are mild chronic cases of dementia praecox). They find their way frequently into the state hospitals, and as they have no homes or known correspondents, they are sterilized before discharge, without asking anyone's permission.

In general, however, the husband, wife, parent, or other near relative must authorize the performance of a sterilization operation. This consent is usually not difficult to get, when the facts are explained. The patient himself frequently objects to the operation, but afterwards, when he understands the consequences fully, he is usually as much pleased as are his relatives to think that there will be no more defective children produced in the family. As the law becomes better known, in more and more cases each year the patient or a relative voluntarily asks for the operation.

Women are usually more willing to be sterilized than are men. The woman has the burden of pregnancy, which often aggravates her mental condition, and she is glad to be rid of the fear of this. The man, on the other hand, has the notorious male sensitiveness concerning the integrity of his sexual function, and it is sometimes hard to convince him that the operation will not "destroy his manhood".

As the hospital head is not required to operate, but merely authorized to do so when he thinks it advisable, the number of operations performed in the various hospitals depends mainly on the interest of the individual superintendent. The most recent report of the Department of Institutions follows:

Statement Showing Number of Sterilizations performed in California State Institutions for the Insane and Feebleminded to June 30, 1926.

Institution	Males	Females	Total
Agnews State Hospital	134	14	148
Mendocino State Hospital	48	13	61
Napa State Hospital	42	324	366
Norwalk State Hospital	266	162	428
So. Calif. State Hospital	1006	406	1412
Stockton State Hospital	1064	460	1524
Sonoma State Home [1])	606	448	1054
Total	3166	1827	4993

The only institution from which no one is ever allowed to go out unsterilized is the State Home for the Feebleminded. The superintendent of this institution has made a rule that he will not parole or discharge any patient who has not undergone the operation. In any case they are released only in the care of responsible relatives or friends, and in circumstances where it seems probable that they will succeed outside.

At all the state hospitals for the insane some of the patients (not counting those who have passed childbearing age, or are otherwise not subject to the law) are discharged unsterilized, and at a few of the hospitals most of the patients are so discharged. But the medical superintendents are each year becoming more convinced of the value of the law, and the public is becoming better educated to its purpose, so that there is less difficulty in getting consent to operate.

The California law does not specify the nature of the surgical operation to be used for this purpose, speaking merely of "asexuali-

[1]) For feebleminded.

zation" or "sterilization". The universal practice is to use vasectomy for men and salpingectomy for women. Each surgeon has his own technique for these operations, and no attempt has been made to standardize the procedure.

Vasectomy is performed either under local anesthetic (cocain) or general anesthetic (chloroform, ether, or nitrous oxid gas), according to the inclination of the operator and the disposition of the patient. The vas deferens is rolled to the inner surface of the scrotum, an incision about one-half inch long is made in the latter, and a section of the vas, one-third of an inch or longer, is removed. Practice differs as to whether one (the distal) end of the severed vas is ligated, or both. The operation requires from five to fifteen minutes, according to the skill of the operator. The patient can walk out of the operating room; he is usually kept in bed 24 hours and then goes about his work.

Salpingectomy is performed by a lower abdominal median incision, followed by resection of the Fallopian tubes and ligation of both ends. Some surgeons simply let the ends drop; others bury one in the uterine cornu and the other extraperitoneally; others make a wedge-shaped section of the cornu, removing all the interstitial portion of the tube; and there are numerous minor variations in procedure. The patient is kept in bed for a week or two after the operation, which is performed under chloroform or ether anesthesia, but can also be done with a local anesthetic, the latter being disused principally because the mental effect on a psychotic patient is believed to be better if she is completely unconscious during the operation.

In this series of more than 5,000 operations, there have been three deaths. One man and one woman died on the operating table, as a result of etherization. One feebleminded woman pulled off the dressings after the operation, and acquired a peritonitis which ended fatally.

A large amount of pathology is found in the tubes and ovaries — not merely the results of gonococcus and other infection, but tumors, cysts, and the like. The operation gives an opportunity to correct these conditions, which were often not suspected, and the resulting beneficial effect on the patient's mental and physical healty may easily be ascribed, erroneously, to the results of sterilization. Ex hypothesi, the mere fact of sterilization should produce no result whatever, physically, and none mentally unless as the result of suggestion.

Although a unique series of 5,000 cases is available for study, no one has hitherto attempted to investigate fully the immediate and remote consequences of the operation. The need for such research was seen by *E. S. Gosney* of Pasadena, a financier who has long been actively engaged in promoting eugenics, and who determined to make the prolonged and costly effort needed to examine this problem from all sides. He asked me to join him, and we have been engaged in this study since the beginning of 1926. Within another year, we hope to have available the actual facts (based on the histories of persons who have been sterilized) as to the effects, if any, of a physiological, psychological, and sociological nature, that are produced by sterilization.

An analysis of the cases will also show in detail just what sorts of persons are being sterilized, and what the probable results will be, from a eugenic point of view.

The success of sterilization in the state institutions led to a demand for similar operations by persons who were not inmates of these institutions and who therefore did not come under the state law. In a few cases, such persons have been admitted to the state hospitals as voluntary patients, merely for operation. More frequently, such operations have been performed in other public and private hospitals, by private physicians. From a legal point of view these are not eugenic, but therapeutic, sterilizations.

The number of such cases is much greater than we had supposed. We are collecting details of as many of these as possible, to serve as a control of our other material.

As we have not yet finished the collection, much less the analysis, of our data, I must depend in this paper merely on the general impressions of those who have been most closely connected with the work of sterilization; leaving our subsequent researches to verify or disprove these preliminary conclusions.

It is generally agreed that there is no therapeutic effect of the operation in women, except as it may result from some incidental rectification of a pathological condition. Some of the surgeons believe that a therapeutic effect in men (in the sense of *E. Steinach*) is definitely shown; most think there is none. This is one of the points on which we hope to contribute useful information, since the number of cases available to us for study far exceeds that reported either by *Dr. Steinach* or by any of his followers.

The general testimony is that neither operation makes any difference in the sexual life of the patient. The only discordant testimony is that from young women in the State Home for the Feebleminded. Of 100 who were questioned on this point by Superintendent *F. O. Butler,* 30 stated that their sexual desire had been diminished. It is *Dr. Butlers* own belief that difference is psychic, not physiological, in nature. Our study should serve to clear up this point.

The objections most frequently urged against sterilization in the United States are two.

1. It is argued that sterilization is not an adequate eugenic measure. (a) It will really prevent the birth of only a small part of the mental defectives, since most of them are the offspring of parents who do not themselves show any marked mental defect. (b) It will prevent the birth of many normal individuals who might be valuable members of society, since in a large proportion of cases the feebleminded or insane parent produces normal offspring.

To this it may be replied that sterilization is not to be regarded as a panacea, a miracle-working measure that will solve all the problems of society by one stroke of the surgeon's knife. Properly applied it will (a) prevent the birth of at least a part of the defectives who would otherwise be born. This will be a definite gain. The birth of the remainder must be prevented, so far as possible, by a campaign based on all approved eugenic measures, of which sterilization is but one.

(b) It is true that part or all of the offspring of a mentally retarded or diseased parent may be seemingly normal. On the other hand, these seemingly normal children will probably be carriers of recessive traits that were manifest in the parent; and from a eugenic point of view it is just as desirable to prevent the spread of concealed feeblemindedness and insanity in the population, as it is to stop the reproduction of those who are manifestly abnormal. In some respects, the recessive traits are an even greater evil, because more insidious.

Finally, leaving out all question of eugenics and speaking solely with regard to mental hygiene, it can be urged that the mentally undeveloped or unbalanced person is no fit parent for normal children. The training which such children will receive, and the influences that will mold their characters during the formative years of life, are highly unfavorable, and it would be to the interest of all concerned that these retarded or unstable parents bear no children. The situation will be worsened in the many instances where they have at least one abnormal child who must be brought up with the normal ones. Hence the sterilization of a mental deviate can be justified in any case.

2. It is alleged that sterilization is not a sufficient measure to deal with the problems of mental disease and defect. It is both cruel and unwise to sterilize the defective person and then turn him out to shift for himself, to stand or fall in competition with the better endowed (and often unscrupulous) members of the community. This is even more markedly the case with young women, who in many instances are sexually irregular, and whose promiscuity will not be diminished in any way by the operation. Rather they are set free with a new addition to their stock-in-trade, in the form of freedom from possibility of pregnancy; thereby becoming an even greater menace to the community as carriers of venereal dieases and as factors in the disintegration of the monogamous standard of society.

The weight of this argument may be admitted freely; but the case is supposititious. No one seriously proposes to sterilize delinquent, feebleminded girls, for example, and turn them out on the community to shift for themselves. Many such girls undoubtedly require life-long custodial care; others may be paroled under careful 24-hour supervision, for industrial work or domestic service. Sterilization then serves as a precaution; it insures that should supervision accidentally fail, or someone take advantage of the girl, an illegitimate pregnancy will not be added to the other disasters. More important, it enables some of these girls to marry men of similar character. Many of these girls are quite able to make a home for a husband, satisfying all the demands that such a responsibility brings, although they would not be able to meet the much greater responsibilities involved in the birth and care of several children. In a home of their own, they are most likely to be stabilized, self-supporting, and happy. We have been particularly interested in studying the rather large number of instances in which a sterilized woman has later married. The marriages seem to turn out quite as well as those of other girls of the same class.

The sterilization of married women is also of the highest importance in certain cases. Every hospital is familiar with the type of patient who succumbs to a psychosis during, or immediately after, every pregnancy. In many other cases the onset of the psychosis, in a weak or disturbed mental make-up, is determined largely by the fear of pregnancy, which often results also in frigidity and marital disharmony, leading to divorce. In case after case, sterilization has had the most favorable results on such patients.

In short, no responsible person proposes that sterilization be applied indiscriminately, and regarded as a cheap and effective cure for all the ills of society. But in many selected cases, it is of the highest value, and seems to produce no concomitant undesirable effects.

The next step (and one that many California communities seem ready to attempt) is to apply sterilization to the large stratum at the bottom of the population, whose reproduction is least desirable, on their own account and that of society. This class scarcely presents any characteristics that would justify legal commitment to a state hospital for mental diseases, or to a colony for the feebleminded; and yet because of alcoholism, ill health, low mentality, shiftlessness, lack of prudence and foresight, inability to manage its affairs well enough to be self-supporting, it continually menaces its own welfare as well as that of the race; living largely from public charities and producing child after child to increase the burden.

These people frequently are no more anxious to have additional children, than is society to have them continue bearing children; yet precisely because of the characteristics above mentioned, they are unable to control their own reproduction. It is generally admitted that the Neo-malthusian propaganda tends to affect most strongly the classes that least need it, and that it is merely wasted on persons such as those just described, who have neither the money, the foresight, nor the self-control to practice contraception successfully.

The only remedy seems to be sterilization — voluntary, of course — of one or the other of the pair, preferably the husband, because the operation is so much simpler on men.As the nature and consequences of the operation become more widely understood, is it not likely that the opinion of relatives and of the public as a whole will force such people to adopt this course, when they are not intelligent enough to seek such an operation at once and voluntarily?

Most of the operations of this sort that have been done in California have been on women. Such women, already the mothers of several children, and suffering from tuberculosis, or with weak hearts or diseased kidneys or half a dozen defects all together, are continually coming to the public hospitals pregnant, and asking for abortions that are literally necessary to save their lives. To prevent them coming back on the same errand every six months, at least one large California hospital has now made a fixed rule, that it will not perform a therapeutic abortion without sterilizing at the same time. The number of operations performed in this hospital is said to have exceeded 500.

The logical next step would seem to be to sterilize before an abortion becomes necessary.

To sum up, the practice of eugenic sterilization in California seems to have passed the experimental stage. It has been widely accepted by public opinion as a wise, humane, and practicable measure, and no evil results have come to light during the 17 years it has been in force.

The financial saving to the state, in enabling the parole of many persons who otherwise might have to be kept in institutions all their lives, is great. The saving that will result from cutting off defective lines of descent, which would otherwise contribute to the institution populations of the next generation, is still greater. But both these savings are overshadowed by the great gain in the prevention of human misery and suffering.

Improperly applied, without adequate precautions, and to unselected cases, it is easy to see that sterilization might be productive of much harm.

Properly applied, with suitable precautions, in selected cases, it seems to many Californians to be a necessary part of modern civilization.

Soziales und Sozialpsychologisches der Geburtenpolitik.

Von *Hertha Riese,* Frankfurt a. M.

Das Material des Vortrages entstammt der seit zwei Jahren von der Frankfurter Ortsgruppe des Bundes für Mutterschutz gegründeten und von der Referentin geleiteten Sozial- und Sexualberatungsstelle. Wir berichten nur über die etwa 250 Familien, die uns in Fragen der Geburtenreglung aufsuchten, und die einer Kopfzahl von etwa 1500 Menschen entsprechen. Dieser überwältigende Anteil der uns in Fragen der Geburtenregelung um Rat Suchenden sind verehelichte Proletarier, zu 95% arbeitslos, in trostlosen Wohnungsverhältnissen, die statistisch erfaßt wurden. Außer diesen Familien wurden wir in der Beratung von einer kleinen Zahl bürgerlicher, wirtschaftlich verelendeter Familien in Geburtenregelungsfragen in Anspruch genommen. Statistisch haben wir diese Familien nicht berücksichtigt, 1. weil die Verhältnisse des verelendeten Mittelstandes mit denen, des verelendeten Proletariats nicht zu vergleichen sind. 2. Weil ihre Zahl von höchstens 20 Familien noch keine Schlüsse zuläßt. Um die Mittelstandsfamilien zu charakterisieren, die uns besuchen, sei nur ein typisches Beispiel herausgegriffen, das von vielen nur deshalb dargeboten wird, weil es sich in den letzten Tagen vor unserer Abreise ereignete und uns deshalb genau gegenwärtig ist. Es suchte uns die Frau eines Diplomingenieurs auf mit der Überweisung ihres Hausarztes, es läge ein Nierenleiden bei ihr vor, er selbst könne und wolle die Frage der Schwangerschaftsunterbrechung nicht entscheiden; die sozialen Verhältnisse seien trostlos. Eine durch uns veranlaßte mehrfache gründliche Untersuchung der Nieren ergab keinen Befund. Wir mußten die Indikation ablehnen. Über die soziale Lage ist zu bemerken: Der Ehemann der Patientin war vor einigen Monaten 48-jährig nach etwa 25-jähriger Tätigkeit in einem großen Frankfurter Werk entlassen worden. Eine Aussicht auf eine neue Stellung besteht bei den augenblicklichen trostlosen Arbeitsverhältnissen überhaupt nicht. Das Ehepaar erwartete jetzt das 5. Kind. In solchen Fällen bemühen wir uns um äußerste wirtschaftliche Unterstützung unserer Ratsuchenden und vor allen Dingen um das Wesentlichste — um Arbeitsbeschaffung — und trotzdem wir gewohnt sind, mit dem wohlmeinendsten Entgegenkommen aller Frankfurter Behörden zu rechnen, müssen wir die vollkommene Unzulänglichkeit aller zur Verfügung stehenden öffentlichen, privaten und von uns oft mobilisierten persönlichen Unterstützungsmöglichkeiten erkennen.

Schließlich wurden wir in Geburtenregelungsfragen — hier speziell in Angelegenheiten der Schwangerschaftsunterbrechung — von 38 unehelichen Müttern in Anspruch genommen. Diese 38 Frauen waren

3 Witwen,
7 Hausangestelte,
13 in festem Verhältnis Lebende, wovon 4 auf unseren Rat und durch unsere Bemühungen bereits geheiratet haben,
3 Beamtinnen,
7 verführte Mädchen in ordentlichen Berufen, meist vom Lande, aus sehr gesitteten Verhältnissen stammend,
2 Prostituierte,
3 Kleinbürgermädchen.

Von diesen 38 waren 20 schwer krank und zum größten Teil bereits von Ärzten oder Fürsorgebeamten uns zugewiesen. Von den abgelehnten Fällen hat eine Luetikerin spontan und von den verführten Mädchen eine vermutlich willkürlich abortiert. Es beträgt — und auf diese Feststellung muß Wert gelegt werden — die Zahl der uns in Fragen der Schwangerschaftsunterbrechung Aufsuchenden etwa den 9. bis 10. Teil aller Ratsuchenden, die uns überhaupt in Geburtenregelungsfragen in Anspruch nehmen.

Ausschlaggebend an Zahl und soziologischem Interesse sind bei uns die verelendeten proletarischen Familien.

Wir haben versucht, bei Ratsuchenden, die uns wegen Verhütung weiterer und mit Anträgen auf Unterbrechung bestehender Schwangerschaften aufsuchten, Schwangerschafts-, Abort-, Kinderzahl und Kindersterblichkeit statistisch zu erfassen.

Verhütungs- und Schwangerschafts-Statistik

	Schwangerschaft	Aborte	Gesamtkinderzahl	Noch lebend	Gestorben	Sterblichkeit in %
Verhütungsantragende .	4,5	0,58	4	3,3	0,7	17,5%
Gesund 84	8 : 1					
Verhütungsantragende .	5	1,3	3,7	3	0,7	19%
Krank 64	Knapp 4 : 1					
Unterbrechungsanträge .	5,7	1	4,7	3,55	1,15	24,5%
Gesund 54	5,7 : 1					
Unterbrechungsanträge .	5,5	1,6	3,8	3	0,88	23%
Krank 82	3,4 : 1					

Die Tabelle zeigt, daß unsere Ratsuchenden im Durchschnitt die Kinderzahl überschritten haben, die von *Bortkiewicz* und von *Graßl*[1]) als Bestandserhaltungsziffer für die derzeitig

[1]) Zitiert nach *Grotjahn*, Hygiene der menschlichen Fortpflanzung, Urban u. Schwartzenberg, Berlin-Wien 1926.

bestehenden Heirats- und Sterblichkeitsverhältnisse der europäischen Kulturbevölkerung mit 3,4 errechnet haben. Alle unsere Ratsuchenden haben auch das gemeinsam, daß sie eine ungeheure Sterblichkeit ihrer Kinder zu beklagen haben. Trotz dieser hohen Sterblichkeit erfüllen sie auch die von *Grotjahn*[1]) formulierte Forderung, drei Kinder über das 5. Lebensjahr zu erziehen. Aus verschiedenen anderen unserer Statistiken geht durchgehend hervor, daß die Sterblichkeit der Kinder unserer Ratsuchenden durchschnittlich in die beiden ersten Lebensjahre fällt, das durchschnittliche Alter der lebenden Kinder sich über dem 5. Jahre hält[2]).

Unsere gesunden[3]), sich um Belehrung in Verhütungsfragen bemühenden Frauen haben eine geringe Abortzahl. Es sind die intelligenten, zielstrebigsten unserer Ratsuchenden, die die geeignetsten Mittel suchen, sich und ihre Nachkommenschaft vor noch größerer sozialer Bedrängnis zu schützen als der bei ihnen bereits bestehenden, welche in dieser Statistik sich in der hohen Kindersterblichkeit dieser Gruppe ausdrückt. Von ihnen ganz wesentlich unterschieden ist Gruppe 3 dieser Statistik. Es sind vorwiegend die seelisch bereits ihren übermäßig schwierigen Verhältnissen erlegenen, völlig erlahmten Menschen, bei starker Disposition zur Passivität, apathisch gewordene Frauen kranker, schwieriger Männer, besonders auch Frauen von Alkoholikern. Es ist dies die kleinste Gruppe dieser Statistik und gleichzeitig die Gruppe unserer unintelligenten Frauen, die uns zum größten Teil von Ärzten und Fürsorgern zur Verordnung von Verhütungsmaßnahmen zugesandt wurden wegen schwerer Erschöpfung der Frau, Zerrüttung der häuslichen Verhältnisse auf Grund der Debilität der Hausmutter oder psychischer Abnormität insbesondere Trunksucht des Mannes, Tuberkulose des Mannes, überhohe Kinderzahl, hohe Morbidität und Mortalität der Kinder, eine Tatsache, die sich auch in der höchsten Sterblichkeitsziffer dieser Gruppe vor allen anderen statistisch ausdrückt. Diese Frauen kamen nicht, wie ihnen empfohlen war, vor Eintritt einer neuen Gravidität, sondern erst nachher und zwar aus folgenden verschiedenen Gründen. Ein Teil hatte das Problem überhaupt nicht erfaßt. Zum Teil hatten sie sich überhaupt nichts gedacht, sondern kamen dem gegebenen Rate erst dann triebhaft folgend nach, wenn

---

1) Ebenda.

2) Wir haben uns auf den *Grotjahn*schen Standpunkt gestellt, obwohl es uns denkbar erscheint, daß eine gewisse Kinderarmut in unserer Zeit vonnöten sei, um die jetzige seit über einem Jahrzehnt schwer belastete Generation zu entlasten, aber vor allem, um der nächsten Generation leichtere Existenz- und geringere Konkurrenzbedingungen zu schaffen. Wir könnten uns vorstellen, daß die in unserer Generation erforderliche höchste Anspannung, den Daseinskampf zu bewältigen, durch mehrere Generationen hin durchgeführt, ein Volk gesundheitlich und kulturell erschöpft. Trotzdem haben wir keine Bedenken gehabt, uns der Forderung nach dem 3-Kindersystem *Grotjahns* anzuschließen, da diese Forderung sicher nicht unmäßig ist, unsere sozial so ungünstig gestellten Ratsuchenden sie durchgehend erfüllen und der so gefürchteten Gefahr der Entvölkerung vorgebeugt wird. Am Schluß dieser Darstellung kommen wir nochmals auf die soziale Seite der Frage zurück.

3) Als gesund mußten in dieser Statistik alle diejenigen bezeichnet werden, bei denen keine schweren, für eine Indikationsstellung in Frage kommenden Krankheiten vorlagen.

die erneute Schwangerschaft neue Erschwernisse in das überlastete Leben brachte — unter anderem auch den namenlosen Zorn des Mannes. Ein anderer Teil wußte nichts von Verhütungsmaßnahmen, hatte unter der Bemerkung, „Sie dürfen keine Kinder mehr bekommen", verstanden, eine neu eintretende Schwangerschaft müsse unterbrochen werden. Schließlich hatten manche Frauen aus absoluter Unabkömmlichkeit aus ihrem häuslichen Vielkindermilieu und andere aus Apathie oder Gleichgültigkeit den Besuch unserer Beratung solange aufgeschoben, bis es zu spät war. Diese Frauen nach normaler Beendigung der Schwangerschaft zur Verhütung weiterer schon im Interesse der Allgemeinheit unerwünschter Schwangerschaften zu veranlassen, gelang nur zum Teil, wenn auch zum größten. Es ist dies eine Menschengruppe, die uns das völlig unzureichende unserer bestehenden gesetzlichen Handhaben zu einer vernünftigen Fortpflanzungshygiene am deutlichsten vor Augen führt. Es sind dies Menschen, die bei ungenügender Ausrüstung den Härten des proletarischen Lebens gegenüber allmählich die Waffen strecken und in ungehemmter Gleichgültigkeit, schließlich auf ganz animalischem Niveau leben und auch ungehemmt — ohne Freude und ohne ausgesprochenes Leidgefühl gebären. Die gegenüber Gruppe 1 höhere Abortzahl rührt nicht so sehr, wie man glauben sollte, von aktiv veranlaßten Kurpfuscheraborten her, sondern stammt zum weitaus größten Teil von Spontanaborten als Ausdruck der völligen Unterernährung, Überarbeitung, kurz der restlosen Erschöpfung der Frauen.

Die Daten der Gruppen 2 und 4, also der kranken Ratsuchenden in Verhütungs- und Unterbrechungsfragen sind beachtenswert um ihrer hohen Abortzahlen willen. Diese Aborte sind fast ausnahmslos Indicationsaborte und entstehen in so hoher Zahl aus der ungeeigneten Handhabung der Schwangerschaftsunterbrechung durch den Arzt. Ebenso wie es allzu häufig geschieht, daß der Patientin gesagt wird, sie dürfe keine Kinder mehr bekommen, ohne ihr gleichzeitig in eingehendster Weise den geeigneten Weg zur Verhütung zu erklären oder durch eine Beratungsstelle erklären und ebenen zu lassen, werden ungezählte Aborte eingeleitet, ohne daß Verhütungsmaßnahmen anschließend verordnet oder, was in vielen Fällen das sicherste und gegebene ist, die Tubenunterbindung gleichzeitig vorgenommen werden. Wo bei einer proletarischen Frau eine Indication zur Schwangerschaftsunterbrechung gegeben ist, ist auch fast immer die Tubensterilisation angezeigt. Wir haben geglaubt, sie in gemeinsamer Überlegung mit den jeweilig am Einzelfall ärztlich mitbeteiligten Collegen in all den Fällen verantworten zu können, in denen wenigstens 3—4 Kinder vorhanden waren. Bei geringerer Kinderzahl sind Verhütungsmaßnahmen anderer Art empfohlen worden. Weniger als drei Kinder hatten bei uns nur ganz junge Ratsuchende; bei ihnen konnte eine günstige Entwicklung der Krankheit (zumeist Tuberkulosen) noch erhofft und abgewartet werden, und somit konnte vermieden werden, die Hoffnung auf eine — bei geringer Kinderzahl fast ausnahmslos von den Frauen noch erwünschte — erneute Mutterschaft zu zerstören. Unsere eugenischen Bedenken beschwichtigen wir in diesen Fällen mit der Überlegung, daß uns eine größere Härte, als sie der Staat in seiner bisherigen Haltung Eltern gegenüber mit einer die Nachkommenschaft belastenden Krankheit walten läßt, nicht zustünde.

Ein Teil der Versäumnisse, der ärztlich notwendigen Schwangerschaftsunterbrechung in gleicher Sitzung die Tubenunterbindung anzuschließen, geht auf den Bettenmangel in Krankenhäusern mit freier Arztwahl zurück, unter dem die praktischen Frauenärzte zu leiden haben. Nach gestellter Indication, die auch stets einige Zeit in Anspruch nimmt, muß eine Frau oft drei Wochen warten, bis sie mit Mühe und Not ein Bett hat. Ein Bett für eine Schwangerschaftsunterbrechung wird etwa 5 Tage in Anspruch genommen, also ungefähr halb so lange wie ein Bett für eine Tubensterilisation. Im Interesse anderer, dringend eines Krankenhausbettes Bedürftiger, wird dann zunächst die Ausräumung vorgenommen und die Sterilisation verschoben in der Hoffnung, es würden bessere Bettenverhältnisse eintreten, bis die Frau genügend erholt ist, um sich einer neuen Operation auszusetzen. Wir haben es oft erlebt, daß auf diese Weise so viel Zeit verloren ging, daß inzwischen eine neue Gravidität eingetreten war. Wir müssen diese Methode durchaus ablehnen, denn abgesehen davon, daß das Krankenhausbett schließlich doch einmal 9—10 Tage für die Patientin beansprucht werden muß, ist es im Interesse einer kranken Frau unbedingt notwendig, die Graviditäten, die ihr schädlich sein könnten zu vermeiden, es ist ferner notwendig, sie nicht unnötig oft dem Unterbrechungseingriff auszusetzen, und es ist schließlich vom ärztlichen Standpunkt allein richtig, Unterbrechung und Tubenververschluß in einer Sitzung vorzunehmen, ihr die zweimalige Operationssituation, Narkose, Angst, Schmerzen vorzuenthalten. Zweimaliges Operieren erhöht auch unnötig die Kosten, die Schwierigkeiten, von häuslichen Pflichten abzukommen, die Kinder unter Umständen auf Kosten der Jugendämter unterzubringen u. ä. m.

Sehr geeignet, die sozialen Verhältnisse der proletarischen Familien, die uns in Geburtenregelungsfragen aufsuchen, zu charakterisieren, ist — neben der Tatsache, daß 95 Prozent arbeitslos sind. 5 Prozent sich auf Kurzarbeiter und nach langer und häufiger Arbeitslosigkeit wieder mit Arbeit versehenen Familien verteilt — eine Wohnungsstatistik, die wir aufgestellt haben. Eine im Juni aufgestellte Statistik ergab, daß etwa 70 Prozent unserer Ratsuchenden in unhygienischen und unzureichenden Wohnungen untergebracht sind[1]). Eine ebensolche Statistik vom 1. Sept. erfaßt 53 Prozent

[1]) Frankfurter Wohlfahrtsblätter, 29. Jahrgang, Nr. 7, Okt. 1926 u. Neue Generation, Herausgeberin *Helene Stöcker*, 1926, Nr. XII.

Wohnungs- und Gesundheitsverhältnisse von 53% unserer Ratsuchenden

	Wohnung	Bewohnt von Rat-suchenden	Belegziffer im Durchschnitt	Frauen				Männer				Kinder über 14 Jahre				Kinder unter 14 Jahren			
				Allgem. Krankh.	Tbc. vorwieg.	Leichtere Krankh.	Geistig abnorm	Allgem. Krankh.	Tbc. vorwieg.	Leichtere Krankh.	Geistig abnorm	Allgem. Krankh.	Tbc. Rachit.	Leichtere Krankh.	Geistig abnorm	Allgem. Krankh.	Tbc. Rachit.	Leichtere Krankh.	Geistig abnorm
I.	Ein Raum ohne Küche 56% Mansarde	18%	4 Pers. 2 Erwachsene 2 Kinder	91,8%	50,2 %	33,2 %	8,4%	28,6 %	20%	2,6%	6%					100% unter 14 Jahren 47%	27,9 %	14,7 %	4,4 %
II.	Ein Raum mit Küche 18% Mansarde	17%	5 Pers. 2 Erwachsene 3 Kinder	78,8%	26,4 %	29%	23,4 %	47%	20,5 %		26,5 %	6% über 14 Jahre 33,3 %	16,7 %	16,6 %		94% unter 14 Jahren 53%	41%	8,1%	3,9%
III.	Zwei Räume ohne Küche 25% Mansarde	2%	6 Pers. 3 Erwachsene 3 Kinder	25%				50%				82,3% über 14 Jahre 66%				17,7% unter 14 Jahren 50%			
IV.	Zwei Räume mit Küche 23% Mansarde	16%	6—7 Pers. 2—3 Erwachs. 4 Kinder	81,25 %	22%	40,5 %	18,8 %	50%	20%		30%	35% über 14 Jahre 35%	11,5 %	23,5 %		65% unter 14 Jahren 72%	50%	16%	6%

Außerdem sind 7% der Ratsuchenden obdachlos; 5% in schlechten ländlichen Verhältnissen hier nicht erfaßt in der Statistik 35% wohnen annähernd „ausreichend“: worunter wir allerdings schon Baracken usw. angenommen haben.

unserer Ratsuchenden in städtischen, unhygienischen, jeder Menschenwürde hohnsprechenden Wohnungen. Zu diesen kommen 7 Prozent obdachloser Ratsuchender, 5 Prozent absolut unzulänglicher ländlicher Wohnungen aus den umliegenden Bezirken Frankfurts, deren Unzulänglichkeit uns von den Hausärzten mitgeteilt worden war, die wir aber aus 2 Gründen unserer Statistik nicht einverleibt haben: 1., weil diese Wohnungen von uns im einzelnen nicht gesehen und genau beschrieben werden konnten und 2., weil Landbewohner im Gegensatz zu den städtischen Menschen wenigstens den natürlichen Luftraum außerhalb des Hauses genießen können, — also immer noch etwas günstiger gestellt sind, als Städter. — Es ist denn auch, wie die Statistik ergibt, die Krankheitsziffer unserer Ratsuchenden, besonders der Frauen und Kinder geradezu ungeheuerlich. (In dieser Statistik war es möglich, nicht nur Menschen als krank zu führen, die eine „Indikationskrankheit" nach den bisherigen Auffassungen haben, sondern alle, auch an leichteren Erkrankungen Leidenden). Sowohl in unserer Statistik vom Juni wie in der hier veröffentlichten ist die erste Gruppe mit dem höchsten Prozentsatz kranker und auch speziell tuberkulöser Frauen vertreten. Das heißt also, daß Frauen mit durchschnittlich 2 Kindern, wie sie diese Gruppe hat, die Geburtenregelung in irgend einer Form nur wünschen, wenn sie krank und zwar zum großen Teile, wenn sie ernstlich tuberkulös sind. Unsere Ratsuchenden kennen kein freiwilliges Zweikindersystem.

Unsere jungen Ratsuchenden, die der Gruppe 1, welche noch nie eine eigentliche Wohnung besessen und auch am ehesten vom Wohnungsamt versorgt wurden, haben 2 Kinder im Durchschnitt, die nächste Gruppe hat bereits 3 Kinder im Durchschnitt, Gruppe 3 hat vier Kinder und Gruppe 4 hat 4 bis 5 Kinder.

Zu bemerken ist hierzu, daß unsere Frauen im allgemeinen, (gesunde und kranke, die Kinderzahl aller im Durchschnitt genommen) nach älteren Berechnungen eine Sterblichkeit von 17 Prozent ihrer Kinder beklagen, nach den neuesten Berechnungen sind es sogar 18 bis 20 Prozent; d. h. jedes 5. bis 6. Kind ist gestorben. Diese Frauen haben im Durchschnitt um 18 bis 20 Prozent mehr Kinder geboren als wir in unserer Wohnungsstatistik zum Eintrag gebracht haben. Ferner müssen unsere Statistiken laufend geändert werden, wenn gesunde oder nicht schwer kranke schwangere Frauen unsere Beratung aufsuchen, deren Kinderzahl nach wenigen Monaten wieder erhöht ist. Wir haben laufend etwa eben so viel Schwangere, die ihr Kind austragen, wie der Zahl der ratsuchenden Frauen der Gruppe 1 entspricht; d. h. innerhalb weniger Monate ergänzt sich jede 2 Kinderfamilie zur 3 Kinderfamilie. Auch in diesem Zusammenhange erweist sich, daß unsere Ratsuchenden kein Zweikindersystem kennen. Auch diese Statistik bestätigt, daß die Erhaltung des Bevölkerungsbestandes nach den Ideen *Grotjahns* durch eine Volksgruppe, wie sie unsere Ratsuchenden darstellt, zahlenmäßig gewährleistet ist, nicht aber qualitativ, denn die überwiegende Mehrheit unserer Ratsuchenden ist krank. Im Gegenteil, Menschen wie der Teil unserer Ratsuchenden, der uns in Geburtenreglungsfragen aufsucht, sind nach den Voraussetzungen einer sinnvollen Fortpflanzungshygiene entweder ganz von der Fortpflanzung auszuschalten wie beispielsweise die Trinker, oder wenigstens an der Übergeburtlichkeit zu hindern. Der geringe Prozentsatz verhältnismäßig gesunder Menschen ist entweder geburtlich außerordentlich überlastet (oft 8—14 Schwangerschaften) oder sozial in äußerster Bedrängnis.

Die durchschnitliche Belegzahl der Räume und die durchschnittlichen Krankheitsziffern sind aus der oben stehenden Tabelle zu ersehen. Zu bemerken ist aber, daß eine rein zahlenmäßige Erfassung der Wohnräume und ihrer Belegzahl noch keine auch nur annähernde Vorstellung von der Trostlosigkeit der Wohnverhältnisse geben kann. Beachtenswert ist die Statistik auch noch in Bezug auf die hohe Kinderzahl unserer Ratsuchenden, die uns in jeder Weise immer besonders interessiert; mit steigender Kinderzahl steigt auch der Prozentsatz der „geistig abnormen" höher, d. h. bei uns vorwiegend der Trinker u. sog. Psychopathen mit mangelnden sittlichen Fähigkeiten [1]).

Wir haben ferner aus dem so vielfältig lehrreichen Material unserer Beratungen noch eine Statistik zusammengestellt, welche die Einwirkung sozialer und gesundheitlicher Faktoren auf die Gesundheitsverhältnisse der Nachkommenschaft zum Ausdruck bringt. In dieser Statistik sind 261 Familien verarbeitet, insgesamt etwa 1500 Menschen.

Auch aus dieser Statistik ist zu ersehen, daß unsere Ratsuchenden alle im Durchschnitt wenigstens 3 Kinder über das 5. Lebensjahr erziehen. Eine Ausnahme hiervon machen nur die tuberkulösen Frauen. Allerdings sind nur die Kinder der Gruppe 1 gesund. Es sind dies Kinder gesunder Eltern und in sehr bescheidenen, aber noch erträglichen proletarischen Verhältnissen. Im deutlichen Gegensatz hierzu steht Gruppe 2, in der durchschnittlich jede Frau nur ein oder zwei gesunde, aber zwei oder drei kranke Kinder groß zieht; in dieser Gruppe kommen also auf drei gesunde immer fünf kranke Kinder. Es ist dies die Menschengruppe mit der Höchstzahl an Lebendgeburten, die nur noch in den Familien der Trinker überboten wird. Es sind dies die Menschen, denen Verhütungsmaßnahmen unbekannt sind, oder solche, die sich aus verschiedenen anderen Gründen zur Verhütung von Schwangerschaften nicht eignen. (Neben endogenen Ursachen spielen exogene wie die Wohnung eine wesentliche Rolle). Die Frauen dieser Gruppe gelangen nicht nur zur Verhütungsverordnung, sondern gelegentlich auch von ihren Hausärzten mit ausführlichem sozialem Attest zu uns, ob nicht so trostlose Verhältnisse — mit so großer Verelendung der Frau, allerhand psychische Erscheinungen, niederer

[1]) Vgl. hierzu: *Hertha Riese*, Erfahrungen der Sexualberatungsstelle Frankfurt, Neue Generation (Herausg. Dr. Helene Stöcker), 21. Jahrg., Heft 10, 1925.

Einwirkung sozialer und gesundheitlicher Faktoren auf Zahl und Gesundheitsverhältnisse der Nachkommenschaft im Durchnitt auf eine Frau.

Bei gesunden Ratsuchenden (51)						
		Kinder				
Gravid.	Aborte	Gesamtz.	gesunde	körp. kr.	geist. kr.	†
		3,8	3,2	0,1	—	0,5
			Durchschnittsalter			
			7 J.	8,6 J.		0,6 J.
			84,2%	2,63%		13,2%
			3,3 Kinder über 5 Jahr			

Bei gesunden, social Geschädigten (45)						
		Kinder				
Gravid.	Aborte	Gesamtz.	gesunde	körp. kr.	geist. kr.	†
		5,4	1,5	2,5	0,07	1,2
			Durchschnittsalter			
			5,6	7	12,6	1 J.
			27,8%	46,3%	1,3%	22%
				47,6%		
			4,2 Kinder über 5 Jahr			

Bei allgemein Kranken R (92)						
		Kinder				
Gravid.	Aborte	Gesamtz.	gesunde	körp. kr.	geist. kr.	†
		3,6	0,8	1,8	0,4	0,6
			Durchschnittsalter			
			6 J.	5,6 J.	8 J.	1,5 J.
			22%	50%	11%	16,7%
				61%		
			3 Kinder über 5 Jahr			

Bei tuberculösen Frauen (31)						
		Kinder				
Gravid.	Aborte	Gesamtz.	gesund	körp. kr.	geist. kr.	†
4,3	1,5	2,7	0,8	1,2	—	0,7
			Durchschnittsalter			
			4,9 J.	4 J.		0,9 J.
	34,9%		29,6%	44%		22%
			2 Kinder über 5 Jahr			

Bei tuberculösen Männern (11)						
		Kinder				
Gravid.	Aborte	Gesamtz.	gesund	körp. kr.	geist. kr.	†
6	1,5	4,4	1,6	2,3	—	0,5
			Durchschnittsalter			
			6,9 J.	4,9 J.		0,9 J.
	25%		36,7%	52,3%		11%
			3,9 Kinder über 5 Jahr			

Bei tuberculösen Ehepaaren (10)						
		Kinder				
Gravid.	Aborte	Gesamtz.	gesund	körp. kr.	geist. kr.	†
5,8	2,2	3,3	0,2	2,7	—	0,4
			Durchschnittsalter			
			1,5 J.	4,8 J.		0,3 J.
	37,9%		6%	81%		12%
			2,7 Kinder bis zu 5 Jahren 0,2 gesund wie lang?			

Bei Trinkern (21)						
		Kinder				
Gravid.	Aborte	Gesamtz.	gesund	körp. kr.	geist. kr.	†
7	1,6	5,1	1	2,05	1,05	1,1
			Durchschnittsalter			
			5,6 J.	6,4 J.	8,1 J.	1,1 J.
	22,9%		19,6 %	40%	20,6%	21%
				60,6%		
			4,1 Kinder über 5 Jahr			

Blutdruck, Anaemie, Hungeroedem, Knochenschmerzen, psychische Erschöpfung des Mannes, die sich meist in höchster Reizbarkeit äußert, Krankheit sämtlicher Kinder, die in höchstem Maße unterernährt sind und in Wohnungen aufwachsen, in denen jegliche Hygiene des Körpers und der Seele ausgeschaltet sein muß — ob nicht solche Verhältnisse genügend ärztlich-soziale Unterlage zur Schwangerschaftsunterbrechung mit anschließender Sterilisation böten. Trotz eines ungeheuren Aufwandes an Fruchtbarkeit, auf Grund deren die fruchtbare Familie ausnahmslos verelendet, ist der Gesamtheit nicht gedient, wie die oben besprochenen statistischen Daten dieser Gruppe beweisen. Es sei noch besonders darauf hingewiesen, daß die kranken Kinder dieser Gruppe ein höheres Durchschnittsalter haben als die gesunden. Nur bis zum 5. bis 6. Jahr sind in dieser Gruppe gesunde Kinder großgezogen, die körperlich kranken sind 7 Jahre und die — allerdings verschwindend geringe Zahl geistig abnormer Kinder befindet sich zwischen dem 12. bis 13. Jahre.

In allen nächsten Gruppen handelt es sich um die Nachkommenschaft Kranker. Gruppe 3 enthält die Zusammenstellung allgemein kranker Menschen. Unter ihnen sind Tuberkulöse, Herzkranke, Luetiker u. a. m. Die Gesundheitsverhältnisse der Nachkommenschaft dieser Menschen sind schlechter als in den Familien, in denen einer der Eltern eine Tuberculose hat. In dieser Gruppe sind bei der Elternschaft viele Krankheiten vertreten, die — wie die Lues — nach heutiger Auffassung eine Unterbrechung der Schwangerschaft nicht rechtfertigen, weil das Leben der Mutter nicht bedroht ist. Hier kommt nur ein gesundes Kind auf fast drei kranke. Unter diesen kranken ist der Prozentsatz der geistig abnormen mit 11 Prozent recht hoch. Unsere Ratsuchenden haben im allgemeinen keine geistig abnormen Kinder. Ein verschwindender Prozentsatz ist bei den sozial schwer Geschädigten vorhanden wohl auf Grund rachitischer Störungen, gehäufte fieberhafte Erkrankungen in frühester Kindheit oder sittlicher Gefährdung durch Wohnungsenge und Mangel an Aufsicht, eine ungeheure Zahl geistig minderbefähigter Kinder zeigt die Nachkommenschaft der Trinker und eine ebenfalls verhältnismäßig hohe die Gruppe der allgemein Kranken. Diese Tatsache der starken Belastung dieser Gruppe mit geistig minderbefähigten und schwierigen (kriminellen) Kindern scheint uns auf die luetische Krankheit der Eltern und auf die direkte Belastung zurückzuführen durch in dieser Gruppe vorhandene, selbst geistig in irgend einer Form unterwertige Eltern. Die körperlich kranken Kinder dieser Gruppe und die der beiden folgenden — ein Elter tuberkulös — sind — wenn auch teilweise nur wenig jünger als die gesunden. Es scheint uns dies darauf hinzudeuten, daß Hausarzt und Fürsorge die kranken Kinder kranker Eltern schon ziemlich früh ausgiebig erfaßt, sodaß außer von Seiten der immer erst ziemlich späten Erfassung der geistig abnormen —

meist erst in der Schule — von *körperlichen* Erkrankungen der Kinder wenigstens nicht mehr wesentliche Überraschungen zu erwarten sind.

Bei *tuberkulösen Frauen*, führen die hohe Zahl der Indicationsaborte und die hohe Kindersterblichkeit zur geringsten Kinderzahl aller unserer Ratsuchenden. Bei ihnen kommen *auf zwei gesunde drei kranke Kinder*. So unerfreulich dieses Verhältnis im allgemeinen Interesse ist, so bleibt es immer noch *besser als das der Gruppe der allgemeinen Kranken, bei denen nur etwa ein gesundes Kind auf drei kranke* erzogen wird. *Es erweist sich aus diesem Vergleich, daß es nicht ausreicht, nur die dem mütterlichen Körper drohenden Gefahren bei der Indication zur Schwangerschaftsunterbrechung zu berücksichtigen*, sondern daß *eugenische Gesichtspunkte* mitbestimmend sein müssen. Ebenfalls deutlich treten an der Verhältniszahl der gesunden und kranken Nachkommenschaft der allerdings relativ kleinen Gruppe *tuberkulöser Männer* der Mangel einer eugenischen Indication zu Tage. Sie haben wie die Frauen etwa 2 gesunde auf 3 kranke Kinder. Auf Grund der allgemein bekannten und auch aus unserer Statistik ersichtlichen sexuellen Bedürftigkeit tuberkulöser Männer [1]) haben die Frauen dieser tuberkulösen Männer eine hohe Schwangerschafts- und Geburtenzahl. Es ist die absolute Kinderzahl in diesen Familien größer und demnach auch die *absolute Zahl kranker Kinder*.

Geradezu vernichtend sind Gesundheitsbedingungen unserer kleinen Gruppe tuberkulöser Ehepaare, in denen es praktisch fast keine gesunden Kinder gibt. Gesunde waren nur im ersten bis zweiten Lebensjahr vorhanden, während die kranken im Durchschnitt etwa 5-jährig sind. *Die Aussichten als Kind zweier wirtschaftlich elender tuberkulöser Eltern gesund zu bleiben sind nach unseren Erfahrungen gleich Null zu setzen.* Nach unserer Statistik sterben doppelt soviel Kinder als gesund bleiben. Die Sterblichkeit dieser Kinder fällt in die ersten vier Lebensmonate; alle anderen Kinder unserer Statistik starben im Durchschnitt zwischen dem 8. und 18. Lebensmonat. Die Kinder tuberkulöser Ehepaare hatten von allen lebensschwachen Kindern die geringsten Lebensaussichten.

Diese Gruppe zeigt den hohen Wert, den Eheberatungen für Heiratskandidaten haben können. Solchen Ehekandidaten müßte die ganze Gefahr ihrer Verbindung klar gemacht werden. Sollten sie trotzdem aus berechtigtem Bedürfnis nach dem Glück und der sittlich hoch zu bewertenden Form der monogamen Gemeinschaft von

1) Die vermutlich auch vorhandene höhere sexuelle Reizbarkeit tuberkuloser Frauen braucht sich nicht in der Schwangerschaftszahl zu zeigen: 1. ist die Frau ob ihrer passiveren Haltung nicht die entscheidende in der Geschlechtsbeziehung, 2. pflegen sich Frauen, die die Grenzen ihrer physischen Kräfte und deren unerträgliche Belastung durch drohende Schwangerschaften kennen, auf jede ihnen mögliche Weise vor der Schwangerschaft zu schützen.

einander nicht lassen wollen, so müßte aufs dringendste die Tubenunterbindung bezw. die Vasektomie oder andere zuverlässige Verhütungsmittel empfohlen und eingehend erklärt werden.

Lehrreich ist auch unsere Trinkerstatistik: Die Trinkerfrau hat die Höchstzahl an Schwangerschaften dieser Statistik, von den 5 Kindern die sie zur Welt bringt sterben 21 Prozent. Die Sterblichkeit der Kinder eines alkoholischen Vaters unserer Beratung übertrifft die der meisten anderen Menschengruppen und kann sich nur messen mit der Sterblichkeit in sozial höchst verelendeten Familien und in Familien, in denen die Mutter tuberkulös ist. Auch die Trinkerfrau unserer Beratung zieht nur ein gesundes auf drei kranke Kinder groß; das schwerwiegendste ist, daß sie nur ebenso viel gesunde wie geistig unterwertige Kinder erzieht. Unsere Trinker sind fast durchweg luetisch und zu etwa 25 Prozent tuberkulös. In dieser Gruppe vermißten wir mehr als in jeder anderen das Fehlen einer eugenischen Indication, weil die Trinkersfrau, an dauerndes Sichfügen in die brutalsten Ausfälle des Mannes gewöhnt, sicher auch, von Natur zu außerordentlicher Passivität geneigt, niemals so viel freiwillige Initiative aufbringt, um auf Veranlassung der Ärzte oder Fürsorger sich zur Verordnung und Erklärung geeigneter Verhütungsmaßnahmen in eine Beratung und regelmäßig zum Arzt zu begeben. Selbst wenn für eine Sterilisation sich Anhaltspunkte finden lassen, so wird sie nie Mut und Initiative dazu aufbringen, ohne in höchster Not, also gravid zu sein. Zu einer Scheidung fehlt es der Trinkersfrau einmal an Entschlußkraft: selbst in jungen Ehen mit einem Kind, in denen der Mann sich als trunksüchtig und kriminell erwies, haben wir noch keine gesehen, die selbst mit unserer Aufmunterung sich zur Scheidung entschlossen hätte; zu jener Zeit hängen noch die meisten Trinkersfrauen in höriger Weise an dem Scheinbild ihres Mannes, auf das alle hineinfallen, die mit ihm zu tun haben, sogar er selber, wenn er gerade dabei ist, Versprechungen zu machen, er würde sich ändern; nur die Verhältnisse seien an allem Schuld. In späteren Jahren, wenn der Mann Geschlechtskrankheiten und eine Anzahl Kinder mit der Frau gemeinsam hat, hat trotz aller Verbitterung über den Rückgang der sozialen Verhältnisse, über die Mißhandlungen und Ausnutzung der Frau als Arbeits- und Geschlechtswesen die Hörigkeit nicht aufgehört, aber auch nicht die wirtschaftliche Abhängigkeit. Wenn der Mann noch so viel Geld vertrinkt, wenn die Frau selbst noch so schwer arbeiten muß, so bleibt sie immer noch abhängig vom Manne, weil sie nicht weiß, wohin mit der Kinderschar. In allen uns bekannten Fällen gehörten Wohnung und Mobiliar dem Manne. Wohin sollen die Frauen während der Ehescheidung hin? Das alles erschwert der passiven Alkoholikerfrau jeden Entschluß zur Unabhängigkeit. Das richtigste wäre vom eugenischen Standpunkte die Vasektomie beim Trinker durchzusetzen. Auch das hat seine unüberwindlichen Schwierigkeiten. Schon allein einen Trinker der Trunksucht zu überführen, macht die größten und zeitraubendsten Mühen[1]). Für alle weiteren Maßnahmen fehlen sämtliche gesetzliche Handhaben. Wir können in diesem Zusammenhange nicht auf die Möglichkeit der Sterilisation des Alkoholikers eingehen. Hier sei nur die Sterilisation der Frau besprochen. Wenn eine Trinkersfrau zum 5. bis 12. mal gravid ist, wenn sie vor wirtschaftlicher Not nicht aus und ein weiß, wenn sie von vielen Kindern bestenfalls eins hat, daß noch nicht als krank erkannt ist, dann kommt sie auf dringenden Rat zur Beratungsstelle in der Hoffnung auf eine mögliche Schwangerschaftsunterbrechung. Nur in der Hoffnung auf diese Unterbrechung ist sie auch zur Tubenunterbindung bereit, die sie dem gefürchteten „Bauchschnitt" aussetzt. Was bliebe der Nachwelt vorenthalten, wenn diese meist gonorrhoisch und luisch infizierten Frauen ein Kind nicht austrügen, daß die psychische Erbschaft einer mit mangelhaften aktiven Seelenkräften ausgerüsteten Mutter und eines noch schlechter ausgerüsteten Vaters trüge?

Nach unseren Erfahrungen haben wir einige Richtlinien für eine Geburtenpolitik nach sittlichen und praktischen Grundsätzen aufgestellt:

1) Trotz tiefer Ehrfurcht vor allem Lebenden und entstehenden Leben halten wir die Bestrafung der Schwangerschaftsunterbrechung für ein untaugliches und gefährliches Mittel die „Abtreibungsseuche" zu bekämpfen und treten daher für Abschaffung der Strafparagraphen ein, für den durch den Arzt lege artis möglichst in einem Krankenhaus ausgeführten Abort ein.

2) Der tauglichen Mittel gibt es dreierlei:

a) geeignete Handhabung des indicierten Aborts

b) geeignete Verhütungspolitik

c) ehrliche und wirksame Sozialpolitik.

Eine geeignete Handhabung des indicierten Aborts ist solange nicht möglich als der Arzt unter dem Drucke des Gesetzes einmal eine öffentliche Besprechung der Frage scheut, weil — wie mir immer wieder und wieder von den Collegen versichert wird — man in Verdacht kommt und sein Ansehen schädigt, und solange er nicht nach seinem besten Wissen und Gewissen die Frage rein ärztlich und sozial-ärztlich entscheiden kann, sondern fragen muß, was gesetzlich ist[2]).

Da wir grundsätzlich dafür sind, den straffreien Abort nur dann als sittlich gerechtfertigt anzusehen, wenn schwerwiegende Gründe dafür vorliegen, so haben wir als Grundlage für eine Diskussion solche unserer Meinung nach schwerwiegenden Begründungen zur Berechtigung des Abortes hier vorgetragen.

---

[1]) Vgl. *Hertha Riese*, Der Trinker und seine Familie. Frankfurter Wohlfahrtsblätter, Verlag des Frankfurter Wohlfahrtsamtes. Ferner dieselbe, Die sexuelle Not unserer Zeit, Prometheus-Bücherei, Herausgeber *Ernst Mühlbach*, Hesse u. Becker, Leipzig.

[2]) Diese Einstellung, die oft zu Ungunsten der Patientinnen geht, wird um so verständlicher, wenn man sich von der Subjektivität aller Indication überzeugen konnte wie wir. Wir haben öfter erlebt, wie zwei vorzügliche Ärzte aus der gleichen medizinischen Schulung, gleich ehrenwerte Charaktere, zu ganz entgegengesetzten, felsenfesten Überzeugungen ob der Notwendigkeit der Indicationsstellung im gleichen Falle kamen.

I. ärztliche Gründe.

Gegen die bisherige Indicationsstellung ist zweierlei einzuwenden:

a) sie erfaßt nicht alle in der Gravidität sich verschlimmernden Krankheiten und zwar, weil bisher möglichst eine Gefahr für das Leben der Patientin sich erweisen sollte; höchstens wurde noch eine schwere Gesundheitsschädigung bei einer Krankheit als geltend erachtet, die gewöhnlich allmählich zu einem tödlichen Ende führt (Tuberkulose, decompensierte Herzfehler). Schwere Gesundheitsschäden als solche, die für die Patientin zwar nicht das Todesurteil wohl aber eine schwere Lebensqual bedeuten können wie gewisse arthritische Erkrankungen, schwere vegetative Störungen mit Atmungs- und Herzbeschwerden u. a. m. sind bisher nicht als offiziell gültige Indicationen zur Schwangerschaftsunterbrechung angesehen worden.

b) In unserer Zeit des „Ganzheitsbegriffs", der sich mancherorts zu Ungunsten wichtiger Einzeltatsachen theoretisch zu überspitzen beginnt, wird praktisch gehandelt und auch geschrieben (*Sarwey*, Rostock) als bestünde eine Tuberkulose im 2. Turban-*Gerhardtschen* Stadium ganz unabhängig vom dazu gehörigen Körper. Die Tuberkulose im 2. Turban-*Gerhardtschen* Stadium bildet eine Indication zur Schwangerschaftsunterbrechung wenigstens für die Autoren einer bestimmten Observanz, die aber leider immer noch gehört werden und auch einsichtigere in ihrer Auffassung unsicher und schwankend machen. Wer darf vor seinem ärztlichen Gewissen verantworten und behaupten, daß eine basedowoide Frau mit einer leichteren Form der Tuberkulose, die ihr 3. oder 4. Kind in wirtschaftlich beschränkter Lage erwartet, durch das Austragen der Schwangerschaft, durch die erhöhten Mutterpflichten, die ihr aus dem Dasein eines neuen Kindes erwachsen, nicht schwer geschädigt wird? Es muß nach unserer Auffasung die Gesamtheit der hereditären, constitutionellen, sozialen Momente bei der Erwägung, ob eine Frau durch eine bestehende Schwangerschaft gefährdet werden kann oder nicht, in Betracht gezogen werden. Die vielfach in Worten geäußerte Achtung vor der Mutterschaft sollte auch darin zum Ausdruck kommen, daß man eine Mutter, die mehrere Kinder unter größten Entbehrungen für die eigene Person in ehrenhafter Weise erzieht, nicht wahrscheinlichen Gefahren einer neuen Mutterschaft aussetzt, weil man nicht mit Sicherheit eine Lebensgefahr für ihr Leben voraussagen kann.

II. eugenische Gründe.

Eine eugenische Indication scheint uns vonnöten, selbst unter der Voraussetzung, daß es gelingt, alle zur Erzeugung einer gesunden Nachkommenschaft Unfähigen über diese ihre mangelnde Eignung zur Elternschaft aufzuklären, weil nicht alle Ungeeigneten die sittliche Stärke und Verantwortung haben werden, von der Erzeugung von Nachkommenschaft abzusehen. Sicher werden alle diejenigen die Fähigkeit und den Willen zur Conceptionsverhütung nicht erwerben, die psychisch schwer abwegig und unterwertig sind wie Geistesschwache, Alkoholiker u. a. m. Auf dem Weg über den Wunsch nach in solchen Fällen sicher berechtigter Schwangerschaftsunterbrechung erscheint die Frau freiwillig und ist auch gewöhnlich zur Tubenunterbindung bereit, besonders wenn ihr die Unterbrechung nur unter der Bedingung bewilligt wird. Als Grundlage für eine Diskussion der zur eugenischen Indication geeigneten Krankheiten seien die von *Grotjahn* [1]) aufgestellten Tabellen vorgeschlagen, die er allerdings nur einer geeigneten Verhütungspolitik zugrunde gelegt wissen will.

III. Soziale Gründe [2]).

Schwerwiegende soziale Mißverhältnisse wie solche unter denen unsere Ratsuchenden leiden, können zu keinen Mißbräuchen der sozialen Indication führen [3]). Unsere Patienten bringen genügend physische Kriterien mit: völlig verbrauchtes Aussehen, vorzeitiges Gealtertsein der Frauen, psychische Erschöpfungserscheinungen, depressive und reizbare Gemütsverfassung, Zerfahrenheit, Merkfähigkeitsstörungen u. a. m., ferner Anaemien der äußeren Schleimhäute und der Haut [4]), Untergewicht, dysglanduläre Fettsucht, Blutdruckstörungen, Pulsanomalien, überhaupt schwere vegetative Störungen, Strumen, basedowoide und echte *Basedowsche* Erkrankungen, Osteomalacien in verschiedenen Stadien, Hungeroedeme, hohe Morbidät und Mortalität der Kinder, Erschöpfungsformen beim Manne. Übrigens stehen wir nicht auf dem Standpunkt, daß so schwere Erscheinungen erst abgewartet werden müssen, auch hier wäre es ärztliche Pflicht vorbeugend einzugreifen. Es gibt soziale Bedingungen, in denen es keine sozialen Hilfen mehr gibt, die nicht ein Hohn wären und eine Verlogenheit. Welche Vorteile der Gesamtheit entstehen aus einer unbarmherzigen und unaufrichtigen Ausnutzung Ärmster und Elendster zur Erhaltung des Bevölkerungsstandes, ist — so viel Statistiken mitteilen können — aus den Verhältnissen der Gruppe 2 unserer dritten hier veröffentlichten Statistik zu ersehen.

Zur Verhütungspolitik, die theoretisch schon auf viel festeren Füßen steht als die sachliche Einstellung zur Abortfrage möchten wir in diesem Zusammenhange nur bemerken, daß sich der Arzt bessere Kenntnis der geeigneten Verhütungsmaßregel anzueignen hat, daß er ferner nicht der Patientin Ratschläge zu erteilen hat, sie dürfe keine Kinder mehr bekommen ohne selbst oder durch eine Beratungsstelle die nötigen ausführlichsten Wege zur Vermeidung erneuter Schwangerschaft zu weisen.

---

1) *Grotjahn,* Hygiene der menschlichen Fortpflanzung, Urban u. Schwarzenberg, Wien-Berlin.

2) Vgl. *Hertha Riese,* Die soziale Indikation zur Unterbrechung der Schwangerschaft, Neue Generation, Herausgeberin Dr. *Helene Stöcker,* 1926, Nr. 3 u. 4.

3) Ausführlichere Besprechung dieser sozialen Verhältnisse in umstehend erwähntem populären Büchlein. Die sexuelle Not unserer Zeit, Hesse u. Becker, Leipzig.

4) Veränderungen des Blutbildes haben wir bzw. die untersuchenden Kollegen auch in den Fällen nicht gesehen, deren Aussehen auf schwerste Blutbildveränderungen schließen ließen. Nach unseren Erfahrungen scheinen Blutbildveränderungen ausgesprochen endogenen Ursachen zu entstammen. Hingegen sind vegetative Störungen bei unseren Patientinnen von auffallender Häufigkeit.

Berücksichtigung der Tatsache, daß die Tubenunterbindung das sicherste Verhütungsmittel weiterer Schwangerschaften ist und deshalb auf Wunsch der Patientin bezw. der Eheleute in all den Fällen Anwendung finden sollte, in denen bestimmt aus ärztlichen, eugenischen und sozialen (viele Kinder armer Proletarier) Gründen weitere Kinder nicht mehr erwünscht sein können.

Wer die Praxis kennt, so wie es uns in unserer Arbeit möglich wurde, der hat die größten Hemmungen über soziale, auch wirksame Hilfen zu schreiben. Was bisher geschieht, wirkt wie ein Tropfen auf den heißen Stein. Die Grundlagen unserer Wirtschaftspolitik sind so gemeinschaftswidrig, daß genügende, fruchtbringende Kapitalien für eine gesunde Sozialpolitik garnicht freigemacht werden. Schon unsere unten angeführten Minimalforderungen wird man mit dem uns bekannten Achselzucken beantworten: unmöglich, alles Theorie. Und doch wissen wir, daß die Erfüllung dieser Forderungen eine Geburtenfreudigkeit hervorzuzaubern imstande wäre, die weit über das heute mögliche und erwünschte Maß hinausginge. Wir kennen doch die natürliche Geburtenfreudigkeit unserer armen Frauen und die der arbeitenden bürgerlichen Kreise, die nicht zum Heiraten kommen, weil es immer noch nicht reicht, und weil gerade er arbeitslos ist.

Solange die große industrielle und kommerzielle Welt, selbst in Wohlleben und Üppigkeit schwelgend, ungestraft Erwerbslose jeder Kategorie ins Elend stoßen und der überlasteten Allgemeinheit zur Last legen darf, so lange — um ein Beispiel herauszugreifen — die sich allmählich den Dreißigern nähernde, in ihrem 7jährigen Verlöbnis gealterte Angestellte oder Beamtin nicht zu heiraten wagt, weil sie die Stelle verliert, solange sie nicht einmal wagen darf, ein paar Tage Urlaub zur Erholung ihrer erschöpften Kräfte zu verlangen (manche Angestellte haben seit drei Jahren keinen Urlaub mehr erhalten bei täglich 9—10stündiger Arbeit) solange muß man sich schämen, wirksame, durchgreifende kostspielige soziale Hilfen im großen Stil, wie sie für eine effektive Mutterschaftshilfe nötig wären, zu diskutieren. Alle anderen Maßnahmen — wenn sie auch besser sein mögen als nichts, gehen den Umweg über unendliches Eltern- und Kinderelend und belasten die Volksgesundheit, die Gelder zu sozial-ärztlichem Stückwerk fordert, die besser für prophylaktische Arbeit angelegt würden, was wirtschaftlicher und humaner zugleich wäre.

Unsere Forderungen, die nicht neu und von vielen Seiten schon erhoben worden sind, seien hier zum Teil und nur angedeutet wiedergegeben, weil wir sie in großer Hoffnungslosigkeit auf Erfolg äußern.

1. Lösung der Wohnungsfrage in einer Weise, die auch vor dem Kriege nicht erfüllt war, und den hygienischen und sittlichen Forderungen der Kultur entspricht. U. a. Technisierung der Inneneinrichtung, Elektrisierung zur Entlastung und Hygienisierung der Hausfrauenarbeit. Billige Mieten, keine Erhöhung mehr.

2. Lösung des Erwerbslosenproblems in einer Form, die nicht nur die Allgemeinheit belastet, sondern vor allem die bevorrechteten großindustriellen und großkommerziellen Kreise.

U. a. auch strengere Steuerkontrolle der wirtschaftlich starken Kreise.

3. Richtige Honorierung jeder Form der Arbeit; Achtung vor der Leistung und nicht vor dem Kapital.

4. Keine Entlassungen heiratender Beamtinnen, Lehrerinnen, Angestellten.

5. Keine Entlassungen schwangerer Frauen sondern Beurlaubungen in der Zeit der Schonungsbedürftigkeit und Stillzeit bei fortlaufendem Gehalt.

6. Errichtung von Fabrikskrippen und Horten zur Ermöglichung und Erleichterung der Mutterschaftspflichten (Stillen) auch bei notwendiger Erwerbsarbeit der Frau.

7. Einrichtung von Mütterheimen (keine Findelhäuser!) besonders auch solcher, in denen sittlich starke, arbeitende Frauen ein dauerndes Heim mit ihrem tagsüber im Heim gut versorgten Kind finden, in dem sie auch verpflegt werden und sich abends — auch später mit dem heranwachsenden Kind — in Wohn- und Schlafzimmer in vertraut-familiärem Zusammensein zurückziehen können. Solche Heime wären wohl imstande, sich aus den Zahlungen der arbeitenden Mutter und denen des Kindsvaters selbständig zu erhalten; sie würden unseres Ermessens keine Belastung der wohlfährtigen Einrichtungen bedeuten.

8. Mutterschaftsversicherungen unter besonderer Belastung vermögender kinderarmer Familien.

9. Wirtschaftliche Beihilfen für Frühehen. Die junge, noch kindliche Frau ist psychisch vorwiegend auf Liebe und Mutterschaft eingestellt. Später treten außer der Abnahme an körperlicher Frische und Gesundheit u. a. Kulturinteressen in Konkurrenz mit den Mutterschaftsaufgaben. Die junge Frau der Mutterschaft, die reife der Kulturaufgabe. — Bei Männern besteht die Gefahr, daß, wer nicht jung heiratet, sich später immer schwerer zur Heirat entschließt. Späte Heiraten werden häufiger als frühe ohne ideelle Grundlage, ohne natürlichen Instinkt, also unbiologisch, rein vernunftgemäß geschlossen.

10. Viel stärkere Heranziehung der Männer zur Verantwortung den Folgen ihrer geschlechtlichen Beziehungen gegenüber. Uns sind ungezählte Fälle bekannt, in denen der Mann aus reiner Bequemlichkeit zu einer Ehe nach vieljährigem (in einem Falle 5 jährigem) Verlöbnis nicht bereit war. „Die Verhältnisse sind zum Heiraten noch zu schlecht." Sie veranlassen die Braut zur Abtreibung oder überlassen ihr allein die Entscheidung, oder sie erklären sich bestenfalls einverstanden, die gesetzlich vorgeschriebenen Zahlungen zu leisten — aus der Vogelperspektive lassen sie sich zur Anteilnahme an dem Schicksal der jahrelangen Geschlechtsgenossin herbei. Die Ärmste, die fast immer ihren Beruf aufgeben muß, soll mit ihren Mühen und ihrem Kummer allein fertig werden. So macht man frohe, kinderwillige Mütter!

Zum Schluß sei meinen sozialen Mitarbeiterinnen Frau *Dr. Bernstein* und Fräulein *R. Fischer* für ihre wervolle Hilfe durch Recherchen und vor allem bei der mühseligen Arbeit der Aufstellung und Berechnung der Statistiken herzlich gedankt.

Das Findelwesen.

Von *L. Ruland,* Würzburg. (Selbstbericht).

Das Findelwesen ist nur zu verstehen, wenn wir seinen geschichtlichen Werdegang verfolgen. In der Bekämpfung des Bevölkerungsrückgangs waren schon die römischen Kaiser bemüht, durch allerhand Begünstigungen die Aufzucht derjenigen Kinder zu fördern, deren Leben durch die damals übliche Kindesaussetzung gefährdet war. Das strenge Verbot der Kindesaussetzung im Christentum vermochte den alten Brauch nicht ganz zu beseitigen, die harten Strafen, welche die Ehebrecherin trafen, die gesellschaftliche Ächtung, der die uneheliche Mutter verfiel, trugen noch weiter zur Aussetzung bei. Deshalb suchte das christliche Mittelalter durch zahlreiche Findelhausgründungen diese Übelstände zu mildern. Diese Findelhäuser hatten wenig oder gar keine Ammen, die Häuser waren oft schlecht, das Pflegepersonal unkundig. Deshalb starben fast alle Kinder schon im Säuglingsalter. *Vinzenz v. Paul* verbesserte den Betrieb, indem seine Findelhäuser nicht mehr Aufenthaltsheim, sondern nur Sammel- und Durchgangsstation waren zur Verbringung in ländliche Familienpflege bei stillenden, ehelichen Müttern. Diese Form hat sich für alle Zukunft als einzig richtige bewährt. Kurz vor dem Auftreten der *Malthus'schen* Angst vor Übervölkerung schwärmte noch die Aufklärungszeit von möglichster Volksvermehrung. Staatliche Fürsorge sollte die „Population" fördern, und im Findelhaus hoffte man auf ein Mittel, durch die Sorge für verlassene Kinder Soldaten, Matrosen, Dienstboten usw. zu gewinnen. In diesem Sinne hat besonders *Napoleon I.* das Findelhaus begünstigt. Der Erfolg mußte ausbleiben, und eine heftige Gegenkritik brachte das Findelhaus um so mehr in Mißkredit, als die Polemik durch konfessionelle und politische Schlagworte vergiftet wurde: man sprach von katholischem und protestantischem, romanischem und germanischem System, obwohl England, Holland, Schweden, Dänemark, Rußland mit ihren blühenden Findelhäusern weder katholisch noch romanisch sind. Das oberflächliche Buch von *Hügel* hat viel Schaden gestiftet. Die Überhandnahme der Fruchtabtreibung in unseren Tagen läßt auch den Wunsch nach Findelhäusern wieder aufkommen. Auch wäre es besser, wenn der Staat sich der verlassenen Kinder noch im Alter der Unschuld annehmen und sie zu brauchbaren Menschen erziehen würde, statt daß er sie erst in Verwahrlosung schuldig werden läßt, um dann in Zwangserziehung und Gefängnissen nutzloses Geld für sie auszugeben. Zur Wiederbelebung des Findelhauses hat Dr. *Nassauer*-München praktische Versuche unternommen, aber nur Staatshilfe könnte das Problem befriedigend lösen. Eine Drehlade würde unsere Kultur nicht mehr ertragen, aber eine gewisse, vertrauliche Geheimhaltung für die ersten Jahre wäre nötig und durch Gesetzgebung festzulegen.

Diskussion:

Dr. Riese: Ich möchte mich mit einigen wenigen Worten gegen die Auffassung des Herrn *Ruland* wenden, daß das Findelhaus heute eine nützliche und sittliche Einrichtung sei. Von meinem Frauenstandpunkt aus muß ich betonen, daß ich das nicht anerkennen kann. Das Findelhaus würde nur eine Bejahung und Unterstützung der Moral sein, die bisher geherrscht hat, nämlich einer vom Manne im allgemeinen verantwortungslos geführten Geschlechtsmoral, und statt, daß unsere Arbeit darauf zielte und es erreichte, daß die Moral des Mannes sich besserte und die der Frau sich mindestens auf dem bisherigen Stand hielte, würde auch die Frau in ihrer Geschlechtsmoral herabgezogen werden. Wenn eine Frau, auf welchem Weg und welchem Erlebnis auch immer es sich aufgebaut haben mag, ein Kind bekommt, so muß sie dieses Erlebnis bejahen und darf nicht im Findelhaus vermittels der Drehlade, um mich symbolisch auszudrücken, das Kind absetzen. Damit wird immer wieder die uneheliche Mutterschaft herabgewürdigt. Es gibt noch andere Möglichkeiten, die ich kurz erwähnen will, in denen man für das Kind dringend und eilig sorgen kann, aber gleichzeitig auch für die Mutter seelisch, moralisch und wirtschaftlich sorgt, indem man die Mutter nicht nur als ein schlechtes Gefäß benutzt, um einen guten Gegenstand eine Zeitlang zu bewahren und ihn dann an die Gesellschaft abzugeben. Nur wenn die Mutter mit dem Kinde verbunden bleibt, ist sie auch in den sozialen Rahmen eingefügt, mit dem sie durch das Kind mit der Gesellschaft verknüpft wird. Wenn man Mütterheime statt Findelhäuser schafft, dann hat man das richtige getan, und zwar müßte es Mütterheime verschiedener Art geben, für die Aufnahme auf kürzere Zeit, aber auch solche, in denen einsame Frauen ihr Kind und einziges Lebensglück für das ganze Leben pflegen und erziehen könnten, wo sie ihr Heim finden, während sie draußen im Beruf oder sonstwie sozial tätig sind, wo sie arbeiten und ihr Kind selber versorgen, das während der Arbeitsstunden gut verwahrt wird.

Ich kann in der Kürze der Zeit natürlich auch nur kurze Andeutungen machen; über dieses Thema läßt sich ja ein besonderer Vortrag halten. Ein Wort möchte ich nur noch gegen das System sagen, die Kinder provisorisch im Findelhaus unterzubringen, um sie dann in Privatpflege zu geben. Darin mag der gute Gedanke liegen, daß ein Kind in der Familie besser aufwächst als im nüchternen großen Haus, in dem nur Beamte die Erziehung der Kinder übernehmen. Aber die Pflegefrauen, die ein Kind annehmen, tun es doch nur, um sich einen Erwerb zu schaffen, nicht aus Liebe, sondern aus Erwerb werden die Kinder gepflegt, und damit wird der Zweck nicht erreicht. Viel besser und geeigneter sind gut geleitete und gut kontrollierte Mütterheime, in denen die Mütter wenigstens abends, wenn sie von der Arbeit kommen, eine Kontrolle über die Pflege und die Entwicklung des Kindes haben, eine enge Beziehung zwischen Mutter und Kind gedeihen kann, während das in Privatpflege nicht möglich ist.

Dr. Witkowski: Nur ganz kurz möchte ich auf die Einwendungen der Vorrednerin eingehen. Selbstverständlich will ich nicht Findelhäusern im alten Sinne das Wort reden, wo die Kinder infolge einer unzweckmäßigen Wartung und Pflege zugrundegingen. Wir müssen vielmehr die heutigen Verhältnisse berücksichtigen. Wenn eine Mutter aus nicht vorhandenem Muttergefühl oder aus anderen Gründen ihr Kind aussetzt, so ist es doch viel besser, sie hat die Möglichkeit, es wenigstens vor den körperlichen Schädigungen, die ihm sonst drohen, zu schützen. Mütterheime, wie sie Frau Dr. *Riese* erwähnt hat, sind ja zum großen Teil schon eingerichtet und besonders in der Großstadt in Übung. Aber alle diese Einrichtungen erfordern einen so großen Kostenaufwand, daß wir ihn unter den heutigen Verhältnissen nicht mehr aufbringen können. Deshalb müssen wir jede Unterbringungsmöglichkeit, mag sie Findelhaus, Säuglingsfürsorge oder wie in Berlin Waisenhaus der Stadt Berlin heißen, dankbar begrüßen, weil sie Kinder unbekannter Provenienz dem körperlichen Tode entreißt. Selbstverständlich wäre es im Sinne der Vorrednerin wünschenswert, wenn wir das sittliche Verantwortungsgefühl allgemein so heben könnten, daß die werdende Mutter gar nicht auf den Gedanken käme, ihr Kind einer ungewissen Zukunft auszusetzen oder es einem unbekannten Schicksal zu überantworten. Von solchen idealen Verhältnissen steht die Wirklichkeit aber noch meilenweit fern. Deshalb möchte ich Sie erinnern an die Ausführungen, die vor anderthalb Jahren auf dem Deutschen Ärztetag in Leipzig im Anschluß an das Referat von Sanitätsrat *Vollmann* über Findelhäuser, ich glaube, vom Kollegen *Nassauer* (München) gemacht worden sind, der einem kulturell gehobenen, mit allen ärztlichen und pflegerischen modernen Mitteln ausgestatteten Findelhaus das Wort redete. In dem Gedanken an diese Vorteile, die das moderne System, wenn ich so sagen darf, der Findelhäuser oder Säuglingsheime für die Sicherung der Zukunft dieser Kinder bietet, können wir uns wohl in unseren Bestrebungen begegnen.

Ludwig Ruland (Schlußwort): Ich danke vor allen Dingen meinem Herrn Vorredner für seine Worte, aber auch der Dame, die opponiert hat. Was sie sagte, entspringt nur der Unkenntnis über das moderne Findelhaus, die ich in meinem kurzen halbstündigen Vortrag gestern nicht beheben konnte. Sie werden von mir gehört haben, daß das neuzeitliche Findelhaus, wie eigentlich das Findelhaus immer, vor allen Dingen auf die natürliche Ernährung der Kinder bedacht ist, und woher soll diese kommen, wenn nicht im Findelhaus Mütter wären! In den neuen Findelhäusern — und das geht schon auf hunderte von Jahren zurück — ist immer die Möglichkeit, daß Mütter, die sich von ihren Kindern nicht trennen wollen, schon vor der Entbindung das Findelhaus aufsuchen und dort eine gewisse Zeit verbleiben. Leider aber sind die unehelichen Mütter, die hier in Betracht kommen, vielfach erwerbstätig und die Notwendigkeit des Lebens treibt sie in einen erwerblichen Beruf zurück, sodaß sie sich von ihrem Kinde trennen müssen. Es ist sehr leicht und schön, von dem idealen Familienleben und dem idealen Zusammensein von Mutter und Kind zu reden; allein Sie dürfen nicht vergessen, daß es eine Menge von Familien gibt, die nicht bloß ersetzt werden können, sondern daß viele Familienbande dringend eines Ersatzes bedürfen, und daß nicht jedes Kind aus ganz unglücklicher Provenienz einen großen Verlust erleidet, wenn es etwa mit einer pflichtvergessenen Mutter nicht in dauernder Lebenzbeziehung bleibt. Wir müssen eben die Dinge nehmen, wie sie sind. Schon im decretum *Gratiani* steht: alle Übungen in Wohltätigkeit gelten und sind da für die bestehenden Übel, und hier darf man nicht auf der einen Seite eine Idealfamilie nehmen und ein ausgestoßenes Kind nehmen, sondern man muß die unehelichen Mütter so nehmen, wie sie sind, in ihrem Verantwortlichkeitsgefühl, vor allen Dingen aber auch in ihrer sozialen Lage, dann wird man zu einem anderen Ergebnis kommen.

Im übrigen ist das Vergeben in Privatpflege eine Notwendigkeit. Gerade gestern hat mir nach meinem Vortrage ein Herr aus dem Reichsgesundheitsamt mitgeteilt, daß sich heutzutage in der mit allen hygienischen Mitteln verbesserten Kasernierung von Kindern in Säuglingsheimen und ähnlichen Anstalten eine Schwierigkeit herausstellt, daß das Zusammenbringen von sehr vielen Kindern im Säuglingsalter immer eine Gefahr bedeutet. Also ist unter Umständen die Verteilung der Kinder in Privatpflege vorzuziehen. Ich kenne die Verhältnisse z. B. aus Spanien; wenn dort die Frau eines Kleinbauern oder eine Bahnwärtersfrau mit Kuh und Ziege ein solches Kind gegen ein gewisses Entgelt annimmt, so geht es ihm sehr viel besser, als wenn es bei der Mutter bleibt, die einer viel niedrigeren Sphäre angehört. Die Kinder sind keine Prinzessinnen, die in das Findelhaus gegeben werden. Wir müssen bei der Realität bleiben. Aber in diesen Fragen kann man nicht von heute auf morgen lernen; dazu gehört eine eingehende Beschäftigung.

Wir dürfen uns auch nicht an Worte hängen. Dort, wo das Säuglingsheim im Dienst des Fürsorgewesens arbeitet, ist es eben nichts anderes als ein Findelhaus. Wir haben Städte, zu denen ich auch Berlin, vor allem Düsseldorf, Leipzig und Dresden rechne, wo Ausgezeichnetes auf diesem Gebiete geschaffen ist. Aber die Fürsorge für die Kinder ist vielfach nur im Rahmen der Armengesetzgebung und Armenhilfe möglich, sie kann so gut und so schlecht sein, wie es lokal jeweils bestellt ist.

Zum Findelhaus aber gehört immer die Möglichkeit einer diskreten Abgabe des Kindes für gewisse Fälle. Eine Drehlade im alten Sinne ertragen wir in unserem Kulturbewußtsein nicht mehr, und dafür trete ich nicht ein; aber es müßte die Möglichkeit einer gewissen Diskretion bei der Aufnahme des Kindes gegeben sein, bei der vielleicht nur der Anstaltsleiter oder Anstaltsarzt auszunehmen wäre. Wenn dann meinetwegen nach 10 oder 20 Jahren sich die Verhältnisse geändert haben, wenn eine Tochter aus besserer Familie nach 10 Jahren vielleicht nicht mehr die sozialen Hemmungen hat, sich zu ihrem Kinde zu bekennen, dann können sich Mutter und Kind wieder zusammenfinden. Aber in diesen dringenden Nöten darf man nun einmal nicht den Boden der Wirklichkeit verlassen und sich einer idealen Schwärmerei hingeben.

Possible Results of birth Control in Sexual and Parendtal Morality.

By *Dora Russell*, London.

The most important change introduced by reasonably certain methods of contraception is the possibility of drawing a clear distinction between sexual and parental functions. Traditional morality invariably associates sex with parenthood as a natural and inevitable consequence. Men and women marry on the strength of a more or less mutual sexual desire and accept as according to nature the family which results from their union, whether it be large or small. It is commonly assumed that the love and family relation is all based upon one fundamental instinct, libido or sex, which accounts for both sexual and parental feeling. But is this true?

What is parental feeling?

It is thought to be

1. Expression of the libido. This is emphasised by followers of *Dr. Freud,* who think feeling of parents for children is a perversion of sexual feeling;
2. Expression of pride in property, — as such associated with the patriarchal system.
3. Not so much the cause as the result of the care and anxiety lavished on the young. (cf. Chalmers Mitchell on the Childhood of Animals).

It is tacitly assumed in Europe that people marry for sexual rather than parental reasons.

The traditional Christian view is that marriage is better than a state of desire, and marriage as parenthood comes to be regarded as secondary.

The desire for "self-perpetuation" spoken of by biologists, is by most people regarded as the same as sexual desire.

Parental feeling has, in my view, precisely the same origin as the desire for personal immortality, and is, as such, quite distinct and different from sexual desire.

The earliest organisms perpetuate themselves without sex. The impulse of organic matter is to spread as widely as possible through the universe. That such spreading is accomplished in human beings and other species through sexual differentiation, is a mere accident, or convenience of method.

Parental feeling, one may say, is older and more primitive even than sex. The psychological difference between parental and sexual feeling is clearly marked. Sex reveals to us a different type of personality from ourselves, whom we love, understand, and live harmoniously with. Often the more different the two lovers, the more wonderful the mutual exchange and partnership. Parenthood gives to us creatures l i k e o u r s e l v e s, made from ourselves. We live again in them, and the more l i k e they are to us, the greater our understanding of them, and delight in them.

The power of the "growth impulse" or parenthood is very plain among the Chinese and the Jews who seek immortality through descendants, or "seed".

The expression of parental feeling traditionally takes the form of impressing on the child all the taboos and customs of the parents, so that it may truly give them immortality.

This animal, primitive parental feeling has been for a long time sublimated in the *Christian* doctrine of the immortality of the individual soul. The family has given way to the individual, who is answerable not to the race, but to a supreme God. This explains why we do not so clearly understand parental feeling as the Chinese or Japanese. Further, we have brought sex into undue and ridiculous prominence by ascetic teaching.

P a t r i a r c h a l c o n f u s i o n o f s e x a n d p a r e n t h o o d.

Prior to such asceticism, however, the dominance of men led to confusion between sex and parenthood.

In man the physical act of parental creation coincides with the sexual act.

In woman, the sexual act, however delightful, is not the important part of maternal creation. She carries, nurtures and frequently educates the child. She has a direct experience of parental creation, more satisfying to her organic "growth impulse" than the share of the man is to him. Lacking this experience leads men into confused thinking on this subject. Ludovici and others, for instance, choose to call pregnancy and lactation part of the female "s e x cycle", thus showing how serious is the masculine confusion of mind.

The patriarchal system, e. g. rights of property of a man in a wife or wives, and children, is the substitute men have built themselves for the woman's experience of parental creation.

They desire clear evidence that they have perpetuated themselves; therefore they have need to ensure the chastity of their women in order to obtain certainty of descent. Without certainty of descent their "growth impulse" is not satisfied.

Holding and bequeathing of private property supplements the primitive animal "growth impulse". The "anxiety and care" element in affection enters in, but later. The sexual element in parental feeling I believe to be an abnormality due to sexual starvation or inhibitions in the parents. It would not exist if our social customs and the mental and physical system of our education were changed. It does not exist now in normal families.

R e s u l t s o f b i r t h c o n t r o l.

1. if we do not change social prejudices and customs;
2. if such prejudices and customs are changed.

Voluntary parenthood.

It is probable that clearer thinking on these matters brought about by birth control will lead to the changing of certain prejudices and customs. Present results of birth control are, none the less, on the whole good. The first result is that men and women realise that parenthood can be voluntary. It does not immediately follow from sexual partnership whether inside or outside marriage. Therefore reasons for having children become more clearly defined. It is seen that to feel sex love for a man or woman does not necessarily mean that you wish to have children with that man or woman. A decision to have children depends on other factors which are also considered, e. g. a strong parental impulse, economic and eugenic considerations, likelihood of wars, etc. When once women realise that they are not bound by an iron law to have children, they tend to refuse to have them if the children are likely to be born to disease, or starvation, or almost certain death in a future war. Also there are many modern men and women who experience sex desire without an intense desire for self-perpetuation. They do not have children because they are not interested in them. Given a widespread knowledge of birth control among all classes, these results are on the whole good. They mean that our future citizens are likely to come from men and women who are

1. healthy
2. strongly parental and therefore likely to be responsible and affectionate.
3. in an economic position sound enough to ensure reasonable nourishment and care.

Non-parental and irresponsible stocks (assuming wide knowledge of birth control methods) will tend not to be reproduced.

But equally, many who are poor,but strongly parental in feeling and healthy and intelligent, may be debarred from parenthood by economic difficulties, or the industrial organisation of life which is in many respects harmful to biological needs. These difficulties cannot be met without changes in economic organisation, to which I will return later. (In this connection I do not propose to consider the question of numbers of population, though I regard it as important that the population should be limited. The quality, in any case, is important).

Sexual freedom.

It is commonly said that birth control would mean increases of extra-marital licence. Quite the contrary seems so far to be the case. The recent Swiss returns showed that with the lowest birth rate on record, there were more marriages, and those Cantons in which there were fewest marriages had the highest number of children per thousand married women of child-bearing age.

Similar results appear in England and America.

What is happening? People are marrying — as they always have done — on a sexual impulse, but they are choosing either to have few or no children. Easier divorce allows the sexual partnership to be broken without undue loss of respectability. From a conventional moralist's standpoint this may be regarded as good, because it means open sexual partnerships with home and a common life for the young people instead of secret spasmodic affairs. To insist, as do traditional dogmatists, that marriage must be accompanied by children, and be entered into by virgin men and women means, if followed literally, a poverty stricken home, in which the numerous children have no chance, and the parents, from inexperience, are possibly badly matched and sexually miserable. This will have bad results on the home life and their psychological relation to the children. If not followed literally, it means a period of secret sexual licence accompanied by coarseness and a sense of sin, followed by a fertile marriage, in which the man is worried and the woman a miserable slave.

The traditional view of marriage thus makes it a sexual compact in which children "happen": the modern view makes it a sexual compact in which children only "happen" when definitely desired.

Changes in social customs.

The second is preferable to the first, but both of them, in my view, subordinate children too much to the sexual caprice of their parents. All of this has sprung from the unfortunate confusion between sexual and parental feeling, and the subsequent insistence in Christian doctrine on immortality and the importance and sinfulness of sex. Sex is all that is left to us as a basis for marriage. Children no longer belong to us and perpetuate us as they did when family feeling and parental authority were strong. They became first souls belonging to God, and then citizens belonging to the State. Thus, modern people who no longer sublimate parental feeling (or the growth impulse) in personal immortality, seek an outlet for it in individual selfexpression here — "having a good time", living with every side of their nature, "tasting all possible experience", or having great possessions, power or fame. The reaction of such people to the suggestion that they really desire children, or ought to have children, or take an interest in them is often of a violent nature, indicating that here we are touching an inhibition of a deep seated desire, like the sexual inhibitions examined by *Dr. Freud.*

I suggest that it is as useless and dangerous to preach the duty of parenthood to such people as it has been to insist upon sexual abstinence. A more delicate psychological disentanglement is demanded. The natural course to which birth control will lead us by separating sexual and parental desire is to distinguish sharply between sexual and parental partnerships; — that is to allow complete sexual freedom to men and women without social ostracism and contempt, and, so far as possible, to uphold parenthood and not sex as the primary basis of a marriage. We could teach young men and women more honesty in these matters, and then allow a period of sexual experiment in which they would in time discover whether they really desired children and gain the experience necessary to selecting a partner with whom to have children. The loosening of the marriage tie by easy divorce does not serve this end satisfactorily. Young people taught in an old-fashioned way, fall in love, marry thinking it is for all time, have a child, and then divorce after two or three years, to follow another sexual caprice. This could not happen to so great an extent if it were not for the teaching that romantic and perpetual love rather than responsible parenthood is the basis of marriage. Individually and socially we should gain by recognising the romantic beauty of love as something very different from the romantic and creative beauty of deliberate parenthood. To trail parenthood behind sex as a painful consequence or a necessary duty is the best possible way to destroy the happiness both of children and of parents.

Sexual freedom would allow men and women happiness in love and then a free choice as to whether they would enter a parental partnership or marriage. Such a marriage would, as society is at present constituted, imply a more or less permanent common life so long as the children were young. I do not hold that it should imply strict marital fidelity on either side, but only fidelity sufficient to ensuie the paternity of the children.

Sexual and Maternal Freedom of Women.

There are many other developments of sexual morality to which birth control may lead. Reasonable certainty of contraceptives puts women on an equality with men as to freedom of sexual relations. It removes the risk of illegitimate and unwanted children.

The other traditional reason for great insistence on female chastity, namely certainty as to the paternity of children, can be more satisfactorily dealt with by birth control than by the restrictions to feminine liberty in the patriarchal system. Unless women are absolutely cloistered as in Mahometan custom, no man can be absolutely certain that even children born in wedlock are his own. He depends on the honour of his wife to precisely the same degree in which he depends upon her honour if she is free and uses contraceptive measures.

Here economic considerations cannot be ignored. Women in a position to earn, or possessing property, may choose a life of sexual freedom, and also determine to have a child or children supported by themselves. A matriarchal family system is of course more logical than the patriarchal one, but it must be recognised that such a system would give men less satisfaction in their parental or growth impulse than the present system. None the less, I can see no reason whatever for maintaining that a man's wages should be the sole support of his wife and children, for this meanst hat no woman may have a child unless she can find a permanent husband in a sound economic position. It means also, as we saw, that very desirable parents are kept from having children by economic stress.

The following are practical suggestions for helping this difficult situation.

1. Discouragement of undesirable and unwilling parenthood by education on health matters, birth control propaganda and information as to methods.
2. Encouragement of desirable and willing parenthood by improved maternity care, child welfare, and grants and incomes in aid of maternity, whether the mothers are married or unmarried according to the law.
3. Encouragement by enlightened teaching of generous parental partnerships between men and women who would allow each other

freedom, but deal honourably one with another as to the compact that the children reared by them should be the product of their parental union.

Parental co-operation between men and women as equals is to me a fine thing, of which we have not yet had sufficient experience owing to our muddled planning and thinking. But at the same time I see no reason for refusing a man or woman his right to children by different fathers or mothers.

This brings us to the matter of

Parental morality.

In this birth control has a profound effect.

Parental morality in the past shows to what degree the children were subjected to any consideration other than their welfare. Children were plentiful and troublesome. They were regarded as entirely subject to their parents, who had the power of life or death over them. They were to revere the parents, imitate them in all things, and carry on traditions. They were used as the economic support of their parents while very young, set to work on the land, sold into slavery, driven into the factory. They were expected when adult to support the parents in their declining years. Parental authority and control has been lately usurped by the State, with results partly beneficial and partly harmful to the children, and almost wholly harmful to parental feeling.

The difference between voluntary and involuntary parenthood is far greater than people imagine. The child becomes a matter of free choice, not a burden, a deliberate creation, not a chance.

This makes the parents set a higher value on the child, and feel that they have a greater power in creating it than when it comes to them blindly. They can select a time when they are in health, and when economic circumstances, as far as they can see, give parents and child a reasonable chance. They satisfy the growth impulse more because they do so deliberately and voluntarily. All these considerations lead them to look to the future rather than the past, and instead of seeing their children as vehicles for merely handing on tradition, they see them as a glorified, re-created and important edition of themselves. They do not demand service and gratitude of the child just because they are looking to the future rather than the past, and all they ask is that the child should live as wonderful and splendid a life as possible. This will be the reward for their care.

All these things exist already to some degree, and unconsciously in those we call "good" parents. They are intensified a hundredfold in voluntary or deliberate parenthood. For when we create deliberately it is as the artist or sculptor creates, to achieve something lovely or magnificent. There are not many men and women who, with a full knowledge of birth control, would deliberately create a large family in order that the children's labour should help support the parents. That line of thought belongs to a state of society when ignorance or superstition bring torrents of unloved children, ill-treated and made use of because blind chance brought them into life at the bidding of their parents' sexual desires.

How vast a change it is-from marriage saturated with the masculine view of sexual relationhips; a wife submitting in duty to her husband, however weary and undesirous of love; trembling with dread of further pregnancies which are harmful at the time and an agony afterwards from the ill-health and hunger of herself and the children, and her struggle often to obtain even from her husband the necessary means of life; — to a marriage contracted in mutual knowledge and delight, of mating in health and enjoyment of love; followed by mutual agreement to create children; then the co-operation over their mental and physical education; the mother, through youth and vigour, retaining her sexual life beside her maternal happiness; and the father, through deliberate parenthood, taking a grater share of interest in a responsibility for caring for the children.

There would soon be less need of that bitter distinction between the burdened wife and mother, and the lady of pleasure to whom a man was formerly driven because by excessive childbearing he had ruined the charm of his wife. How great a change too from states and governements bullying the citizens to provide them with fodder for industry and cannon, to the attitude I read recently in the London Times, which, admitting that the fall in the birthrate was past remedy, began to advocate greater care of the population in youth, and in adult sickness, so that a small healthy people might be as efficient as a large and sickly one! Here again, birth control has given children a scarcity value. By refusing to have unlimited children women have brought home to the community the wicked waste of infant and adult life, and the immense dangers of maternity as at present tended. Through our birth control propaganda in England, for instance, the miners have at last heard that the vocation of their wives is five or six times as dangerous to life as theirs — and theirs is the most dangerous trade of men.

Through deliberate, creative parenthood in the individual, we drive the state inch by inch to an attitude of kindness and creation towards its citizens. In fact, one may say that the biological parental feeling which I have described is the basis of social co-operation as expressed in the State; and, with the change in the expression of parental feeling in the individual, will ultimately come a change in the attitude of the State.

One other important effect of birth control on the relation of parent and child may be observed.

With a greater degree of sexual freedom before a parental partnership is undertaken, there is a greater likelihood of the two people concerned being sexually satisfactory to one another, since inexperience is one of the most serious causes of sexual disharmony. This will tend to diminish the element of perverted sex which *Dr. Freud* has observed in the relations of parents and children. Sexually satisfied fathers and mothers will not "fix" upon their children as the unsatisfied and inhibited do at present.

In a parental partnership which is, or becomes sexually unsatisfactory to either party, mutual tolerance of sexual freedom can mitigate this, and again save the children from a sexual element in the parental affection.

I lay it down that where a serious parental partnership has been undertaken the first consideration must always be the psychological and economic welfare of the children. But it must not be bought by profound instinctive sacrifice by either parent. This is useless, as the psychological atmosphere is bound to be influenced by such a sacrifice, and the psychological atmosphere is what is important to the children.

To sum up then, birth control will in my opinion

1. make men and women equal as regards sexual liberty;
2. make harmonious sexual unions more probable through an honourable freedom of sexual experiment.

   Such freedom will in turn react in favour of normal relationship between parent and child, through diminishing the number of sexually starved married people.
3. by disentangling the animal sex desire from the organic growth principle or parental feeling, make that feeling more powerful for conscious and creative racial improvement, and also for the happiness of parents and the stability of parental unions;
4. diminish the number of bad parents by not forcing them to have children;
5. give children a scarcity value which will make parents and community more concerned to see that they are healthy and do not starve;
6. Cause the mother and wife to retain sexual happiness in addition to maternal happiness.

Wider aspects ot birth control do not come within the scope of this paper. These considerations, alone, however, would appear to me to show the immense advantages of birth control for the happiness and welfare of men and women as well as of their children.

Sexuelle Differenzierung der Sterblichkeit.

Von *Heinrich Silbergleit*, Berlin.

Über das Zahlenverhältnis der beiden Geschlechter bei den Geburten ist schon unendlich viel geschrieben und gesprochen worden. Man hat längst festgestellt, daß hier die Paarung der Geschlechter keine vollständige ist, daß überall, bei allen Völkern und zu allen Zeiten, soweit überhaupt Unterlagen vorliegen, ein Überschuß auf Seiten der Knaben besteht, daß es sich also ganz unzweifelhaft um eine gesetzmäßige biologische Erscheinung handelt. Weniger Beachtung aber wurde und wird der Frage einer etwa bestehenden geschlechtsdifferentiellen Sterblichkeit zuteil, wenn es auch an der Registrierung der Sterbefälle nach dem Geschlecht schon seit Jahrhunderten nicht gefehlt hat. Für eine gewisse Anzahl von Nationen liegen auch wohl methodische Berechnungen der Sterblichkeit in der Form von Sterbetafeln für jedes der beiden Geschlechter vor, doch sind die Ergebnisse kaum über den doch recht engen Kreis der Bevölkerungsstatistiker hinausgedrungen, wie überhaupt die Frage der unterschiedlichen Sterblichkeit von Mann und Frau einem allgemeineren aktiven Interesse bisher wohl kaum begegnet ist. Deshalb erschien es nicht unangebracht, gerade in diesem Kreise das Problem zur Sprache zu bringen und dieses soweit möglich auf Grund neuerer Erfahrungen.

Diese Differenzierung setzt ein, schon bevor das Kind das Licht der Welt erblickt. Schon bei den Totgeborenen besteht ein Überschuß auf Seiten der Knaben und zwar ein solcher von größerem Ausmaße, als bei den Lebendgeborenen. Im Durchschnitt der Jahre 1921/23 kamen im Deutschen Reich auf je 1000 weibliche 1070 männliche Lebendgeborene, bei den Totgeborenen aber auf je 1000 weibliche nicht weniger als 1255 männliche Kinder. Wenn sich die Ziffer bei allen Geborenen auf 1075, also nur um ein ganz Weniges höher stellt, als bei den Lebendgeborenen, so ist das lediglich die Folge des geringen Bruchteils, den die Totgeborenen an der Geburtenzahl überhaupt darstellen — durchschnittlich kommt in Deutschland nur jedes 32. Kind tot zur Welt. Dieser Knabenüberschuß bei den Totgeborenen ist aber nicht etwa ein Zufallsprodukt, denn er kehrt regelmäßig wieder, noch ist er aus der etwa besonderen Eigenart der deutschen sozialen oder wirtschaftlichen Verhältnisse zu erklären, denn er findet sich auch in anderen Ländern. Und überall ist er nur mäßigen zeitlichen Schwankungen unterworfen, wenn auch im allgemeinen größeren, als bei den Lebendgeborenen, bei denen er vor dem Weltkriege Jahrzehnte hindurch nahezu der gleiche, nur zwischen 5 und 6% der Mädchen schwankende, geblieben ist und erst im Kriege und besonders nach dem Kriege, im Jahre 1919, die berühmte Steigerung auf 8% erfuhr. Eine derart ausgesprochene Zunahmetendenz aber hat der Knabenüberschuß bei den Totgeborenen nicht aufzuweisen. Hatte er sich, wie die nachstehende Übersicht zeigt, im Jahre 1919 auf 26,5% der Mädchengeburten belaufen, so war er doch in der Vorkriegszeit meist höher. Im Jahre 1907 stieg er sogar bis auf 30,1%, während er sich damals bei den Lebendgeborenen auf dem Niveau der vorhergegangenen, wie der folgenden Jahre gehalten hatte. Und auf das Ansteigen bei den Lebendgeborenen in den Jahren von 1916 bis 1919 hat der Kollege von den Totgeborenen sehr wenig reagiert.

Im Deutschen Reich kamen

Jahr	auf je 100 Mädchen Knaben bei			Auf je 100 aller Geborenen kamen Totgeborene
	den Lebendgeborenen	den Totgeborenen	allen Geborenen	
1923	106,8	125,6	107,3	3,2
1922	107,0	126,3	107,5	3,2
1921	107,3	124,6	107,8	3,2
1920	107,2	126,0	107,7	3,2
1919	**108,0**	126,5	108,5	3,0
1918	107,3	124,1	107,7	3,1
1917	106,9	121,7	107,3	3,0
1916	106,5	126,7	107,1	3,1
1915	105,5	123,9	106,0	3,0
1914	105,6	126,9	106,2	3,0
1913	105,4	126,2	106,0	2,9
1912	105,9	126,1	106,5	2,9
1911	105,5	127,0	106,1	2,9
1910	105,3	127,2	105,9	2,9
1909	105,3	127,1	105,9	2,9
1908	105,4	128,8	106,1	3,0
1907	105,7	**130,1**	106,3	3,0
1906	105,4	128,0	106,0	3,0
1896–1905	105,3	128,2	106,0	3,1
1886–1895	105,3	129,9	106,1	3,5
1876–1885	105,3	128,2	106,1	3,9

Aber auch in anderen Ländern finden sich ähnliche, vielfach sogar noch größere Spannungen zwischen den Knabenüberschüssen bei den beiden Gruppen der Geborenen. Im allgemeinen ist freilich bei internationalen Vergleichen in Ansehung des Vorkommens der Totgeburten überhaupt mit äußerster Vorsicht zu verfahren, da ihre Registrierung wenig einheitlich erfolgt. Wird doch zwar überwiegend, aber keineswegs durchweg nur dasjenige Kind als totgeboren gezählt, das leblos zur Welt kommt, vielmehr werden in verschiedenen Ländern auch lebend geborene, aber kurz nach der Entbindung gestorbene Kinder statistisch als totgeboren behandelt. Diese Frist beträgt — um nur einige Beispiele zu nennen — in Spanien 24 Stunden, in Frankreich ist sie durch den Termin der Anmeldung beeinflußt, die spätestens nach Ablauf von 3 Tagen zu erfolgen hat. Ein Kind also, welches beispielsweise am 3. Tage stirbt, ohne angemeldet worden zu sein, zählt als totgeboren. Daß darin ein den internationalen Vergleich der Säuglingssterblichkeit beeinträchtigender Faktor liegt, ist ohne weiteres klar. Die Sterblichkeit der Säuglinge ist, solange diese Bestimmung noch nicht aufgehoben ist, in Wirklichkeit in Frankreich größer, als sie aus der Berechnung auf Grund der als gestorben gebuchten Säuglinge hervorgeht. In Großbritannien und den meisten englischen Kolonien werden diese nur durch die Verquickung mit der Anmeldungsfrist zu Totgeborenen gestempelten Kindern überhaupt nicht gezählt. Stillborn are not registered. Bereits vor 32 Jahren, auf dem hygienisch-demographischen Kongreß zu Budapest 1894, habe ich die hierdurch für die Berechnung der Säuglingssterblichkeit sich ergebende Fehlergrenze auf mathematischem Wege zu bestimmen versucht.

So vorsichtig also jeder internationale Vergleich des relativen Vorkommens der Totgeborenen angestellt werden muß, so handelt es sich doch im vorliegenden Falle nur um das Frequenzverhältnis der beiden Geschlechter. Sollte aber mit der Anmeldung der Geburt nur etwa deswegen länger gewartet worden sein, weil es eine weibliche oder weil es eine männliche war? Soweit nicht durch das Gesetz der großen Zahl Grenzen gezogen sind, wird man sich demnach der internationalen Betrachtung der Sexualproportion auch bei den Totgeborenen nicht ablehnend gegenüber stellen dürfen.

Auf Grund der Angaben des im vorigen Jahre vom Internationalen Statistischen Institut veröffentlichen Aperçu de la démographie des divers pays du monde lassen wir eine internationale, mit dem hohen Norden beginnende Übersicht über die auf 100 Mädchengeburten entfallenden Knabengeburten für jede der beiden Gruppen nachstehend folgen. Nur Staaten sind von mir berücksichtigt, die mindestens 1000 Totgeburten im Berichtsjahre aufweisen.

Die Aufstellung zeigt für die europäischen Staaten — abgesehen von Spanien und Griechenland — nur geringfügige Abweichungen bei den Lebendgeborenen, wesentlich größere aber bei den Totgeborenen. In den beiden vorgenannten Ländern aber treten die Ziffern weit über den Rahmen der meisten anderen hinaus. Was Spanien angeht, so lagen die Verhältnisse auch in den früheren Jahren nicht anders. Für Griechenland aber mit seinen hohen Ziffern bei beiden Gruppen liegt allerdings nur ein einziges Beobachtungsjahr vor. Unter den außereuropäischen Ländern ist durch hohen Knabenüberschuß insbesondere bei den Totgeborenen neben einigen amerikanischen Bundesstaaten Ägypten ausgezeichnet und dies nicht bloß in dem einen Beobachtungsjahr. Das Gegenstück, einen vergleichsweise niedrigen Knabenüberschuß unter den Totgeburten finden wir in Japan und Korea. Während sich aber die Ziffer auch für die Lebendgeburten in Japan beachtenswert niedrig stellt, ist sie in Korea außerordentlich hoch — beides auch für die Vorjahre in nahezu gleicher Weise festzustellende, dem Rassenbiologen und dem Kulturhistoriker zur Aufklärung zu empfehlende Tatsachen.

Was aber diesem Vergleich der beiden Vitalitätsgruppen auf Grund der Verhältnisziffer von Knaben- und Mädchengeburten die restlose Schlüssigkeit nimmt, ist der Umstand, daß dabei dem doch — wie schon hervorgehoben — so viel selteneren Vorkommen der Totgeburten in keiner Weise Rechnung getragen ist, wodurch leicht zu

Staat	Jahr	Auf je 100 Mädchen kommen Knaben bei den Lebend-geborenen	den Tot-geborenen	allen Geborenen
Finnland	1923	106,8	138,9	107,5
Schweden	1920	106,4	129,6	106,9
Norwegen	1922	104,1	126,4	104,5
Dänemark	1923	105,5	127,2	106,0
Deutschland	1923	106,8	125,6	107,3
Tschechoslowakei	1923	107,0	124,6	107,4
Österreich	1921	106,2	133,4	106,9
Ungarn	1922	106,9	129,4	107,4
Schweiz	1923	105,4	128,0	106,0
Italien	1923	104,9	129,1	105,9
Griechenland	1921	116,3	151,1	116,7
Spanien	1922	109,3	139,6	110,0
Portugal	1921	105,8	131,2	106,8
Frankreich	1919	105,9	139,5	107,3
Belgien	1923	105,3	134,7	106,5
Niederlande	1923	106,0	120,6	106,5

Für einige Bundesstaaten der U. S. A. — für ihre Gesamtheit liegen Angaben nicht vor — sowie für einige andere außereuropäische Länder lauten die Ziffern:

Staat	Jahr	den Lebendgeborenen	den Totgeborenen	allen Geborenen
Massachusetts	1923	104,7	133,2	105,6
Cormecticut	1923	102,7	136,6	103,8
New York	1923	105,4	133,9	106,4
Pennsylvanien	1923	105,4	139,7	106,5
Nord-Karolina	1923	105,0	135,6	106,0
Süd-Karolina	1923	106,3	129,1	107,4
Michigan	1923	105,8	127,3	106,6
Ohio	1923	106,1	125,3	106,7
Kentucky	1923	106,9	155,1	108,1
Mississippi	1923	106,6	152,1	108,5
Kansas	1923	106,7	121,7	107,2
Nebraska	1923	109,5	144,9	110,4
Kalifornien	1923	107,1	140,1	108,0
Guatemala	1923	106,6	138,2	107,1
Chile	1923	104,7	120,2	105,1
Argentinien	1921	109,5	136,4	110,4
Uruguay	1923	106,1	120,0	106,5
Ägypten	1923	108,2	148,9	108,5
Japan	1922	104,0	118,3	104,9
Korea	1922	111,1	113,9	111,7
Formosa	1922	104,8	123,5	105,5

einer Überschätzung der tatsächlichen Sachlage Anlaß geboten wird — ein übrigens methodologisch höchst interessantes Beispiel für die angebliche Zweideutigkeit statistischer Beweisführung. Berechnet man nämlich durch Abzug von 100 bei den Ziffern jeder der beiden Reihen den in Hundertteilen der Mädchengeburten ausgedrückten relativen Knaben**überschuß** — ein rein arithmetisch an sich vollkommen berechtigtes Verfahren —, so erhält man für die Totgeburten ein vom 1,3fachen (Korea) bis zum 13,6fachen (Comencticut) der entsprechenden Ziffer der Lebendgeborenen schwankendes Ergebnis, das aber mit Notwendigkeit zu einer gänzlich schiefen Beurteilung der tatsächlichen Verhältnisse führt. Es kommt eben auf die Fragestellung an und diese muß, wenn sie den Tatsachen gerecht werden will, lauten: Wie stellt sich der Anteil der Totgeburten beim männlichen und wie beim weiblichen Geschlecht oder mit anderen Worten, welches ist bei dem einen, wie bei dem anderen die **Wahrscheinlichkeit** für das Vorkommen einer Totgeburt?

Ich habe diese Berechnung für das Deutsche Reich und den Durchschnitt der letzten 3 Jahre, für die die bezüglichen Unterlagen zurzeit vorliegen, d. i. für 1921 bis 1923 durchgeführt und gefunden, daß die Wahrscheinlichkeit einer männlichen Totgeburt = 0,0342, die einer weiblichen = 0,0294 ist, daß also **die erstere um 16,7%, oder um 1 Sechstel größer ist.**

Und kommt nun das Kind lebend zur Welt, so umdrängen und umlagern es neue Gefahren der mannigfachsten Art, die verwurzelt sind mit dem Stande der Kultur, der Sitte, der Bildung, mit dem Beruf und der Wirtschaftslage der Eltern, mit dem Wohnungswesen und nicht zuletzt mit dem Klima und den Jahreszeiten, wozu noch die Auswirkungen des physischen, moralischen und geistigen Erbes von Eltern und Ahnen hinzutreten.

Auf Grund der neuesten deutschen Sterbetafel, die vorliegt — es ist die für 1910/11 — ergibt sich, daß die männliche Sterblichkeit im ersten Lebensjahre um 19% größer ist, als die weibliche. Aber auch für die neueste Zeit, für die die Grundlagen bereits bekannt sind, zeigt sich ungeachtet der weitgehenden Veränderungen der Geburtenfrequenz sowie der Säuglingssterblichkeit, daß die um rund 1 Fünftel höhere Bedrohung der männlichen Säuglinge in mindestens gleichem Umfange bestehen geblieben ist; sie stellt sich für 1923 auf 21,4, für 1924 auf 22,1%.

Beim weiteren Eingehen auf die einzelnen Altersmonate des ersten Lebensjahres auf Grund der deutschen Sterbetafel für 1901/10 ist für den **ersten Lebensmonat eine um nicht weniger als 27,5% höhere Bedrohung des männlichen gegenüber dem weiblichen Geschlecht** festzustellen. Mit zunehmendem Alter des Säuglings läßt die Spannung nach und beträgt im 12. Lebensmonat nur noch 6%. Und kaum anders liegen die Verhältnisse nach den neuesten, freilich auf nicht völlig gleichem Wege gewonnenen und daher auch nicht völlig gleichartigen Ziffern für 1923 und 1924, die in dem soeben erschienenen 1. Oktoberheft 1926 der vom Statistischen Reichsamt herausgegebenen Halbmonatsschrift „Wirtschaft und Statistik"(S. 679) veröffentlicht sind.

Außer bei den Säuglingen aber ergibt sich auch eine recht erhebliche, 25% übersteigende Mehrsterblichkeit des männlichen Geschlechts für das Alter von 40 bis 65 Jahren und zwar belief sie sich nach der

Sterblichkeitstafel für 1910/11 auf 26% für das Alter von 40 bis 44 vollen Jahren, auf 39% für die 45- bis 49jährigen Personen, auf 40% für das Alter von 50 bis 54, auf 36% für das von 55 bis 59, auf 25% für das von 60 bis 64 Jahren. Demgegenüber war die Mehrsterblichkeit der Frauen im Wesentlichen nur auf das Alter von 25 bis 35 Jahren beschränkt, wobei die Folgen künstlicher Unterbrechung der Schwangerschaft als Ursache jedenfalls mit in Betracht kommen.

Liegt nun auch keine neuere Sterbetafel zurzeit vor, so wurden doch vom Statistischen Reichsamt in „Wirtschaft und Statistik" Sterblichkeitsziffern für die einzelnen Altersjahrfünfte für die neueren Jahre bekanntgegeben. Daß sie völlig gesichert sind, kann freilich nicht zugestanden werden, da die Zahlen der in den einzelnen Altersgruppen Lebenden nur durch eine Berechnung ermittelt worden sein dürften, bei der von der tatsächlichen Altersverteilung bei der Volkszählung von 1925 noch nicht Gebrauch gemacht ist. Wenigstens sind die bezüglichen Ergebnisse zurzeit noch nicht veröffentlicht.

Geht man von den auf die mittlere Zahl der Lebenden jeder Altersgruppe bezogenen Sterbeziffern für das letzte Vorkriegsjahr 1913 und für das neueste Jahr, für welches die Rechnungsvorlagen bereits vorliegen, d. i. für 1924, aus, so ist für die über 1 Jahr alten Personen — der Säuglinge war schon oben gedacht —Folgendes festzustellen:

Die Sterblichkeit nahm —von wenigen und geringfügigen Ausnahmen abgesehen — bei beiden Geschlechtern, wenn auch nicht in gleichem Umfange ab, von anfangs der dreißiger Jahre ab meist stärker beim männlichen Geschlecht. Den Frauen gegenüber aber zeigt es auch jetzt noch eine erhebliche Mehrsterblichkeit für das Alter von 45 bis 70 Jahren, eine geringere für das noch höhere Alter. Das Mehr betrug im Jahre 1924 für die 45/50-jährigen 12%, für die folgenden Altersjahrfünfte bis zum 70. Jahre nacheinander: 17, 21, 20 und 15%. Eine aber auch nur in engeren Grenzen verbleibende Mehrsterblichkeit der Frauen war nur für das Alter von 30 bis 40 Jahren festzustellen. So tritt auch nach den neuesten Ermittlungen eine keineswegs geringfügige Spannung in der Bedrohung der beiden Geschlechter zu Ungunsten des Mannes — abgesehen vom Säuglingsalter und späteren Jugendjahren — auch in den mittleren und vorgerückten Jahren deutlich hervor und mit vollem Recht mag man sie im Sinne eines auch dem männlichen Geschlecht nicht erspart bleibenden Klimakteriums deuten.

Die Vorgabe, die die Natur dem männlichen Geschlecht in die Wiege legt, schwindet unter seiner Mehrsterblichkeit langsam dahin. Auf Grund der deutschen Sterbetafel für 1910/11 haben wir den Zeitpunkt für den Eintritt des völligen Ausgleichs berechnet und dafür das Alter von 47 bis 48 Jahren gefunden. Dann ist diese Vorgabe vollständig aufgebraucht, dann ist in der stationären Bevölkerung das männliche und das weibliche Geschlecht vollkommen gleich vertreten, um von da an von einem Frauenüberschuß abgelöst zu werden.

Das Endergebnis der sexuellen Differenzierung der Sterblichkeit aber kommt am reinsten in der Ziffer für die mittlere Lebenserwartung zum Ausdruck, die allerdings nur aus einer Sterbetafel abgeleitet werden kann. Nach der obengenannten stellt sich jene

Ziffer für das männliche Geschlecht auf 47,41, für das weibliche auf 50,68 Jahre. Die weibliche Lebenserwartung war also damals um 3,27 Jahre oder 6,9% größer. Seitdem wird sich die Ziffer — normale Jahre vorausgesetzt — bei beiden Geschlechtern erhöht haben, ob auch die Spannung, ist freilich nicht vorauszusagen, wenn auch manches für ihre relative Verminderung spricht. Der Zunahme der mittleren Lebensdauer ist nun freilich eine Grenze gesetzt, denn einmal müssen wir alle von dannen. Aber trotzdem dürfen wir in unseren Bestrebungen zur Hebung der öffentlichen und der individuellen Hygiene nicht erlahmen, schon um das Leben gesünder und damit lebenswerter zu gestalten. Und wie unsere Feststellungen über die Säuglingssterblichkeit gezeigt haben, durfte eine gewisse Erhöhung der Lebenserwartung schon durch ein größeres Maß von Fürsorge und Abwartung der neugeborenen Kinder, insbesondere der Knaben, herbeigeführt werden können.

A Survey of the Social Hygiene Position in Great Bitain.

By *Z. F. Willis*, London.

Mr. President, Ladies and Gentlemen: As the Chairman has indicated, my paper this morning is concerned with a Survey of the general position in regard to Social Hygiene in Great Britain rather than with the special problem of Prostitution. Perhaps I may just say a word about the reason for this change of subject. Until a short time ago Mrs. *S. Neville Rolfe,* the Secretary-General of the British Social Hygiene Council, had hoped to attend the Congress and to address you on the topic indicated in the printed programme about which she possesses quite special knowledge. Unfortunately, however, in order to allow time for a visit to Cyprus, she has had to leave Europe rather earlier than was originally anticipated as one of the members of a delegation which the Council has been invited to send at this to India and Burmah.

It has not been an easy task to decide in what way to present this brief survey to you. After a good deal of consideration of the matter I have decided first of all to place before you a number of facts in connection with the Government Scheme under which since 1917 free facilities have been provided in Great Britain for the treatment of venereal and kindred diseases; and then to go on to tell you something of the more recent work of the British Social Hygiene Council.

On the whole the Government Scheme for the provision of free treatment has worked well. Cases presenting themselves in England for treatment for syphilis for the first time in 1925 were 20943, being an increase of nearly 600 on the previous year's figures; gonorrhoea 30 928, being an increase of approximately 1700 over 1924; soft chancre 880; while the non-venereal disease figures amounted to 20 112, showing an increase of approximately 2000. Although at first glance it may be a disappointment to see the total of 68 654 of 1924 rising to 72 863 for 1925, we really find in this increase a development along those lines which we desire; that is to say, the proportion of cases of gonorrhoea to syphilis which are now coming under medical care is growing, and the result of propaganda is bringing an ever increasing number of persons to the Treatment Centres who are anxious as to their condition.

The number of cases treated for the first time during the last six years has been as follows:

	1920	1921	1922	1923	1924	1925
England	99,000	79,000	68,600	69,003	68,654	72,863
Scotland	13,311	13,724	12,542	12,398	12,316	13,011
Wales	6,120	5,173	4,716	4,610	4,568	5,347

It is satisfactory that the clear teaching given throughout the country to the general public — that all those who have exposed themselves to the risk of infection should seek immediate medical advice — is being acted upon to an increased extent. Since their inception in 1917 more than 670 000 have attended the Treatment Centres, but of these approximately 141 000 were found not to be suffering from venereal disease. A certain proportion of these will, of course have been suffering from other conditions, but many of those who present themselves do so after exposure to infection in order that adequate medical attention may be accorded them.

In 1924 the Council stressed the need for a closer analysis of the figures being furnished. It was known that many of the cases dealt with for the first time were new to that particular clinic only, and had already been previously treated elsewhere. This analysis has been made, and the Ministry of Health have now furnished some most illuminating figures which enable us to form a clearer conception of the true position of affaires. As anticipated, these more detailed returns reveal that the position is far more satisfactory than that shown by the unclassified returns. Thus, the cases presenting themselves for treatment excluding any previously treated at other clinics were as follows:

	England	Wales	Total
Syphilis	17,705	1,462	19,167
Gonorrhoea	28,089	2,429	30,518
Soft chancre	860	215	1,075
Total V. D.	46,654	4,106	50,760
Other than V. D.	19,733	938	20,671
Total "new cases"	66,387	5,044	71,431

By the exclusion of cases of syphilis treated elsewhere, the syphilis figure of new cases even on the above table now bears a much less unsatisfactory relationship to the new cases of gonorrhoea, although the position still shows room for improvement; but what is really required to appreciate the facts is a separation of the old from the new syphilitic-infections. In response to a general request for this the Ministry have obtained a special return from 14 Treatment Centres, which were responsible collectively for one-seventh of the total cases of veneral disease dealt with for the first time at all the Treatment Centres in England during 1925. These figures may be taken as giving a reasonable indication of the position in the country, although it must be recognised that the scope of the return is limited. The returns related to the period from the lst April to the 30th June, 1925, and the information obtained is summarised in the following statement:

Percentage of cases treated for the first time at the Centres which were found to be —

	Infections of less than one year's standing			Infections of more than one year's standing		
	Previously treated for the same infections either privately or at another Centre	Not previously treated for the same infection	Total	Previously treated for the same infection either privately or at another Centre	Not previously treated for the same infection	Total
	Per Cent	Per Cent	Per Cent	Per Cent	Per Cent	Per Cent
Syphilis-Males	4,9	34,3	39,2	32,9	27,9	60,8
Females	4,0	28,9	32,9	19,5	47,6	67,1
Both sexes	4,6	32,3	36,9	27,8	35,3	63,1
Gonorrhoea-Males	9,0	76,6	85,6	12,7	1,7	14,4
Females	6,9	74,8	81,7	8,7	9,6	18,3
Both sexes	8,5	76,3	84,7	11,8	3,5	15,3

It should be recognised that owing to the limited scope of the return, the above figures may not accurately represent the position for the whole of England, but it is considered that they give a reasonable indication of it. They show that only 36,9 per cent. of syphilis in both men and women are infections of less than one year's standing, while 84,7 per cent. of the cases of gonorrhoea are recent infections . On the figures of cases dealt with for the first time in 1924 it appeared that only about $1^1/_2$ cases of gonorrhoea to 1 case of syphilis were under treatment. It is shown, however, by the closer analysis of the figures for 1925 that the actual proportion between the recent infections of syphilis and the recent infections of gonorrhoea which are coming for treatment in England is about $3^1/_2$ cases of gonorrhoea to each case of syphilis, i. e., 36,9 per cent. of 20 943, compared with 84,7 per cent. of 30 928. These figures are some indication of the success both of Government and of voluntary efforts. If the percentages are applied to the number of cases of syphilis treated for the first time at all the Treatment Centres in England during 1925, the number of new infections treated was only slightly in excess of 7000.

It is not, I think, only to those engaged in the campaign against venereal disease in Great Britain that these figures are of interest and value; the Council has had some reason to believe that the position has been somewhat misjudged in other countries where a more rapid fall in new infections has been claimed. These figures will correct that misapprehension and provide statistical proof to support what has hitherto been only opinion that the fall in Great Britain would appear to have been as rapid as that in any other country.

It is certainly encouraging that the proportions of syphilis to gonorrhoea in the civil community are so nearly approximating the proportion observed in groups of men under discipline such as the Army and the Air Force. The figures given in the last Report on the health of the Army show that the cases of gonorrhoea to syphilis are in the ratio of 4 to 1. We fully realise that these figures apply to men only, and that it is possible that if the numbers of men of the civil community were known, the proportion would be as good; hitherto we have no actual figures, but are aware that the number of women falls far below the number of men attending for treatment. We feel there is still room for improvement in seeking to bring under medical care all women who need treatment; that there continue to be cases of ophthalmia neonatorum is a proof that there are still untreated cases of gonorrhoea in women, although we have no evidence to prove that the incidence of gonorrhoea among women is as high as it is among men, there is reason to believe that all women who need it are not yet receiving treatment.

To turn now to the more recent work of the British Social Hygiene Council, I must first explain how the body previously known as the National Council for Combating Venereal Diseases has come to be known by this other and more general title, for the reason is not altogether as Dr *Moll* jokingly suggested to me yesterday that in England it is no longer correct to speak directly of Venereal Diseases!

In the tenth Annual Report of the Council (June 1924 — May 1925) it is explained that the change of title has been made in order to facilitate the application of a broader programme of preventive education.

1. When the Council was established in 1914 there were, except at General Hospitale, no facilities for free treatment, the Press seldom mentioned the words Veneral Diseases, and the general public knew little or nothing of its heavy burden of preventable disease. With the issue of the Report of the Royal Commission it was clear, that the first step was to provide ample facilities for free treatment for the whole community and to secure that all who were infected should seek treatment. It was therefore essential that venereal diseases should be recognised by public opinion as sharing with tuberculosis, and infantile mortality a position of first importance in the public health policy of the country, and it has been of material assistance in securing that end that the voluntary organisation that assumed the responsibility for public englightenment should adopt the straightforward title of the National Council for Combating Venereal Diseases. We feel, however, that our mission in that direction is now accomplished. Venereal Diseases are constantly alluded to in the Press. Their prevalence and the national policy for providing facilities for treatment are widely known.

2. In the second place, in recent years it has been increasingly recognised that the treatment of the infected population is only one part of the problem to be solved. Theremain the prevention of infection and the reduction of exposures to the risk of infection. In the view of the Council, these objects cannot be accomplished unless social and educational forces are brought to bear on changing social conditions and the general standard of sex conduct is raised. To accomplish this involves the giving of lectures and demonstrations to social organisations andeducational institutions and generally on a

widebasis than would have been easy under the old and more direct title. Furthermore, many Public Health Authorities are of the opinion that the time for intensive campaigns dealing with venereal diseases alone has passed, except in those towns and country districts where no such campaigns have yet been held, and it is of importance to record that by means of a recent amendment to the Public Health Act special provision has been made for educational and propaganda activities of a more general character. Section 67 of this Act now reads as follows:

1. Any local authority or county council may arrange for the publication within their area of information on questions relating to health or disease, and for the delivery of lectures and the display of pictures in which such questions are dealt with, and may defray the whole or a portion of expenses incurred for any of the purposes of this Section.
2. The Minister of Health may, for the purposes of this Section, make rules prescribing restrictions subject to which the powers conferred by this Section may be exercised.

A circular letter was issued to local authorities calling their attention to this Section.

The Ministry of Health have been asked, in the event of any communication being sent to the local authorities, if they would include a reference to the Council as an organisation that could supply public health material. The Ministry replied that this request would be considered if any Circular were issued.

The Act does not extend the range of public health propaganda work towards which a Government grant is available, nor does it enable an Urban or Rural District Council wishing to undertake propaganda work in venereal diseases as part, for example, of a Health Week Campaign, to obtain a Government grant towards their expenditure. In such a case, however, the Sanitary Authority could approach the County Council or the British Social Hygiene Council for advice and assistance in connection with such propaganda work. If the County Council assists by providing literature, by arranging for lectures on venereal diseases, or by showing films, the County Council could include their expenditure in this direction in their claims for grant.

It is believed that this extension of the powers of local authorities will give considerable impetus to general health propaganda and enable the smaller authorities to take the initiative, a particularly valuable proviso for towns in those counties that make no provision for propaganda.

I think the position may very well be summed up by saying that it is now fairly generally agreed in Great Britain that to deal only or mainly with the problem of venereal diseases by means directly addressed to their prevention or cure is to attack the symptoms rather than the deep underlying causes of these great social evils, and that valuable and essential as such direct action in regard to the symptoms most certainly has proved itself to be, it is equally necessary, if not indeed even more so taking the long view of the matter, to undertake with equal thoroughness a more general campaign towards the removal of those underlying conditions and the establishment of high and ennobling standards of individual and social conduct.

In the second place, it is course obvious that any such more general action of this kind can only be satisfactorily taken by means which will enlist the support of educational, moral, and religious forces to share in the work so largely pioneered by medical men.

I have taken the time to outline the reasons which have led the Council to adopt its wider policy and title because they will be of interest as they may very well be of value to many who are faced with similar situations in other countries. In this matter, Great Britain, the Dominions, and the Colonies now share with the United States of America a common title and a common platform.

Before concluding this paper by some indication of the nature of one or two of these more general activities, it is necessary to add that the kindred society, the Society for the Prevention of Venereal Diseases still continues its work as an independent body in close relationship with the British Social Hygiene Council. The fusion of the two bodies has indeed been considerably discussed but at present is regarded as impracticable.

To turn now to some details of the nature of that broader social hygiene programme of which I have just been speaking, some two years ago the Council asked and obtained the support of the Ministry of Health in securing the services of eminent scientists who could address conferences in the principal University centres. Professor *J. Arthur Thomson, Dr. William Brown,* and Professor *Julian Huxley* addressed conferences under the aegis of the Universities, Local Authorities, and the Branches at some 22 centres in London and the Provinces.

The object of the conferences was to induce those responsible for the care of the youth of the community to make themselves conversant with the scientific foundations of social hygiene by attending a subsequent course of lectures. The Council arranged a course of this nature at *King's* College, Strand, the first lecture being presided over by the Principal, Dr. *Ernest Barker.* Invitations were issued to representatives of the Government Departments concerned, the L. C. C. Health and Education Committees and the heads of the higher educational establishments in London. The addresses, dealing with the different aspects of the social hygiene programme, were given by members of the Social Hygiene Committee, and have since been published in a volume entitled "The Foundations of Social Hygiene".

Six further courses have already been held in various centres and others are in course of arrangement on the basis of a syllabus prepared by the Social Hygiene Committee of the Council and approved by the Ministry of Health.

It became clear that the endeavour to present the scientific foundations of social hygiene necessitated a careful analysis of the scientific position in regard to continence. The Social Hygiene Committee consulted various authorities and for some months explored the field. The result of their enquiries was the production of two memoranda by the psychologists and physiologists. These memoranda were considered by the Committee who based on them a statement of policy and a categorical four-point statement. These two documents were accepted unanimously by the Executive, who recommended them for adoption by the Council as a basis of teaching.

A full discussion on this subject took place at the Council Meeting on 22nd March 1926, when the following Resolutions were passed:

1. "That the Four-point and Preliminary Statements, with any alterations necessitated by the omission of the Physiological and Psychological Memoranda, be accepted and published as the policy of the Council."
2. "That ther wo technical documents be published as the evidence of the distinguished physiologists and psychologists on which the Preliminary Statements had been drawn up, but as in no way expressing the policy of the British Social Hygiene Council."

The Statement of Policy and the Four-point Statement have been published in pamphlet form, while the complete report of the Social Hygiene Committee, including the evidence submitted by the experts, is appearing as an appendix in "The Foundations of Social Hygiene".

The Statement of Policy and the Four-point Statement are of such importance that I propose to read to you considerable extracts from the former and the whole of the latter. In doing this, it is scarcely necessary to say that I do not, of course, anticipate that either is likely to find general acceptance among the members of this Congress or among more than an influential section of medical men in Great Britain.

The Four-point Statement reads as follows:

"The British Social Hygiene Council is of opinion that:

1. In the interests of the race and of the individual it is essential that the stability of the family in marriage should be preserved, and social habits and customs should be adjusted to this end.
2. There is overwhelming evidence that irregular sex relations, whether in married or unmarried, lead to physical, mental, and social harm.
3. There is no evidence either from physiology or from experience that for the unmarried sexual intercourse is a necessity for the maintenance of physical health.
4. There is no evidence either from psychology or from experience that for the unmarried sexual intercourse is a necessity for the maintenance of mental health."

The following are some of the more important paragraphs of the Statement of Policy:

1. "For some time it has been realised that the advances in physiology and psychology, as bearing on sex life in mankind, render it desirable to restate the teaching of science in regard to the reaction of sexual continence on personal wellbeing.
2. In presenting the statement and the evidence prepared by expert members of the Social Hygiene Committee it has been thought desirable to make the following remarks on the subject from the standpoint of organised social life.

3. The problems of sex are inseparably bound up with those of social life. From earliest times sex relations have been guided and controlled by custom, and in all communities as civilisation has advanced, some of these customs have been embodied in legally imposed limitations. By the majority in each community these restrictions have been accepted as necessary, and have in the course of time been extended to the prohibition and punishment of such crimes as incest, homosexuality, bigamy, any sexual relations below certain ages, procuration, and so on.
4. The realisable ideal of monogamous family life has been generally accepted in this country, and is maintained not only by custom, but also increasingly by legal enactment.
   We regard stable family life as essential to welfare of the race, and consider that all extra-marital relations in their very nature are a direct attack on marriage and the family, and should be regarded as such by the community. This does not preclude the consideration of reforms of the marriage laws in this country, as, for instance, those recommended by the Royal Commission on Divorce. That this ideal of continence and monogamy is practicable is evidenced by the fact that in this country it is the actual life of a large part of the community. Nor is it unreasonable to require the practice of this ideal, in view of the momentous consequences to the social fabric of departure from it. That the limitations of sex relationships involved in this ideal can now also be commended on the basis of biological teaching is indicated in the memoranda published in "The Foundations of Social Hygiene."
5. A grave consequence of irregular sex relationships has been the devastating prevalence of venereal diseases. These would completely disappear in a couple of generations, given universal compliance with the ideal standard of conduct. At present these diseases are among the chief causes of death, are responsible for a high proportion of the total occupants of lunatic asylums, and for vast suffering in the innocent as well as in those who incur the direct consequences of their own conduct.
6. We anticipate the time when the moral pressure of public opinion, reinforced by the conscience of the individual, will insist on the presumption that when there is marital infidelity, or when marriage takes place in the absence of previous chastity, the moral culpability is as great in a man as in a woman. The integrity of family life requires this equally high standard; and it will, we are confident, be increasingly demanded.
7. We recognise that the present disparity in number of men and women raises in this generation exceptional difficulties, but these difficulties do not justify any social recognition of modification of the basic standard.
8. The widespread knowledge of contraceptives has partially removed from both sexes an important restraining influence on the side of continence, and it is this fact, as well as our advance in biological knowledge, which has appeared to render the publication of this considered statement desirable. We do not regard the fear of pregnancy or disease as an adequate motive for conti-

nence, and we do not regret that extramarital chastity must in future depend more and more upon basic ideals of life, rather than upon fear of consequences.

9. We are fully aware that standard of conduct embodied in the preceding paragraphs necessitates abstention from sexual intercourse during part of each individual's adult life; and this gives added importance to the fact that this basis of conduct in its application to personal life receives support from modern physiology and psychology.

10. Experience over long ages has shown that extra-marital sexual indulgence promotes irresponsibility and is not infrequently followed by sexual excesses and perversions. In such cases there ensues individual demoralisation, with decadence of the community when these practices are widespread.

18. We recognise, finally, that individual hardship must continue to arise for those who desire marriage, but for whom it may remain impracticable. The welfare of organised society, and in the end of each individual, impels us to advocate this basic standard. The community has reason to appreciate and value highly the sacrifice of those who in such circumstances adhere to this standard."

As a sequel to the lectures given at *King's* College the Council were asked to submit suggestions to the Consultative Committee of the Board of Education "on the subject of the introduction of more teaching on the elements of Physiology and Hygiene in the curricula of post-primary schools other than secondary for children between the ages of 11 and 15 plus."

The responsibility of preparing the statement was delegated to the Social Hygiene Committee, who prepared a memorandum, which was forwarded to the Consultative Committee, accompanied by a syllabus drafted by two expert members of the Committee.

The memorandum strongly recommends that some course in general biology should eventually form a part of the ordinary education of every child, both on account of the intrinsic value and interest of the subject and because of its immense practical importance as a background for individual and community life.

In conclusion, let me say that while these general activities have been prosecuted with much vigour and considerable success, the more direct anti-venereal work of the Council in no sense been allowed to fall into abeyance. This has been maintained and indeed has been strengthened by the wider work of which I have tried to give you some account in the second part of this paper.

Geburtenrückgang und Sexualmoral.

Von *Julius Wolf*, Berlin.

I.

Gleichviel, ob die Zeugung, wie man nicht müde wird, zu behaupten, der einzige Zweck der Sexualität ist oder ob sie nur einer ihrer Zwecke und vielleicht nicht einmal der schätzenswerteste ist, für die Bevölkerungstheorie ist sie das Wesentliche.

Alle Bevölkerungstheorie muß sich darum vornehmlich an den Teil der Sexualmoral halten, der die Zeugung regelt. Noch hinter die Sexualmoral zurückzugehen, hat für sie keinen Sinn. Es ist in ihr zwar üblich, sich auf den Geschlechtstrieb als solchen zu beziehen. Doch schon seit urvordenklichen Zeiten ist nicht der Trieb, die natürliche Fruchtbarkeit, sondern der Wille, die Zeugungssitte und -unsitte Regulator der Geburtenziffer. Hemmt die Sexualmoral die Zeugung, tut sie ihr Abbruch, so ist die Geburtenziffer selbstverständlich niedrig. Fördert sie die Zeugung, leistet sie ihr Vorschub, so ist die Geburtenziffer hoch. Wie sehr aber auch die Sexualmoral die Zeugung fördern möge, nie erreicht ein Volk auf diese Weise auch nur annähernd die natürliche Fruchtbarkeit.

Was nun die Sexualmoral betrifft, so ist sie wandelbar, wie das Leben selbst. Aus der Wandelbarkeit des Lebens ergeben sich notwendig von Zeit zu Zeit andere Ansichten über Gut und Böse, andere Konventionen, andere Imperative.

Die Wandelbarkeit der Sexualmoral bringt es mit sich, daß die Bevölkerungstheorie es nur unter ganz besonders günstigen Umständen mit einer singulären Moral zu tun hat. Häufig werden neben einer vorherrschenden Sexualmoral je nach deren Geltungsdauer noch Rückstände einer alten oder Ansätze zu einer neuen zu berücksichtigen sein: Rückstände einer alten, wenn die vorherrschende sich noch nicht lange durchgesetzt hat, Ansätze zu einer neuen, wenn die vorherrschende sich zu überleben beginnt. Noch undurchsichtiger sind richtige Übergangszeiten. In ihnen ist die alte Moral nicht mehr, die neue noch nicht vorherrschend. Um das Bild noch bunter zu machen, bekämpfen sich die alte und die neue Moral auch als Staats- und Privatmoral. Dabei wird sich, wenn auch nicht immer, so doch zumeist die alte Moral als Staatsmoral aufspielen.

Wie die Moral unter Umständen Jahrhunderte, auch Jahrtausende lang stationär sein kann, kann sie zu anderen Zeiten einem sehr raschen Wandel unterliegen. Bei einem Wandel kann nicht, wie das leicht geschieht, ohne weiteres von einem „Verfall" der Moral gesprochen werden. Ein solcher Wandel ist auch heute am Werke. Das und nichts anderes ist die Hauptursache des Geburtenrückgangs unserer Tage.

2.

Die Sexualmoral von gestern ist durchaus nichts Natürlicheres als die von heute. Nur Oberflächlichkeit kann sie schon deshalb für natürlich halten, weil sie es zur Pflicht macht, die natürlichen Folgen des Sexualgenusses, die Zeugung, sich auslaufen zu lassen. Übersehen wird dabei, daß sie gerade das, wozu Natur den Menschen treibt, den Sexual**genuß verfehmt**, ihn als tierisch und unrein ablehnt. Zwischen dem auf den Sexualgenuß gerichteten **Verbot** und dem auf Zeugung gerichteten **Gebot** der Sexualmoral von gestern klafft unverkennbar ein psychophysischer Widerspruch. Die Ja- und Nein-Komödie, die sie dem Sexualgenuß gegenüber aufführt, das offene Nein und das versteckte Ja mußte die ganze Sexualität in den Kot zerren, aus dem sie (die Sexualität) sich dann, wenn auch über und über beschmutzt, als Prüderie wieder erhoben hat. So sieht „das natürliche Gefühl, der innere seelische Zusammenhang mit der Natur“ aus, dessen Verlust infolge der modernen Zeugungssitten noch ein jüngerer Autor auf dem Gebiete der Bevölkerungstheorie bejammern zu müssen glaubt.

Dutzende von Generationen lang konnte die Sexualmoral von gestern nur mittels einer Umbiegung in Fleisch und Blut übergehen. Der Sexualgenuß innerhalb der Ehe war für sie geduldet. Die gewollte Zeugung legalisierte und ethisierte ihn. Geächtet blieb der außereheliche Geschlechtsgenuß.

Indem die katholische Kirche diesen Standpunkt einnahm, mag sie sich auch von der Erwägung haben leiten lassen, daß sie mit einem anderen Verhalten die Askese des Klerus, der Mönche und Nonnen, entwertet, um ihren Adel gebracht hätte. Freilich setzt echte Askese beim Entbehrenden die Kenntnis des ganzen Reichtums des Erlebens voraus. Und diese Kenntnis ist den mit dem Verbot des Sexualgenusses Belegten selbstverständlich nur zum geringen Teile zugekommen.

Das Luthertum hat sich von diesem Standpunkt in Wirklichkeit nicht frei gemacht. Es hat nur — sit venia verbo — den Geschlechtstrieb in einen Fortpflanzungstrieb umgebogen. Mit einem solchen Erfolge, daß der eigentliche Geschlechtstrieb von Sexualforschern erst wieder entdeckt werden mußte.

Der Calvinismus schließlich ging auch auf dem Gebiete der Sexualmoral seine eigenen Wege. Er rückte von dem altjüdischen Fruchtbarkeitsgebot, dem göttlichen Gebot: „Seid fruchtbar und mehret euch auf Erden!“ ein wenig ab und predigte statt dessen moral restraint. Das ist völlige Enthaltsamkeit von der Zeit ab, wo man dem göttlichen Fruchtbarkeitsgebot im Ausmaße seines wirtschaftlichen Könnens nachgekommen war. Selbstverständlich wollte und will der Calvinismus von der Prävention nichts wissen. An geschlechtlicher Selbsttäuschung oder Heuchelei läßt sonach auch er nicht viel zu wünschen übrig.

Wie die Kirche das Kreuz, so hielt der Staat die Wage und das Richtschwert der Justitia samt deren Augenbinde über die alte Sexualmoral. Zu Wächtern der sexuellen Sittlichkeit bestellte er den Schutzmann und den Staatsanwalt. Drakonisch ahndete er die Fruchtabtreibung.

Möglich war die Sexualmoral von gestern aber nur bei einer höchst primitiven, ganz ungeistigen Form der Sexualität. Einer solchen Sexualität müssen Geistige sich tatsächlich schämen. Sie schwebte ersichtlich auch Kant vor, als er es unternahm, die alte Sexualmoral zu rechtfertigen. In seiner Rechtslehre wagte er zu schreiben: „Der Mann kann weder das Weib begehren, um es gleich als Sache zu genießen, d. i. unmittelbares Vergnügen an der bloß tierischen Gemeinschaft mit demselben zu empfinden, noch das Weib sich ihm dazu hingeben, ohne daß beide ihre Persönlichkeit aufgeben (fleischliche oder viehische Beiwohnung), d. i. ohne unter der Bedingung der Ehe, welche als wechselseitige Dahingebung seiner Person selbst in den Besitz der anderen vorher geschlossen werden muß, um durch körperlichen Gebrauch, den ein Teil vom anderen macht, sich nicht zu entmenschen".

Zur Voraussetzung hat die Sexualmoral von gestern auch noch eine weitgehende Entrechtung des Weibes. Wenn gesagt wird, sie habe das Weib zu einer bloßen Gebärmaschine degradiert, so ist das freilich zuviel gesagt. Aber allzu weit an der Wahrheit geht eine solche Feststellung denn doch nicht vorbei.

3.

Von diesem Hintergrunde hebt sich die Sexualmoral von heute wirksam ab. Man atmet wieder reinere und frischere Luft.

Der Geschlechtsgenuß wird von ihr weder verneint, noch versteckt oder nur partiell bejaht. An ihn knüpft sie nur die Bedingung, daß er vergeistigt, daß er sublimiert sei. Was sie aber über alles stellt und fordert, ist Wahrheit in der sexuellen Beziehung.

Zur Sicherung dieser Wahrheit fordert die neue Sexualmoral als Zweites: verantwortungsbewußte Zeugung. Sie ist ihr günstig, weil erst in ihr die Sexualität zumal des Weibes sich vollendet, weil ohne sie die Sexualität in ihrer ganzen Weite sich nicht erfassen läßt, doch wird die Zeugung nur bedingt bejaht. Nicht jedem erkennt die Sexualmoral von heute das Recht der Zeugung zu. *Nietzsche* läßt Zarathustra folgendermaßen sprechen: „Du bist jung und wünschest Dir Kind und Ehe. Aber ich frage Dich, bist Du ein Mensch, der ein Kind sich wünschen darf?" Weiterhin entbindet die gegenwärtige Sexualmoral Bürger und Bürgerin von der Aufgabe hemmungsloser Zeugung. Bei aller ihrer Bedeutsamkeit ist die Zeugung für sie nur einer der Zwecke der Sexualität.

Unter diesem Gesichtspunkt stattet sie alle mit dem Rechte aus, die Zeugung gebotenenfalls zu hintertreiben, zumindest ihr vorzubeugen. Das ist keineswegs etwas Unnatürliches in dem Sinne von widernatürlich. Und zwar deshalb nicht, weil die Zeugung beim Manne überhaupt nicht in den Naturtrieb eingeschlossen ist und auch vom Weibe in einer Vielzahl von Fällen triebmäßig, instinktiv, nicht gewollt wird.

4.

Geburtenhemmend wirkt einmal das Bewußtsein der Verantwortung, die man mit der Zeugung für die Gezeugten, deren körperliche, seelische, geistige Beschaffenheit und ihr Fortkommen im Leben auf sich nimmt. Die Verantwortung drückt schwer, wenn man das Leben etwa wie Schopenhauer würdigt. Seine Einstellung zum Leben ließ ihn sich nicht bloß faktisch, sondern auch ideologisch von der Zeugung drücken. Er nahm dabei einen der christlichen Sexualmoral strikt entgegengesetzten Standpunkt ein. Wörtlich sagt er: „Ohne alle subjektive Leidenschaft, ohne Gelüste und physischen Drang, bloß aus reiner Überlegung und kaltblütiger Absicht einen Menschen in die Welt zu setzen, damit er darin sei — das wäre eine moralisch sehr bedenkliche Handlung, welche wohl nur wenige auf sich nehmen würden, ja, der vielleicht einer nachsagen könnte, daß sie zur Zeugung aus bloßem Geschlechtstrieb sich verhielte, wie der kaltblütige überlegte Mord zum Totschlag im Zorn". Ihm war Zeugung um der Zeugung willen also eine Missetat. Der Standpunkt Schopenhauers wurde zu seiner Zeit und wird noch heute von den wenigsten geteilt. Daß einem Lebenstüchtigen, mag er nun begabt oder nur ein Durchschnittsmensch sein, der Mut zur Fortpflanzung darum fehlen sollte, weil das Leben nicht lebenswert sei, wird sich nur selten ereignen. Auch daß der zu Zeugende nach Körper- und Charakteranlage mißraten kann, wird wenig bedacht. In der Hauptsache dürfte sich die Verantwortung für die Gezeugten noch auf längere Zeit hinaus auf die Sorge um deren späteres Fortkommen beschränken. Zumal sozialer Ehrgeiz, der den Nachwuchs womöglich höher steigen lassen will, als man selbst bei allem Streben gekommen ist, wird alsdann mehr Kindern als einem oder zweien entgegen sein. Gerade dieser Gesichtspunkt muß aber je länger je mehr von Einsichtigen als kaum berücksichtigenswert empfunden werden.

Das Verantwortungsgefühl setzt aber auch sonst leicht an der falschen Stelle ein. So, wenn die Rücksichtnahme auf Erhaltung des Besitzes entscheidendes Moment ist. Gesündigt wird hier besonders von dem Grundbesitz und den Eignern sonstiger (gewerblicher und kommerzieller) Betriebe, die der Familie erhalten werden sollen. Jede Erbauseinandersetzung muß die Weiterführung gefährden.

Vor allem denkt die Generation von heute bei der verantwortungsbewußten Zeugung freilich an sich selbst. Lebensgenuß, Behagen, Zerstreuungen, Carriere sollen keine Störung erfahren!

5.

Gebunden ist die volle Wirksamkeit der Sexualmoral von heute an eine weitverbreitete Kenntnis der Präventiv- und nötigenfalls der Abtreibungsmittel.

Gäbe es nie versagende Präventivmittel, so benötigte die Sexualmoral von heute einzig und allein die Kenntnis dieser. Von unbedingter Verläßlichkeit sind aber die Präventivmittel zur Zeit wohl nur bei ungewöhnlicher Routine und Vorsicht. Sie erfahren darum eine Ergänzung durch die Abtreibung. Und das um so mehr, als von Staatswegen vieles geschieht, was die Verbreitung der Kenntnis der Präventivmittel erschwert. Bedenkt man daß es zur Abtreibung und den ihr häufig folgenden Erkrankungen nicht in dem Maße von heute käme, wenn es gestattet wäre, die Präventivmittel zu empfehlen und weiterhin, daß sich durch reichlichere Anwendung von Schutzmitteln die Geschlechtskrankheiten vermindern ließen, so wird man schaudernd gewahr, was für einen Preis der Staat auf Grund der alten Sexualmoral für die höchstmögliche Volkszahl zu entrichten bereit ist.

Zu Hilfe kam dem Staat bisher die allgemeine Prüderie. In dem Maße, wie sie schwindet, spricht sich die Prävention dann ganz von selbst herum. Sie wird in diesem Falle nur häufig nicht in der jeweils tauglichsten Form geübt. Bislang mußte das Wissen von der Prävention mühsam durchsickern. Dabei gelangte es noch immer nicht überall hin. Indes zieht es fortschreitend weitere Kreise.

6.

Nur verlangsamen, nicht verhindern konnte und kann der Staat das Wirksamwerden der neuen Sexualmoral. England hat bereits die Konsequenz daraus gezogen. Das Oberhaus hat den Wohlfahrtsstellen des Landes anheimgegeben, im Zeugungsalter stehende Bedrängte auf die Prävention und ihre Mittel hinzuweisen.

So breitet sich also die Sexualmoral von heute immer weiter aus. Hatte sie es schon vor dem Kriege zu Wege gebracht, daß die Geburtenziffer auf zwei Drittel ihres Hochstandes zurückgegangen war, so hat sich in und nach dem Kriege die Geburtenziffer um den gleichen Prozentsatz gesenkt. Sie ist zur Zeit nicht einmal h a l b so groß wie — in ihrer Sünden Maienblüte. Zu früh frohlockten diejenigen, die der Vielen, allzu Vielen nicht genug bekommen können, als in der ersten Nachkriegszeit die Geburtenziffer sich wieder kräftig erholte. Sie vergaßen ganz, wie tief sich die Geburtenziffer in der letzten Kriegszeit gesenkt hatte. Die Heiratslust ließ allerdings nichts zu wünschen übrig. Man tanzte damals im two step in die Ehe. Es zeigte sich aber gar bald, daß man in der Zeugung nicht ganz so bedenkenfrei war wie bei dem Eingehen der Ehe. Schon in der zweiten Hälfte des Jahres 1921 begann die Geburtenziffer wieder zurückzugehen. Sie hat inzwischen den tiefen Stand der letzten Kriegszeit von neuem erreicht. Dank des gleichzeitigen Rückganges der Sterbeziffer freilich mit günstigerem populationistischem Ergebnis.

Tragikomisch mutet es an, daß der Krieg, auf den hin die Staatsmoral eingestellt war, geholfen hat, sie schneller zu Fall zu bringen, als es ohnedem geschehen wäre. Viel buntes Laub hat er von den Bäumen geschüttelt. Aus seinem Stahlbad sind die Massen um vieles selbständiger und selbstbewußter emporgetaucht, als sie es je zuvor waren. Freier bewegt sich die Frau. Ihre eigenen Wege geht die Jugend. Ein Chaos hinterließ der Krieg, aus dem ein Kosmos werden könnte und werden will. Die Sehnsucht unserer Zeit ist es, endlich wieder wirklich zu „leben". In dieser Sehnsucht wurde sie reif für die neue Sexualmoral.

7.

Daß der M o r a l w a n d e l nur die H a u p t u r s a c h e des Geburtenrückgangs ist, ihn nicht durchaus erschöpfend rechtfertigt, wurde bereits ausgesprochen. Zu seiner ganzen gewaltigen Größe wurde der G e b u r t e n r ü c k g a n g noch durch a n d e r e s emporgebracht Davon sei als Wichtigstes hervorgehoben: Der Rückgang der Sterblichkeit der Säuglinge und Kleinkinder, das stellenweise Hinaufrücken des Heiratsalters vor dem Kriege. die Dezimierung des zeugungsfähigsten Teils der männlichen Bevölkerung während des Krieges, die Pauperisierung der Bevölkerung in und nach dem Kriege, die fortschreitende Urbanisierung der Bevölkerung und das Steigen der Ansprüche an das Leben.

Aber auch davon hätte nur sehr weniges auch unter der alten Sexualmoral geburtenhemmend wirken müssen. Uneingeschränkt gilt das nur von dem stellenweisen Hinaufrücken des Heiratsalters vor dem Kriege und von der Dezimierung des zeugungsfähigen Teils der männlichen Bevölkerung im Kriege. Diese beiden Faktoren fallen jedoch nicht allzu schwer in's Gewicht. Nur für England läßt sich vor dem Kriege ein Hinaufrücken des Heiratsalters aller Eheschließenden nachweisen. In Deutschland hat sich das Heiratsalter gesenkt. Bei den Männern um ein, bei den Frauen um eineinhalb Jahr. Erhöht hat sich hier nur das Heiratsalter in bestimmten, sehr dünnen Schichten der Bevölkerung. Bei der Dezimierung des zeugungsfähigen Teils der männlichen Bevölkerung während des Krieges darf man sich von den Millionenziffern der Verluste nicht zu sehr schrecken lassen. Diese Lücke wurde durch die massenhafte Wiederheirat der „Kriegswitwen" leidlich wieder ausgefüllt.

Ein Rückgang der Sterblichkeit der Säuglinge und Kleinkinder konnte bei der alten Sexualmoral auf die Geburtenzahl überhaupt keinen Einfluß ausüben. Wer in diesem Rückgang eine oder gar „die" Ursache der Senkung der Geburtenziffer sieht, setzt also unbewußt die neue Sexualmoral bereits voraus. Nur sie kennt eine Ersatzzeugung. Im übrigen ist der Rückgang der Sterblichkeit der Säuglinge und Kleinkinder nicht so sehr Ursache, wie Folge des Geburtenrückgangs: Je kleiner die Kinderzahl, desto sorgsamer die Pflege und desto kräftiger meist die Mutter und damit auch das Kind.

Ohne die neue Moral konnte auch eine fortschreitende Urbanisierung der Bevölkerung nicht sonderlich geburtenhemmend wirken. Die alte Moral setzte sich darüber hinweg, daß in der Stadt für Viele eine große Kinderzahl ökonomisch, physisch und psychisch eine untragbare Last ist. Sie kannte kein „ultra posse nemo obligatur". Vor dem Geburtenrückgang wurden ja auch in Stadt und Land prozentual annähernd gleich viel Kinder geboren. Die Geburtenziffern von Stadt und Land divergieren erst seit dieser Zeit. Sie müssen es darum, weil in der Stadt verantwortungsbewußter gezeugt wird als auf dem Lande. Richtiger: mehr Personen verantwortungsbewußter zeugen. Dazu kommt noch, daß man bei verantwortungsbewußter Zeugung in der Stadt die Kinderzahl im Durchschnitt mehr beschränken muß als auf dem Lande.

Auch das Steigen der Ansprüche an das Leben als geburtenhemmenden Faktor hat die neue Moral zur Voraussetzung. Der beste Beweis dafür ist das eherne Lohngesetz, in dem die alte Sexualmoral sich „breit macht". Ansprüche an das Leben respektierte sie nicht. Darum sollte sie (nach Malthus und Ricardo) immer von neuem den Lohn der Arbeiterschaft auf das Existenzminimum zurückwerfen. Eine Frage für sich ist aber wieder, wie weit die Steigerung dieser Ansprüche eine Ursache und wie weit sie eine Folge des Geburtenrückgangs ist.

Dem Wandel der Sexualmoral wird also nicht allzu viel von seiner Bedeutsamkeit für die Geburtenziffer genommen, wenn man ihn in das soziale Gesamtgeschehen hineinprojiziert.

8.

Aufzuhellen ist jetzt nur noch der Wandel der Sexualmoral selbst. Eingesetzt hat er bei den Begüterten. Als bloße Umbiegung der alten Moral, als laxere Befolgung, die sich in einzelnen Schichten zur Libertinität auswuchs. Mit am frühesten entzog sich dem Fruchtbarkeitsgebot der Bauer. Dort, wo das Erbrecht eine Aufsplitterung des Gutshofes in Parzellenbetriebe gestattete. Der als so unnatürlich verlästerten verantwortungsbewußten Zeugung entströmt sonach in ihren ersten Anfängen Schollengeruch! Das darf uns freilich über ihren Wert nicht täuschen. Was aber der Gutshof dem Bauer, das war dem hohen Adel der Glanz des Namens. In die Fußstapfen des hohen Adels trat mutatis mutandis der niedere und zwar ebenso Schwert-, wie Beamtenadel. Der Zeugungsbeschränkung beim Bauer vergleichbar war dann die des Unternehmers aller Grade.

Die Treibhausluft mit dem Keim verwechselnd, hat der Nationalökonom *Lujo Brentano* die Wohlstandszunahme zur Ursache des Geburtenrückgangs gemacht. Indem er noch die Kulturzunahme zu Hilfe nimmt, argumentiert er folgendermaßen: Je größer der Wohlstand und je höher die Bildung, um so geringer der Zeugungswille. u. z. zufolge dem Gesetze von der zunehmenden Konkurrenz der Genüsse und Bedürfnisse bei zunehmendem Wohlstand und zunehmender Kultur. Mit diesem „Gesetze" hat es aber seine eigene Bewandtnis. Daß Wohlstand und Bildung nicht die Regulatoren der Geburten sind, beweist allein schon die Häufigkeit des Zweikinder- und Einkind-Systems bei Subalternbeamten und Volksschullehrern. Und heute zeigt sich der Geburtenrückgang bei Arm wie Reich.

Aus einer bloßen Steigerung des Wohlstands und Bildungsgrades läßt sich der Wandel der Sexualmoral nicht herleiten. Wohlstandssteigerung hat ihn gelegentlich erleichtert, nicht aber verursacht. Einem Moralwandel liegt selbstverständlich ein Mentalitätswandel zugrunde. Ändert sich die Mentalität eines ganzen Volkes, einer „Zeit", geschieht dies aber nicht gleichzeitig in allen Volksschichten. Der Wandel geht vielmehr von einer einzelnen Schicht oder wenigen solchen aus und zieht von dort her immer weitere Kreise. Der Mentalitätswandel, welcher zum Wandel der Sexualmoral führte, hat nun begreiflicherweise bei den Begüterten und Gebildeten begonnen, sie durchaus nicht sogleich in ihrer Totalität erfaßt, aber doch bald wesentliche Teile von ihnen ergriffen, so daß zwischen ihrem und der Massen sexuellem Verhalten ein deutlich erkennbarer Unterschied bestand, bis endlich auch die Elite der Massen, intellektualistisch geworden, für die neue Sexualmoral gewonnen war. Von dieser Elite sickerte und sickert das Verhalten nach unten.

9.

Der Mentalitätswandel, dessen soeben gedacht worden ist, bestand zunächst in einer Lockerung, später in einem völligen Bruch mit der Tradition, u. z. nicht bloß mit einer bestimmten Tradition, sondern mit der Tradition überhaupt. Das Neue hieß und heißt: Rationalismus. Rationalistischen Geistes ist die neue Zeit, die neue Wirtschaft, die Technik, die Wissenschaft. Rationalisiert wurde und wird dabei und dadurch auch das Gemeinschaftsleben. Ein Teil, ein bedeutsamer, dieses Gemeinschaftslebens ist das Sexualleben. Vor ihm wurde nicht halt gemacht, konnte es nicht.

Ein neuer Lebensstil ist entstanden. Freier und ungebundener ist der einzelne geworden, und viele darunter hemmungslos. Alles hat sich der Reihe nach emanzipiert oder ist im Begriffe es in stärkerem oder geringerem Grade zu tun: der Mann von der Gemeinschaft, das Weib vom Manne, das Kind von den Eltern, der Arbeitnehmer vom Arbeitgeber, die Jugend überhaupt vom Alter. Jedermann will Herr über sich selbst und über seine Triebe sein. Die verwandelte Frau will mehr als Mutter sein, will auch in der Mutter noch Frau sein. Dem Puppenheim der Nora entlaufen solcherart verwandelte Frauen nicht bloß vereinzelt, sondern in — Heeresstärke.

10.

Mit dieser Deutung des Geburtenrückgangs ist im wesentlichen nur ein am Vorabend des Krieges, 1912, veröffentlichtes Buch über den Geburtenrückgang interpretiert, dem ich den Untertitel „Die Rationalisierung des Sexuallebens unserer Zeit" gab. Interpretation war geboten, weil mein Buch außer von Medizinern durchaus nicht überall verstanden worden ist.

Die Bevölkerungstheorie muß, wie es in meinem Buche zunächst versucht worden ist, sexualwissenschaftlich fundamentiert werden. Intuitiv hat das schon *Malthus* empfunden. Nicht zuletzt diese Tatsache verlieh seinem Buche eine so unheimliche Macht über die Geister. Intuitive Erkenntnis ist jedoch nur dem Licht des Blitzes in der Nacht vergleichbar. Den Tag führt erst bewußtes, planvolles Forschen herauf.

Diskussion:

Wieth-Knudsen: Der Vortrag von Professor *Julius Wolf* hat mir viel Freude gemacht. Ich finde, daß Professor *Wolf* die Sache gerade von der rechten Seite angepackt hat, daß die sexuelle Moral der heutigen Zeit einer gänzlichen Wandlung entgegenstrebt. Nur eine Sache vermisse ich. Ich bin mit *Wolf* darin einig, daß die Anschauung, daß die Verminderung der Geburtenhäufigkeit mit steigendem Wohlstand in Verbindung steht, falsch ist. Aber eins schien *Wolf* zu vergessen: daß bei dieser Wandlung der sexuellen Moral, die wir jetzt haben (und die etwas ganz anderes darstellt, als zum Beispiel das Zwei- oder Dreikindersystem in Frankreich, das immerhin vorzugsweise wirtschaftlich begrenzt war), es keine Grenzen mehr für das Sinken der Geburtshäufigkeit gibt, höchstens die Grenzen, wo die Präventivmittel gelegentlich versagen. Daß sie bei dem heutigen Stand der medizinischen Technik dies seltener tun werden, wissen wir auch. Der Präventivverkehr ist aber nicht mehr vorzugsweise in der sozialen Not begründet und dadurch begrenzt, sondern ein Mittel zur schrankenlosen Erweiterung des Geschlechtsverkehrs, und das ist das Neue, das noch in keiner Kultur früher dagewesen, woran wir zu Grunde gehen können. Wir stehen tatsächlich vor der Stunde, wo die Rede von nationalem Selbstmord nicht mehr bloß eine Phrase sein wird. Ich glaube, wenn sich die Frauen im allgemeinen Fräulein *Russell* anschließen wollten, und die Geburtenhäufigkeit sowie die Sterblichkeit auf diese Weise herabgedrückt wird, dann würde das ganze Leben gegenstandslos werden. Und dann kann man nur einwenden, daß die ganze Welt so verblendet ist, daß sie am liebsten auf den Sterbeetat zu setzen wäre. Aber so pessimistisch bin ich nicht. Und das ist auch nicht der Standpunkt der Leute, die auf Minderung der Geburtenhäufigkeit hinzielen, und wohl auch nicht der Standpunkt des Herrn Prof. *Wolf*, überhaupt nicht der Standpunkt eines Mannes.

Frau Dr. *Stöcker:* Eine kleine Berichtigung! Es ist vorhin von Fräulein *Russell* gesprochen worden. Wir glauben, daß es unter erwachsenen und fortgeschrittenen Frauen keine Fräuleins gibt. Im übrigen ist Frau *Dora Russell* die Frau von *Bertou Russell*, den die meisten von uns kennen. Das ist nur eine Nebenbemerkung.

Mich haben die Vorträge, die ich zu hören Gelegenheit hatte, aus verschiedenen Gründen recht interessiert, und zwar habe ich gefunden, daß, von so verschiedenen Standpunkten auch die Herren oder die Frauen Referenten das Problem behandelt haben, das eine sehr deutlich zum Ausdruck kam: welch ein Unglück der Krieg für die ganze Bevölkerung, für die ganze Menschheit gewesen ist. Vorhin hat z. B. einer der Herren in seinen Zahlen gezeigt, von wie großem Unglück der Krieg für das Verhältnis der Geschlechter gewesen ist. Wir sehen, daß die Zahl der Geschlechtskranken gewachsen ist durch die Folgen des Krieges, wir sehen eine ganze Reihe von unglücklichen, bedauerlichen und verarmenden Folgen, die der Krieg gezeitigt hat. Obwohl die meisten unter Ihnen die Probleme von ganz verschiedenen Gesichtspunkten aus behandelt haben, sind Sie doch zu demselben Resultat gekommen. Der Herr, der über die Verhältnisse in der Ukraine gesprochen hat, hat auch gezeigt, welche bedauerlichen Folgen der Krieg mit sich gebracht hat, und nicht nur der Krieg in Rußland, sondern der Krieg überhaupt.

So sehr ich geneigt bin, immer zu sagen und zu denken, daß die beiden Geschlechter mit gleich großen Fehlern, und mit gleich großen, wenn auch recht verschiedenen Eigenschaften begabt sind: in diesem Falle dürfen wir vielleicht sagen, daß es für alle Menschen, die einen Fortschritt der Menschheit herbeiführen möchten, von großer Bedeutung ist, daran mitzuarbeiten, daß solche Katastrophen der Menschheit in Zukunft ausgeschaltet werden. Und eine ganz bescheidene Freude kann man als Frau hier haben, wenn man sich sagt, daß wir Frauen gewiß an vielem Unglück in der Welt absolut ebenso schuldig sind wie das andere Geschlecht, daß wir aber hier durch Zufall — nicht durch unser Verdienst, das behaupte ich nicht —, durch den Zustand der menschlichen Gesellschaft, bisher in geringerem Grade in der Lage waren, an dem Ausbruch von Kriegen mitzuarbeiten. Es ist eine Hauptaufgabe der Frau für die Zukunft — allerdings nur, wenn sie mehr Rechte, mehr Persönlichkeitsrechte, mehr Unabhängigkeit und mehr Kenntnisse erworben hat —, daß sie hier mithelfen kann, daß dieses Unglück der Menschheit in Zukunft auf alle Fälle mehr eingeschränkt wird, und es muß unser Ziel sein, daß es vollständig abgeschafft wird.

Wahrmund, Prag: Es ist selbstverständlich nicht möglich, meine ursprüngliche Absicht hier durchzuführen und in einer Diskussion zusammenfassend über verschiedene Fragen zu sprechen, die alle mit dem Problem der Ehe zusammenhängen, für das ich mich besonders interessiere. Ich habe an diesem Kongreß teilgenommen hauptsächlich in dem Bestreben, für die moderne Eherechtsreformbewegung aus Ihren Kreisen Anregungen zu gewinnen, aus den Wissenschaften, die Sie vertreten, und die ich außerordentlich hochschätze, obwohl ich nur Jurist bin.

Sie alle wissen, worum es sich in der heutigen Reformbewegung, die nicht nur die sexuelle Moral, sondern auch die juristische Gestaltung der Ehe und Familie betrifft, handelt: letzten Endes um den Kampf zweier großer Weltanschauungen. Die eine brauche ich Ihnen nicht darzulegen, weil Sie sie besser kennen als ich; und die andere nicht, weil mich glücklicherweise ein Redner der jüngeren Tage dieser Mühe entbunden hat. Er war so liebenswürdig, seine Anschauungen, die Anschauungen der Kirche, die er vertritt, so scharf und prägnant wiederzugeben, daß hier nichts mehr hinzuzufügen ist. Ich bin gegen seine Ansichten, vielmehr einer Richtung zugetan, welche sich auf das Entwicklungsprinzip stützt, wie Sie selbst es tun, einer Richtung, die namentlich wissenschaftlicher, geistiger Anregungen aus den Kreisen der Naturwissenschaften, der Mediziner und Biologen bedarf. Ich möchte anknüpfend an die Tatsache, daß das Eherecht der Vergangenheit hauptsächlich von Theologen und Juristen geschaffen wurde, dafür eintreten, daß das Eherecht der Zukunft durch das Zusammenwirken von Biologen, Psychologen und Juristen geschaffen wird.

Ich wollte an Sie alle die inständige Bitte richten: unterstützen Sie diese Reformbewegung, die sich Gott sei Dank in jüngerer Zeit entwickelt hat, die in vielen Staaten sogar schon ziemlich weit gediehen ist. Suchen Sie bei all und jedem Anlaß den naturwissenschaftlichen Anschauungen, den Erkenntnissen, welchen Sie in so reichem Maße Ausdruck verliehen haben, Anwendung zu sichern, und das Eherecht der Zukunft wird vermutlich besser sein als das der Vergangenheit.

Von jeher gab es Frauen, die furchtlos dachten und handelten, obgleich ihnen immer Hindernisse in den Weg gelegt wurden. Heute ist Mme *Curie*, Erfinderin des Radium und Poloniums in der Cooperation intellektuell ein Beispiel. Es gibt noch andere; man muß sich nur die Mühe geben, sich weiter darin zu unterrichten. Auf dem Gebiete der Contrazeption hat Mrs *Margaret Sanger* in Amerika, in Japan, in China und in Indien viel Anhänger gefunden. Ebenso Dr. *Marie Stopes* in England.

Ich brauche kaum daran zu erinnern, daß Mrs *Margaret Sanger* sogar verhaftet wurde, weil ihre Aufklärung und Hilfe den ärmsten Frauen half, jedoch gegen die alten Gesetze, die aus puritanischer Zeit stammten, verstieß. Die Populationsfrage — Kontrazeption und Sterilisation — sind Frauenfragen noch mehr als Männerfragen und können und dürfen nicht mehr ohne Mitwirkung der Frauen gelöst werden.

Viele Gesetze werden durch ihren Einfluß und den Gerechtigkeitssinn vieler Männer in Parlamenten heute umgestaltet. Alte Gesetze müssen dem neuen Sinn der Weltanschauung weichen.

Religion stirbt nicht aus bei der Frau, wenn auch die alte Form der Auslegung der Kirche. Ihr ist das Kind — und das Kind wird der Mann und die Frau der Zukunft! — zu heilig, um es dem Zufall zu überlassen! Sie wird darauf bestehen, daß sie kein Kind ungewollt oder ungesund in die Welt setzt. Das wird die wahre Eugenik sein.

Ich danke Ihnen für die Gelegenheit, im letzten Augenblick noch ein paar Worte an Sie zu richten. Und ich möchte ferner ein Wort des Dankes für solche Männer in allen Ländern aussprechen, die uns durch ihren Gerechtigkeitssinn geholfen haben, daß unsere Berechtigung zum Stimmrecht anerkannt worden ist.

Die kinderreiche Familie und die Sozialpolitik.

Von *Zahn,* München.

Meine Damen und Herren! Eine ganze Woche lang wurde durch die Verhandlungen des gegenwärtigen Kongresses dargelegt, was die Wissenschaft von der Sexualmoral nach den verschiedensten Richtungen festgestellt hat. Die Wissenschaft ist aber nicht um ihrer selbst willen da, sondern soll die Praxis anregen und befruchten, die Praxis soll ihrerseits die Konsequenzen ziehen von dem, was die Wissenschaft festgestellt hat. Auf unseren Fall angewendet, ist es nun Sache der Sozialpolitik oder der generativen Bevölkerungspolitik, die Schlußfolgerungen aus den Ergebnissen der Wissenschaft über die Sexualmoral zu verwirklichen.

Wir wissen — und die verschiedenen Vorträge, die ich eben mit anhörte, haben es wieder bestätigt—, wie sehr durch die neuzeitliche Sexualmoral die wichtigste Zelle unserer Gesellschaft, die Grundzelle unserer Gesellschaft, die Familie beeinflußt worden ist. Dies verdient um so größere Beachtung, als gerade durch die Familienhaftigkeit des Volkes die quantitative Höhe und die qualitative Reife der Bevölkerung sich ganz wesentlich bestimmt.

Die Familie ist die Pflanzschule unseres künftigen Volkes. Zur Sicherung seines Wachstums bedarf es der Mindestziffer von durchschnittlich 4 Kindern pro Familie. Nicht nur quantitativ, auch qualitativ ist die Familie von höchster Bedeutung für das Volk: Die Familie gibt dem Staat die Qualitätsmenschen, hier werden Pflichtgefühl, Arbeitslust und Charakter angeregt und zu entsprechender Entfaltung ausgelöst, aus dem Familiengeist entwickeln sich Heimatliebe und Volkstum, entwickeln sich die Triebkräfte des Gemeinschaftslebens, die Triebkräfte für Gemeinsinn, Nationalstolz, Vaterlandsliebe, Gesamtstaatswillen.

Diese hohe quantitative sowie qualitative Bedeutung der Familie wurde im Laufe der letzten Jahrzehnte stark beeinträchtigt. Schon in der Vorkriegszeit hatte sie gelitten, noch mehr wurde ihr im Laufe des Krieges, der Revolution und der Nachkriegszeit zugesetzt. Im Zusammenhang mit dem starken Rückgang der Geburten wurden die Familien immer kleiner, wurden an Kinderzahl immer ärmer, die Kleinfamilien setzten sich immer mehr als Normalfamilien durch. Wir haben nur noch wenig Familien mit 3 bis 4 Kindern, und solche sind doch, wie bemerkt, eigentlich die Voraussetzung für befriedigendes Wachstum des Volkes.

Auch qualitativ hat die Familie eine Schwächung erfahren. Darauf deutet die Mehrung gewisser Krankheiten, die die weibliche Gebärkraft beeinträchtigen, deuten weiter nach der moralischen Seite die Verdoppelungen der Ehescheidungen in der Nachkriegszeit und all die bekannten Faktoren, welche während und nach dem Kriege die Hauswirtschaft und die Kindererziehung erschwerten und verschlechterten. Verschärft wurde dieser Mißstand noch durch die Wohnungsnot und die Mietnot. In vielen Städten müssen jetzt 7—12% der Familien ihre Wohnung mit anderen Familien teilen; die Miete drückt mit jeder Erhöhung auf kinderreiche Familen empfindlicher, denn diese müssen die größeren Wohnungen haben, aber erfahren in ihren bei der Stabilisierung auf einen niedrigeren Preisstand zugeschnittenen Gehältern und Löhnen keine der Mieterhöhung entsprechende Steigerung, werden sogar angesichts der teilweisen Verwendung des Mietertrages für den allgemeinen öffentlichen Haushalt zu einer der asozialsten, brutalsten Kopfsteuern mit der Miete herangezogen.

Zweifellos unerwünschte Verhältnisse vom Standpunkt einer gesunden Familie, vom Standpunkt der Erhaltung und des Wiederaufbaues unserer Volkskraft! Ein Wandel der familien-, der kinderscheuen Zeit zugunsten eines familienfreudigen Geistes ist nicht ohne weiteres zu erwarten. Es sind besondere positive Maßnahmen erforderlich. Natürlich müssen in unserer heutigen Zeit, wo die Existenzbedingungen so ungeheuer erschwert sind, diese Maßnahmen davon absehen, auf neue Familien, auf Schaffung von neuen kinderreichen Familien auszugehen. Dies wäre aussichtslos. Vielmehr ist in erster Linie auf Festigung und Stützung der vorhandenen kinderreichen Familien Bedacht zu nehmen. Dazu bedarf es einer zielbewußten Familienpolitik.

Lange Jahrzehnte war die Familienpolitik nicht sonderlich zielbewußt, war eher familienfeindlich als familienfreundlich. Auch die neuere Sozialgesetzgebung war zunächst Einzelfürsorge, bot nur sekundär Einzelleistungen zugunsten der Familien mit spärlicher Berücksichtigung von deren Kinderzahl. Diese tastenden familienpolitischen Versuche wurden im Krieg und in der Nachkriegszeit im verstärkten Maße fortgesetzt. Neuerdings kommt endlich eine systematischere Familienpolitik zur Geltung, und zwar im Zeichen der neuen Reichsverfassung, die in Art. 118 den kinderreichen Familien einen Anspruch auf ausreichende Fürsorge zusichert. Günstig wirkt für den Vollzug dieser Bestimmung, daß in der weiteren Folge — ich habe selbst dazu durch programmatische Vorträge im Jahre 1918 beigetragen — ein Reichsbund der Kinderreichen in Deutschland ins Leben gerufen wurde, der parteilos ist, auch paritätisch in religiöser Beziehung und der sich infolgedessen auch auf alle Parteien stützen kann und sich ihrer tatsächlichen Unterstützung erfreut. Die von diesem Reichsbund getragene Bewegung kommt einer planmäßigen Familienpolitik sehr zustatten.

Die gleiche Bewegung wie in Deutschland ist in anderen Kulturstaaten, in Frankreich, Belgien, Holland, England, Österreich, Italien zu beobachten. Deshalb erscheint es sehr zweckmäßig, bei unserem Internationalen Kongreß das in Rede stehende Problem zu behandeln. Meinerseits will ich dabei zunächst unsere deutschen Verhältnisse betonen und den Kollegen von anderen Staaten anheimstellen, in weiterer Auswirkung unseres Kongresses entsprechend in ihren Ländern vorzugehen und eine einheitliche internationale sozialpolitische Aktion in die Wege zu leiten.

Welche Aufgaben hat nun die systematische Familienpolitik zu verfolgen? Antwort: Sie hat solche nach drei Richtungen. Sie hat eine erhöhte Gesundheitspflege und Erziehungsfürsorge zu fördern. Sodann hat sie auf Besserung der wirtschaftlichen Lebensbedingungen der kinderreichen Familien Bedacht zu nehmen. Endlich muß sie auch die sittlichen Grundlagen der Familien heben.

Was die erste Aufgabe anlangt, die Gesundheitspflege, so ist darüber in der abgelaufenen Woche unseres Kongresses so viel gesprochen worden, daß ich mich kurz fassen darf. Die Gesundheitsfürsorge hat Einrichtungen wie Heiratszeugnisse, Eheberatungsstellen zu unterstützen, Einrichtungen für Säuglinge, Kleinkinder, Schulkinder, Berufsschulkinder zu fördern. Sie muß ferner das, was auf dem Gebiete der Haus- und Kinderpflege seitens der Gemeinnützigkeit und Wohlfahrt geschieht, ihrerseits begünstigen. Sie muß auch auf entsprechende zeitgemäße hauswirtschaftliche Ausbildung der Frauen und Töchter Bedacht nehmen und sich die Rationalisierung der Haushaltsführung angelegen sein lassen.

Die wirtschaftliche Fürsorge hat einen wirtschaftlichen Ausgleich für die kinderreiche Familie zu schaffen. Der Ausgleich ist grundsätzlich dermaßen zu gestalten, daß der Kinderreiche innerhalb seiner sozialen Schicht eine Hilfe erfährt, daß die Ungunst seiner Lage gegenüber Kinderarmen und Ledigen seiner Schicht ausgeglichen und möglichst ins Gegenteil gekehrt wird. Der so den kinderreichen Familien aller Stände zuteil werdende Ausgleich findet seine Rechtfertigung in den staatsbürgerlichen Mehrleistungen, die die kinderreichen Familien gegenüber Ledigen und Kinderlosen für den Staat aufbringen und mit denen sie die Zukunft des Volkes verbürgen. Diese ausgleichende Fürsorge hat ein Doppeltes anzustreben: Einschränkung des Aufwandes der kinderreichen Familien und Erhöhung der Einnahmen der kinderreichen Familien.

In ersterer Beziehung ist neben anderen Maßnahmen ungeheuer wichtig, daß die Wohnungsverhältnisse für die Kinderreichen nach Qualität und Preis erträglich gestaltet werden. Die einzelnen Familien müssen wieder in eigenen Wohnungen, in auch gesundheitlich einwandfreien Wohnungen leben können. Weiter muß die unsoziale, die asoziale Gestaltung der Mieten verschwinden, der zufolge, wie erwähnt, die Mieten durch die Mietsteuer zum Teil für den öffentlichen Haushalt benützt werden. Ferner muß die soziale Gerechtigkeit, welche bei der Steuerreform von der Reichsregierung den kinderreichen Familien versprochen wurde, nicht nur in der Fortbildung der bereits eingeführten Kinderabzüge bei der Einkommensteuer, der Vermögensteuer, der Erbschaftsteuer zum Ausdruck kommen, sondern auch in der Zuwendung dieser Begünstigungen an alle kinderreichen Familien ohne Ansehen des Einkommens. Denn mit dem höheren Einkommen gewisser sozialer Schichten ist ja noch keineswegs gesagt, ob die Familien vermögend sind oder nicht. Bekanntlich sind damit kulturelle und soziale Belastungen und Verpflichtungen verbunden, denen sich der Angehörige dieser Schicht gar nicht entziehen kann, die für ihn ein förmlicher Zwangsbedarf sind. Andererseits sollen die Träger der höheren Kultur sich nicht im Wege von kinderarmen Familien selber ausmerzen und einer bedenklichen proletarischen Auslese Vorschub leisten.

In Frankreich geht man steuerlich noch in anderer Weise vor. Man besteuert Unverheiratete und Kinderarme wesentlich schärfer, um den Kinderreichen Vergünstigungen zu bieten. Außerdem kennt man in Frankreich Ermäßigung der Reisekosten für Kinderreiche auf Eisenbahnen, Schiffen, Straßenbahnen; man kennt Ermäßigung der Aufenthaltsgebühren in Kurorten und Bädern; man kennt Ermäßigungen der Eintrittspreise für Museen, Rückerstattung städtischer Verbrauchssteuern. Ähnliche Vergünstigungen sollte man auch bei uns in Deutschland durchsetzen. Außerdem sollte man es nicht länger dulden, daß die Tarife beispielsweise für Gas und Wasser einfach schematisch erhöht werden ohne Rücksicht auf die kinderreichen Familien, die dadurch ganz besonders zu leiden haben.

Erfreulicherweise hat sich unsere neueste soziale Gesetzgebung sehr der Familienpflege angenommen. Bei Gründung der Sozialversicherung war sie Einzelfürsorge; während des Krieges und in der Nachkriegszeit hat sie sich wesentlich von der Individualfürsorge zur Familienfürsorge entwickelt. Wir haben in der Sozialversicherung Leistungen, welche unter Berücksichtigung der Kinderzahl abgestuft werden. Ähnliches haben wir auch beim Reichsversorgungsgesetz bekommen, ähnliches bei der Sozial- und Kleinrentnerfürsorge wie bei der Erwerbslosenfürsorge. Gerade bei diesen verschiedenen neuen sozialpolitischen Gesetzen sind familienpolitische Gesichtspunkte wirklich gebührend zur Geltung gekommen, so daß nur nach wenig Richtungen eine weitere Fortbildung noch zu wünschen bleibt.

Was die Erhöhung der Einnahmen anlangt, welche ebenfalls Aufgabe des wirtschaftlichen Ausgleichs ist, so haben wir ja bekanntlich die Einrichtung der Familienlöhne und Familiengehälter, wo für kinderreiche Familien Frauen- und Kinderzuschläge gegeben werden. Diese bestehen speziell bei den Gehältern und Löhnen der öffentlichen Verwaltungen. Daneben kommen auch in der Privatwirtschaft Familien- oder Soziallöhne vor. Die Soziallöhne werden in der Privatwirtschaft zum Teil als bedenklich empfunden, und zwar von Arbeitgebern wie auch von Arbeitnehmern. Indessen erscheint diese Einrichtung der Familienlöhne vorläufig unentbehrlich, man wird sich wohl mit den Ausgleichskassen zur Durchführung dieser Familienlöhne behelfen müssen, solange nicht eine weitere wichtige Organisation erreicht ist. Ich meine die Elternschafts- oder Kinderrentenversicherung, und zwar im Anschluß an unsere öffentliche Sozialversicherung.

Diese Versicherung ist bereits im Plan vorbereitet. Professor *Grotjahn* und *Engelsmann* haben sie in Deutschland entworfen, in England *Cohen* (Cambridge); in einer Reihe anderer Staaten wird sie ebenfalls bereits erwogen. Diese Versicherung soll alle Stände und Berufe erfassen. Beitragspflichtig sollen die Ledigen sein, und zwar zum Normalsatz, die Verheirateten zu Sätzen, die nach der Kinderzahl zu ermäßigen sind. Was die Leistung anlangt, so sollen sie bestehen in Kindergeld vom vierten Kinde an, das sich mit jedem folgenden Kinde erhöht und weiter in Erziehungsgeldern. Die Verwirklichung eines solchen Planes ist zwar in Deutschland vorläufig zurückgestellt mit Rücksicht auf die großen Lasten, die zur Zeit die Wirtschaft trägt. Indessen wird nur in der Richtung dieser Elternschaftsversicherung der Familienausgleich zu erreichen sein, von dem die Reichsverfassung spricht.

Mit erhöhter Gesundheitsfürsorge, mit wirtschaftlichem Ausgleich der Familie ist es noch nicht getan; wir brauchen gleichzeitig auch eine Stärkung der ethischen Grundlage der Familie. Durch Erziehung und Aufklärungsarbeit hinsichtlich der Bedeutung der Familie muß eine intensive Beeinflussung des Volkes erfolgen, und zwar im wohlverstandenen Interesse des Einzelnen wie des Volkes und des Staates. Zu dem Zweck müssen wir gegen gewisse Schäden unserer Gesellschaft einen geistigen, moralischen Kampf aufnehmen. Hierzu ist eine harmonische Zusammenarbeit von Haus und Schule, Kirche und Staat, Kunst, Wissenschaft und Presse unerläßlich. Daneben sind gewisse Einrichtungen zu fördern, die den Familiensinn besonders vertiefen, und die geeignet sind, ihn zu vertiefen. Ich denke dabei an die erhöhte Pflege von Familienzusammenkünften, an die Wiederaufnahme von Familienchroniken und Stammtafeln, weiter an gesellschaftliche Ehrungen der Kinderreichen, wie Mütterabende, Elternabende, Kindertage, Müttertage, Ehrengaben an kinderreiche Mütter, ähnlich der Medaille de la famille française. In Frankreich ist unlängst noch eine staatsbürgerliche Bevorrechtung von Vätern kinderreicher Familien in der Weise vorgeschlagen worden, daß jeder Vater außer seinem eigenen Stimmzettel noch eine Stimme für jedes seiner minderjährigen Kinder erhält. Eine solche politische Bevorrechtung wäre allerdings verhältnismäßig schwer durchzuführen; immerhin würde sie angesichts der staatsbürgerlichen Mehrleistung dieser Familien sich mit unserer heutigen demokratischen Auffassung durchaus vertragen.

Alles in allem, meine Damen und Herren, muß sich die ganze Familienpolitik darauf einstellen, die Familie nicht mehr wie früher vorzubelasten, sondern vielmehr zu entlasten und zu bevorrechten. Finanzielle Konsequenzen dürfen nicht hindern. Soweit Aufwendungen aus dem öffentlichen Haushalt erforderlich sind, sind diese Aufwendungen nichts anderes als nationale Versicherungsprämien im Interesse der physischen, sittlichen und geistigen Gesunderhaltung der nationalen Produktivkraft, sind sie lediglich notwendige Spesen der nationalen Zukunft.

Im Interesse dieser systematischen Familienpolitik sind Zusammenschlüsse der kinderreichen Familien, wie sie in einer Reihe von Staaten in den letzten Jahren erfolgte, sehr zu begrüßen. Das hierdurch zur Geltung kommende solidarische Wertbewußtsein der Schicht der Kinderreichen wird das Problem in der Praxis nachdrücklich fördern. Ebenso ist zu begrüßen, daß auch das Internationale Arbeitsamt, die Internationale Vereinigung für sozialen Fortschritt und das Internationale Institut der Statistik sich dieser wichtigen Fragen der Familie annehmen.

So sehen wir auf der ganzen Linie innerhalb und außerhalb Deutschlands ein wachsendes Verständnis für eine zielbewußte Familienpolitik, eingedenk der Forderung des Tages, daß zuerst Kraftreserven zu schaffen sind, dann erst Geldreserven. Mensch, Familie, Volk, Staat kommen vor der Dividende. Nur ein starkes Familienvolk entfaltet die nachhaltige Rührsamkeit des Volkskörpers, die in allen Staaten heute notwendiger ist denn je.

The Sexual Relation as a Social Relation and Some of its Changes.

By *Florian Znaniecki*, Poznan (Polen).

The object of this brief sketch is to define and, if possible, to explain certain facts of human sexual life, viewed not as physiological or psychological processes, but as strictly social phenomena. I do not pretend to make new discoveries; my purpose is rather to bring a number of observations and partial generalizations, more or less known, under a point of view which may be helpful in giving this branch of studies a more exact scientific form.

From the standpoint of human sociology, a sexual act is a social act when it bears upon a human being as its object and tends to provoke a conscious reaction of this being. This excludes from the field of our research all sexual acts which either have other objects than human beings or else do not expect conscious reaction, though a social group may treat such acts as important and thus give them an indirect social significance. In order to avoid unnecessary complications no phenomena of auto-erotism will be considered here, though some of them might be brought under our definition. .Furthermore, I leave out of consideration facts of homosexuality as involving certain social problems which would lead beyond the sexual field.

Our domain is thus limited to conscious sexual intercourse between man and woman. By sexual intercourse I do not mean only actual copulation, but also all those activities which accompany it, lead to it, or may becomes substitutes for it, and which are rooted in the consciousness of the difference of sex.

Sexual intercourse, thus conceived, constitutes a specific kind of social interaction and can be studied along with other varieties of social interaction, such as the mutual activities involved in the contact between individuals of the older and the younger generation, those of leadership and imitation, or those in which independent individuals exchange economic values.

Now, in all domains of social interaction we find that most of the activities of the individuals concerned are or tend to be subjected to certain rules and standards. Thus, although between the older and the younger generation there are incidental and unregulated contacts, yet the most numerous and socially important activities are those in which the parties recognize certain norms with which their behavior bearing on each other ought to comply. We use the term s o c i a l r e l a t i o n exclusively to denote such standardized social interaction between human beings. In the field of sexual life, this prevalence of regulated activities is even more marked than in other fields. This seems due to several factors, the most important of which are: the dependence of sexual copulation upon courtship and conscious response; the magical significance which sexual phenomena bear in lower societies, traces of which survive on higher stages of civilization; and finally, the connection of sexual activities with the propagation of the species and, consequently, the duration of social groups. We mean by s e x u a l r e l a t i o n regulated and standardized sexual intercourse. The sexual relation is thus a sub-class of social relations and constitutes the special object of our present interest.

Every social relation contains: first, a s o c i a l c o n n e c t i o n between the parties, that is, a common and more or less durable situation which both recognize as constituting a moral bond between them; secondly, certain n o r m s with which the activities of one party bearing upon the other party tend to comply and which constitute the o b l i g a t i o n s of this party with regard to the other, since the latter expects their fulfilment. For instance, the social relation between two members of a group includes the social connection consisting in the fact that they both belong to this group, and certain mutual obligations of solidarity. An employer and an employee in modern society are socially connected by a contract, and the latter is obliged to perform certain work, the former to give certain remuneration for it.

A social relation is real in the measure, in which the common situation which connects the parties is really considered by them as giving them certain claims upon each other, and the norms which regulate their activities bearing upon each other are not only recognized as valid by both of them, but actually complied with as standards of behavior. Since, however, it binds the two parties objectively, it is not a mere psychological fact, but a super-individual, social system.

The same kind of relation may exist between many pairs which are connected in a similar way and recognize and fulfil similar obligations. Of course, there always are individual differences, but these are irrelevant for the sociologist as long as the connection and the obligations recognized are essentially the same, and only the ways in which they are maintained and fulfilled differ from case to case. The nature of a relation does not depend on the frequency wich which it occurs in a given social group, any more than the nature of an animal species depends on the number of its specimens in a given territory. It is also a secondary matter whether the norms which a relation contains are or are not abstractly formulated in ethical or legal reflection.

However, a distinction must be made between public and private relations. A social relation is public if an organized social group treats it as a public institution, that is, considers the activities involved in it as a matter of common welfare, and gives the individuals who perform these activites the character of group functionaries. In the contrary case, a relation is private, though — like all phenomena of private life — it may be subjected to the control of social opinion. But even if a relation should interest nobody but the persons between whom it exists and remain entirely unknown to others, this does not prevent the connection between these persons from being objectively binding, nor their obligations from being objectively valid as long as they recognize them and act upon them.

If we turn now to facts of sexual intercourse between men and women, and investigate the rich material contained not only in ethnological observations and legal documents, but also in biographies, aubiographies, letters, archives of various organizations and, finally, in literature, we shall find that the immense majority of these facts present instances of sexual relations as social relations in the sense characterized above. Indeed, if we except frequent, but rather insignificant, instances of "flirtation" which is not supposed to lead to anything more serious and the relatively rare cases of accidental copulation between otherwise unconnected persons; and if we leave temporarily aside the troublesome problem of prostitution, we might say that practically all sexual intercourse between men and women involves some kind of moral bond between the parties and some norms to which their activites are subjected. I believe that this circumstance has not been sufficiently appreciated by theoretic and practical students of mores, who (following in this respect the church, the state, and popular reflection) are inclined to identify normatively regulated sexual relations with marriage and to treat all extra-conjugal intercourse as lying beyond the limits of positive morality. Marriage is undoubtedly the most striking type of sexual relation, because it is a public relation, an institution treated as such by the most important social groups. But it cannot be properly understood unless we study it along with private sexual relations as two sub-classes of the same wider class. The key to all the varieties of regulated contact between the sexes is to be sought in that typical and elementary system of obligations which is the common nucleus of both marriage and private sexual intercourse. We may call it the love relation, and characterize it in the following way.

The social connection upon which the typical love relation is founded consists in the mutual agreement, formal or tacit, of the parties to have sexual intercourse with each other. Their agreement may be induced by all kinds of social pressure exercised upon either party. But it must be there; otherwise the relation does not really exist. The very nature of sexual activities precludes the possibility of the parties being morally bound independently of their choice. No external conditions, no pre-existing status, can create such a bond.

On the other hand, agreement is a sufficient formal basis for a love relation, though every society imposes certain limitations on the choice of the partner for this relation, either positively by determining the class within which it is licit, or negatively by excluding the class in which it is forbidden.

This is a very important point, sociologically, since it shows that according to all probability the love relation is genetically the first social relation between individuals which depends essentially upon personal contract. For in every other relation between individuals the connection seems to have been originally independent of the choice of either both (as in relations of solidarity resulting from membership in the same group), or of one of the parties (as in the relation between parent and child).

The obligations involved in the love relation consist fundamentally in that each party recognizes that it should give sexual satisfaction to the other party and while the relation lasts to abstain from sexual intercourse with every one else; and each party demands that the other comply with the same norms in its conduct. We hardly need point out that the concrete content of these obligations differs as between man and woman and from case to case. Polygamy, as we shall see presently, modifies these obligations, but does not destroy them completely.

Now, instead of merely describing the variations of this fundamental relation as found in the history of human love, I shall rather attempt to explain causally a few of these variations; for, if this attempt prove successful, it will be of course much more instructive. Needless to say, my generalizations claim to be only provisional hypotheses which require further testing before they can be treated as causal laws. We must, however, first state the general problem more exactly.

What we want to explain is changes of a certain social relation. As has been mentioned above, a social relation — that is, a system of definite obligations conditioned by a definite social connection — is always found to exist in concrete form between particular individuals (or groups). It is evident in view of this that changes of a social relation mean changes occurring within the system of obligations and connections by which this relation is defined, and that those changes happen in the individual instances of the relation. A change of social relation is emphatically not a change in the frequency of this relation at any given period in any given society.

In order to determine a change in the sexual relation two approaches are possible and both are necessary. The first and more usual approach consists in comparing the abstract rules by which this relation is defined at successive periods in a certain group and which find their formulation in legislation and works of moral reflection. Clearly, however, this method is valid only if we can positively show, or at least safely presume, that the changes of formulated rules really express changes of those standards of conduct which persons sexually related actually recognize and follow. The real evolution of the sexual relation does not occur in the minds of legislators or moralists, but in the behavior of sexually connected couples; legislators and moralists merely express standards already developed in a certain number of cases (sometimes with additions and improvements of their own), demanding that these standards be accepted by all the sexually related couples in a given society. In order to follow closely the actual process of change in the sexual relation the sociologist should study the histories of sexually related couples and ascertain whether younger couples behave differently with regard to each other than their predecessors, and whether and how the conduct of the parties changes in the course of their lives.

When a change has been thus determined, it should be causally explained. The most important requirement for a scientific explanation is that the scientist should know how to limit his problem. The physical experiment is a model for this limitation. It consists in artificially isolating a system of bodies and studying the dependence between the changes in these bodies. If within such an isolated system, the change to be explained always occurs when some other change has occurred, and only then, the latter is considered the cause of the former.

The sociologist must follow in this respect the example of the physicist, if he wishes his explanations to be scientific rather than literary or metaphysical — with only one reservation. He need not construct isolated systems artifically,for he finds them ready-made in social life. A social relation is an isolated system of social activities and values, in as much as its members in keeping their social connection and fulfilling their obligations intentionally try to eliminate from their relation all perturbing influences arising either from their own psychological tendencies which, if satisfied, would conflict with their duties, or from external circumstances which put obstacles in the way of their fulfillment. As long as such tendencies are inhibited and such obstacles are overcome the relation remains unchanged.

But such an isolation of the social relation is not always maintained: the psychological life of its members and the social life which surrounds them and in which they participate are much less constant than the physical world; to keep the relation intact in the midst of a rapid and uneven current of social becoming may require efforts of adaptation that the persons concerned, and indeed any persons in their situation, would be unwilling or unable to make. Thus it happens that some psychological tendency or some external obstacle, instead of being inhibited or overcome, is allowed to influence the relation; and the latter becomes modified, that is, either the character of the social connection or some of the obligations of the parties undergo a change. In so far as such a change can be traced with certainty to the influence of a definite modification of the psychological or social conditions in which the relation has been maintained, this modification must be considered the cause of the given change in the relation.

By adhering to these principles, I have reached several general statements concerning the causal dependence of certain changes in the sexual relation upon certain influences to which it is subjected. I am presenting here these generalizations in the form of causal laws. While they cannot yet claim certainty, it may be well to mention that concrete instances to the contrary are not sufficient to invalidate them. In any particular concrete instance, several causes may be active and the resulting effect be different from that which one of the causes alone would produce. Thus, an apparent exception from a causal law may be itself causally explicable with the help of other laws. If, however, a causal hypothesis is confronted by facts in which the supposed cause fails to produce the supposed effect, and this failure cannot be fully explained as due to definite effects of definite interfering causes, the hypothesis must be abandoned. For it is time that social science dropped the easy-going principle of empirical laws, i. e. approximate causal generalization which accomodate themselves to any number of inexplicable exceptions. Unabashed by unavoidable difficulties and errors, we should aim at logically exact scientific laws, though the very nature of our subject-matter prevents this exactness from ever assuming a mathematical form.

Our proposed laws are as follows:

1. *If in the sexual relation a fundamental obligation of one of the parties is discontinued, the relation breaks off.*

This law applies to all social relations. It bears only on fundamental obligations, i. e., those which the parties consider essential for the constitution of the given relation. A relation may contain besides various obligations which the parties consider secondary, i. e., subsidiary to a fundamental obligation. The discontinuance of any of these, while modifying the relation, does not break it. If this law is accepted, the sociologist can induce which obligations are fundamental and which secondary from the study of those cases in which the relation is broken.

The fundamental obligations of a sexual relation are, as we have seen, the obligation to give sexual satisfaction and the obligation of fidelity, for these are normally considered by the parties as essentially constituting the relation. We know that all over the world the discontinuance of either of these obligations has usually led to the break of the relation, whether the latter be private or public. Apparent exceptions are explicable by the action of other causes, some of which will be treated presently.

Modern divorce laws recognize other reasons for breaking off the institutionalized social relation known as marriage. This leads us to the conclusion that in modern marriage there are other fundamental obligations besides the sexual ones.

2. *If the social connection between the partners of a sexual relation becomes determined as life-long, in addition to the sexual obligations other obligations are assumed which imply cultural cooperation — economic, technical, educational, religious*, etc.

The typical love relation has no definite term: its end is not foreseen in the implicit or explicit personal agreement which constitutes its formal basis, nor is it formally meant to be life-long. The sexual function is usually accompanied by auxiliary cultural activities, but these not treated as distinct obligations. Whereas, if the relation is expected to last for a life-time, as when lovers become engaged to be married, or when persons who live in free sexual intercourse decide to stabilize their relation, those auxilary functions develop into separate obligations which are meant to supplement the sexual norms. The relative importance of these secondary obligations grows as the importance of sexual life subsides, either in consequence of advancing age, or because of a Puritanic attitude of the given persons towards sexual life, or for any other reasons. Thus, they may become fundamental alongside with the sexual obligations, or even entirely supplant them. As, notwithstanding polygamy and divorce, marriage almost always is in principle a life-long relation, it usually includes norms of cultural cooperation. But, since the latter is also found in private relations, if they are meant to last a life-time (unless prevented by social conditions), it cannot be considered, as it often is, an effect of the institutional character of marriage.

3. *If a love relation becomes institutionalized as a conjugal relation, the obligations it includes become schematized; and to every obligation of one party, a right of the other party is made to correspond.*

This is, again, a law which seems to hold true of all social relations.

When a social group gives a sexual relation the character of a public institution, it shows thereby that it is interested in the activities which this relation implies and considers their adequate performance essential for the common welfare. To insure their adequate performance, it subjects them to negative and positive sanctions. Negative sanctions consist in that the group exercises control over the way in which these activities are performed, either directly or through special functionaries. Such a control is possible only if, instead of the flexible and variable moral norm which every individual is free to apply according to his best personal lights and intentions, the group substitutes a rigid and uniform legal scheme which demands that all behave in the same way under the same conditions.

Positive sanction means that the group, if necessary, assists the individual to perform the institutionalized activity. If the obligations involved in a social relation are interdependent, i. e. if one party can adequately fulfil its obligations only under the condition that the behavior of the other party be such as the relation demands, the group in institutionalizing this relation at the same time requires that each party should comply with its own obligations and gives it the right to insist that the other party do its share. This principle of rights corresponding to obligations is by analogy adapted even to such obligations as are not interdependent.

These effects of institutionalization explain why marriage has so often been considered "the grave of love", for the schematic performance of an obligation which the other party demands as its right is very different from the spontaneous conformity with an ideal standard freely accepted. However, in concrete cases of the conjugal relation the effects of institutionalization are frequently counteracted by other processes, in consequence of which the actual love relation underlying the external, institutionalized form ignores rigid schemes and waives the principle of rights.

I hope that this purely objective statement of facts will not be understood as an attack on the institution of marriage. As a theoretic sociologist, I am here carefully abstaining from all judments of value and imperatives of conduct. But if ever, as a social politician, I have to appreciate marriage, my problem will be to weigh the detrimental effects it has upon the love relation itself against the many advantages it possesses for cultural life.

4. *If a member of a sexual relation is unable to fulfil a part of his (or her) fundamental obligation, another individual is partly substituted for him (or her), and the relation becomes complex, or polygamous.*

Partial substitution is also found in other social relations and has essentially similar causes. Whether in any particular case the fact that a party ceases to fulfil adequately a fundamental obligation is a discontinuance of this obligation and causes a break, or is a partial inability and causes substitution, depends essentially upon the moral consciousness of the parties themselves and the conditions of the case.

One of the most frequent causes of polygyny, institutionalized or not, is the partial inability of the woman to fulfil sexual obligations during the periods of pregnancy and nursing, inability which in lower societies is exaggerated by magical fears. Polyandry is seldom institutionalized, owing to the fact that most groups which can institutionalize the sexual relation are controlled by men; and where it appears as a non-institutionalized relation, it is mostly due to such masculine occupations as take the man for longer periods away from his woman partner.

When genetic or economic obligations are added to sexual obligations and also treated as fundamental, but inseparable from the sexual obligations, a partial inability to perform these also leads to a complex sexual relation. The economically conditioned polyandry of some barbarous societies reappears among the modern European immigrants in America; the polygyny of African negroes has often distinctly economic causes. Where many children are required, insufficient fecundity leads to substitution.

5. *If in a sexual relation actual copulation is postponed or prevented by external obstacles or voluntary agreement, the relation becomes spiritualized*, i. e., *satisfaction is supposed to be found rather in social intercourse rooted in a consciousness of sex differences than in physical contact.*

Typical instances of this process are found in prolonged courtship and engagement, where the obstacles to an immediate satisfaction of the sexual desire are in the mores of the social mileu. From the same source arise obstacles to material intercourse when the lovers are already married to other persons, and the society in which they live and whose mores they share really, and not merely apparently, forbids such unions. Other cases of spiritualization are those between persons who have taken the religious vow of chastity or between those who are imbued with the romantic ideal of "Platonic" love.

6. *The opposite process of materialization*, i. e., *loss of importance ascribed to social intercourse and predominance of material contacts occurs when all external and internal obstacles to copulation are removed.* But complete materialization is impossible, as long as the obligation to give sexual satisfaction to the other party is adequately fulfilled, for then the other party preserves the character of a social object with whom not only material contact, but also social intercourse, is desired.

Only when one partner to a sexual relation assumes a different obligation instead of the obligation of giving sexual satisfaction, can the relation become completely materialized. Such is the case in prostitution, where the obligation of the man is to give the woman an economic remuneration in exchange for the sexual satisfaction he receives. But in this case, we have no longer a sexual relation in the sense of a love relation, but a distinct type intermediate between the sexual relation and economic exchange.

7. If in the sexual relation obligations of cultural cooperation assume the character of common performance of the same function instead of a division of functions between sexes, the relation becomes personalized, i. e., each member is expected to participate in it as a personality, and not merely as subject and object of certain specific activities.

The fact is that, whereas in the division of labor it is the objective results that matter, in collaboration the very process of activity and thereby the agent himself come into the foreground. Every collaboration involves a degree of personalization of the parties. The sexual relation, even without cultural activities, is already relatively more personal than most other relations, because the sexual function itself may be considered to be normally a kind of hedonistic collaboration. Every new cultural function shared by a man and a woman who are sexually related expands the field of their personal communion, and increases the importance which their individualities as such have for one another. Since the human personality is an indissoluble blending of spiritual and material components, personalization overcomes the above mentioned conflict of spiritualization and materialization, and permits the relation to remain spiritual even though copulation is freely resorted to.

This process of personalization has been very slowly developing through the ages. In most civilized societies women have been admitted to share, though still unequally, the religious activities of men. The division of educational functions is gradually disappearing, though this is chiefly due to the fact that most of the educational activities of parents have been taken over by outside agencies. Unofficial collaboration in public life has been known to exist for a long time: take, for example, the famous mistresses of rulers. Economic collaboration is rather common, especially in small mercantile enterprises. Intellectual and artistic collaboration is still a rare event. But the increasing participation of women in all the fields of cultural activities which were until recent times monopolized by men seems to justify the assumption that personalization of the sexual relation will grow more frequent and more complete.